U0142138

The Inspiring
Diet Code

飲食密碼

推薦序

民以食為天，自古以來在所有人類的活動當中，飲食一直都是第一個必須被滿足的民生問題。所謂「倉廩實而知禮義，衣食足而知榮辱。」如果三餐無法吃飽，那麼其他的一切都是空談。在以前的台灣社會，人們見面時打招呼的第一句話就是「吃飽沒？」，充分反應我們的先民在移民拓殖時代，三餐能否溫飽乃街里鄰訪見面時相互關懷的首要話題。

曾幾何時，拜工業革命之賜，跟隨產業技術的進步，現在大家週休二日，每星期只工作五天，三餐飲食的獲取對大多數的民眾來說，已不再是短缺匱乏的問題。相反地，因為無法抗拒口腹之慾，暴食暴飲、營養過剩的結果，造成了肥胖、高血糖、高血脂、高血壓以及痛風等代謝症候群，反倒成為危害人們身體健康的首要殺手，而坊間瘦身減肥的招牌廣告滿街林立，形成矛盾古怪的社會現象。

為什麼要吃素？在過去很多人是為了宗教的理由，為了修行、為了守戒律、為了還願、為了不忍殺生的慈悲心。也另外有人提出許許多多的醫學證據，高聲疾呼素食對身體健康的好處，來鼓勵大家吃素。在本書，黃建勳醫師以及他的幾位專家同好們，除了從上述這些「利己」的理由來倡導素食的重要性之外，更從「利他」的角度出發，指出為了環保的節能減碳、為了人類社會的永續經營、為了後代子孫的幸福利益著想，飲用素食都是一件刻不容緩的要務。如果因為這本書的出版，而使得更多的人吃素的原因帶有更多的人本關懷，那該是多麼美妙的一件事。

臺大雲林分院院長 王崇禮

作者序

過去市面上有一本書，大意是說：「別讓不懂營養學的醫師害了你！」我乍看之下有點氣憤，仔細想想後覺得也有道理。因為從過去到現在，不少醫界同道在不經意的情況下，常將似是而非的營養學觀點傳遞給民眾。

例如，面對重症或久病的阿伯，可能會說：「要多吃一點牛肉和雞蛋補充蛋白質」；看到貧血的年輕小姐，就教導：「要多喝豬肝湯補血」；遇到尿酸偏高或痛風症的男士，也經常說：「豆類要忌吃」；偶然遇到吃素的患者，更少不了警告：「蛋白質會不夠，或是會缺鐵、缺鈣等。」其實這些全都是過時的觀念了！

為什麼會如此呢？因為醫師學的營養學確實不夠深入。我記得自己的營養學是在課業很重的大三時一門兩學分的必修課，每週上課兩小時，匆匆一學期過去了，不少同學可能翹課或上課時睡著，實在不太記得學了些什麼。幾年後進入臨床工作，遇到病人請教飲食與營養方面的問題，只好靠腦子裡人云亦云的說法來應付，從來沒有檢驗過這些「大眾營養學」是否真確。

只能怪年輕時不懂事，以為營養學只是營養學分，自以為進醫學院學習，疾病學、診斷學、治療學才是重點。現在知道自己錯了，原來醫學之父希波克拉提希早就警告過我們：「不懂食物的人，不可能瞭解疾病。」

後來我發現，醫師不僅可能不懂食物，還不懂健康相關的時事！身為21世紀的醫師，竟沒有幾位能回答一個基本而重要的問題：「21世紀威脅人類健康最大的問題是什麼？」這也不能責怪醫師，因為問題的答案不在教科書裡，也不是醫師所學的任何疾病，答案是權威醫學期刊《刺胳針》用前所未有的大篇幅告訴我們的－－「全球暖化帶來的氣候變遷」。而暖化背後的關鍵，竟然也與我們的飲

食習慣息息相關。

　　於是我決定重修營養學這門課。我邀約了30位醫界同道，一起將過去30年來，成百近千篇飲食與健康有關的科學報導整理成「關鍵飲食」一書。結果發現，30年來素食主義的文獻成長了八倍，歐美的營養學已經走向植物性飲食的新風潮，因為越來越多的科學實證已經指出，蔬食才是最健康和環保的飲食。

　　很高興「關鍵飲食」上市後立刻獲得廣大的迴響，更獲頒國民健康局2011年健康好書獎，許多關心健康的民眾一方面肯定這本書帶來的觀念革命，一方面更渴望瞭解實踐「關鍵飲食」的具體作法。於是我再度邀請牛津大學藥學博士羅時鴻教授，和陳建中、莊朝琪兩位臺大食品科學博士，共同編纂「2012飲食密碼」，他們三位都是負有理想且治學嚴謹的專家。另外，本書又請到創意蔬食的料理達人王培仁老師親自示範，她驚人的創作力與毫不藏私的精神令我佩服，相信讀者也會從中得到許多意想不到的收穫。

　　這本書可看作是「關鍵飲食」的實踐篇，所有喜愛或有心嘗試健康蔬食的朋友，閱讀之後將會發現它是您必備的好書，可以滿足您所有的需求和疑問；關心2012話題的人士，更不可錯過這本書，就讓「2012飲食密碼」與您一起解譯新世紀、新人類的全新飲食吧！

黃建勳　2011/9/28於臺大雲林分院

目次

第三篇　聰明吃蔬食饗宴

量身訂作蔬食餐

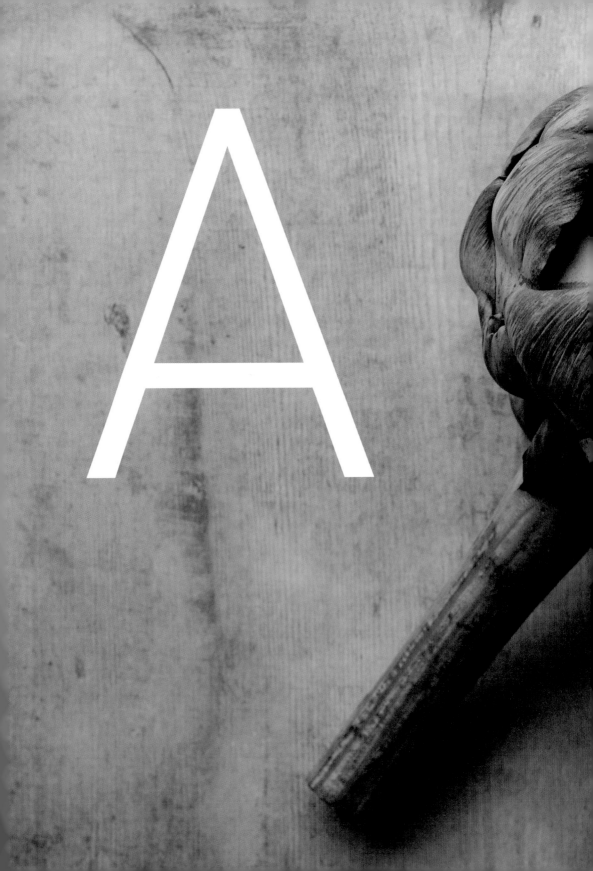

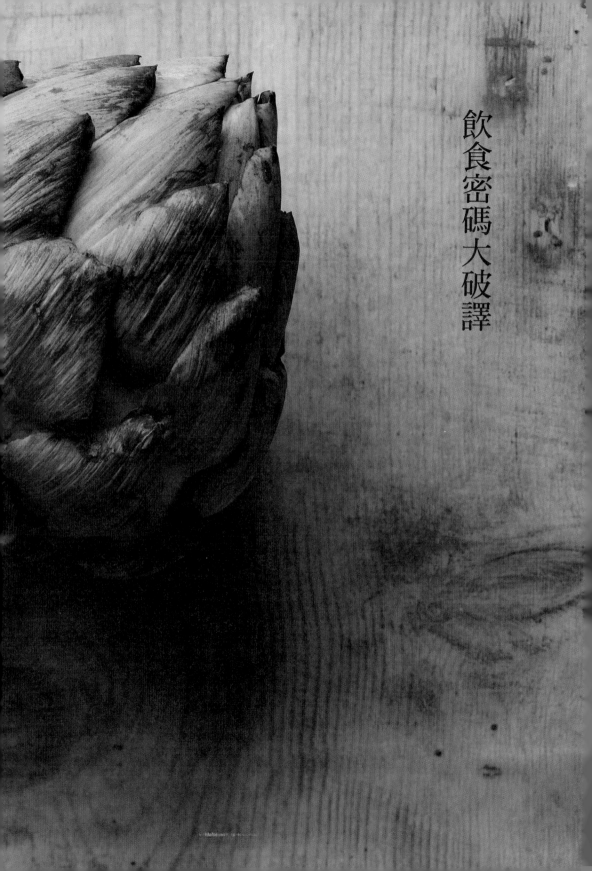

飲食密碼大破譯

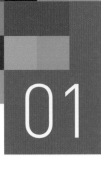

01

你所不知道的牛奶

在人類數百萬年的演化歷史裡，唯一大量攝取的奶只有母奶。乳製品是幾千年前人類開始飼養牛羊後才出現的，不過在中古世紀時期，乳製品的食用仍被視為是窮苦的表徵，直到 19 世紀末期，飲用乳品習慣仍不普遍。

第一次世界大戰期間，各國為了軍事需要，對罐頭乳品需求量大增，但戰後相關企業面臨市場需求量銳減的問題，於是開始轉而將乳品行銷到學校和醫院。發展至今，乳品可說是全世界最大的飲料產業。

在地球上所有的哺乳動物中，只有人類是刻意在斷奶之後還去喝奶，且喝的還是別種生物的奶。這種行為絕非大自然的設計，因為沒有一種生物，是要長久仰賴其他雌性動物的分泌物才能健康或存活。

儘管許多人努力喝奶是為了追求強健的骨骼，我們的祖先從沒聽過奶粉，骨質疏鬆症在18世紀卻仍然罕見。而現代人攝取鈣質（牛奶）前所未有的多，骨質疏鬆症卻更普遍。

事實上，美國和北歐是全世界消費乳製品最多的國家，同時也是罹患骨質疏鬆症最嚴重的地區。因骨質疏鬆的關鍵並非鈣質攝取不夠，而是骨質流失太多。

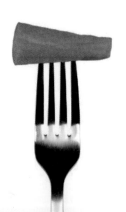

只有愛能征服別人的心

──────「功夫皇帝」李連杰

現代研究已經證實，每攝取一公克的動物性蛋白（包括奶），至少會流失一毫克的鈣。

國內的調查發現，5歲以上的國人90%已缺乏（可消化牛奶）的乳糖酶。如果繼續喝奶將導致所謂「乳糖不耐症」的問題，結果可能造成許多莫名的腹痛、腹瀉、脹氣、噁心、頭暈、疲倦、健忘、肌肉關節疼痛等困擾。

此外，牛奶中至少已經發現有30種以上的特異性蛋白質，使得部分的人，特別是孩童，身體容易產生過敏反應。更別說牛隻飼養環境中的農藥和戴奧辛，及所使用的抗生素與荷爾蒙，都可能累積在牛奶之中。

美國康乃爾大學營養學榮譽教授坎貝爾博士，更證實牛奶中的蛋白質是一種非常強的促癌劑，其致癌能力甚至超過化學物質。他說：「科學證據確鑿無疑，研究結論令人震驚：動物蛋白，尤其是占牛奶蛋白87%的酪蛋白，能顯著增加癌症、心臟病、糖尿病、多發性硬化症、腎結石、骨質疏鬆症和老年癡呆症等的患病機率。」

所以加拿大的腫瘤專家建議：「除了那些發展中國家的兒童和營養不良的成人，一般人並不太需要喝牛奶。」哈佛公衛學院也主張：「以目前所知的情況，大力推銷乳製品是不負責任的行為。」

總之，喝牛奶並不符合自然法則。牛奶裡所有的營養素，都可以在其他植物裡獲得，許多蔬食的鈣含量與吸收率也勝過牛奶！

「功夫皇帝」李連杰

國際知名的中國動作片演員李連杰，是享譽國際影壇的華人功夫巨星。長期茹素的他，生活並不奢華，鮮菇炒花椰菜、金針菇燴豆腐等幾樣素菜加白飯，很容易就能解決一餐。他長期致力於人道關懷。2004年南亞海嘯中死裡逃生後，更設立慈善組織救助災民。李連杰認為，人類共同追求的目標是幸福快樂。身為一個動作演員，他最近幾年經常在電影裡強調的就是愛心，因為暴力只能征服別人的身體，只有愛可以征服別人的心。

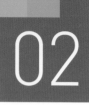

02

掀開「鈣」探真相

日前有一則報導指出，市售豆漿的鈣質不如牛奶，讓很多喝奶便腹瀉或過敏的人憂心忡忡。

其實相同重量的黃豆或黑豆，鈣質含量大約是鮮奶的2倍，只是取少量豆子作成豆漿，尤其在成本考量加了不少水後，鈣含量自然被稀釋不少。

說起豆漿的原料——黃豆，它其實有「菜園裡的肉」之美譽。因為根據衛生署食品衛生處的資料，相同重量的黃豆，鐵與鈣的含量都在豬排的5倍以上，其所含蛋白質的比例，大約也是豬肉或牛肉的2倍。

此外，科學已證實，黃豆蛋白是肝、腎功能不佳患者的優先選擇，還可減少罹患乳癌風險，也能下降乳癌患者的復發及死亡率。尤其和肉類與乳製品相比，它不含飽和脂肪與膽固醇，也沒有抗生素與荷爾蒙殘留的問題，更不會有致癌的疑慮。

儘管從營養學的觀點來看，所有牛奶的營養都可以在其他植物中找到，仍有不少人為了補充鈣質而選擇喝奶。其實提起高鈣食物，許多植物的鈣含量遠遠高於牛奶。例如：黑芝麻的鈣含量比牛奶高15倍，海帶與養生麥粉比牛奶高8倍，香椿、芥藍菜、紅莧菜等也比牛奶高2～5倍。而且，植物來源的鈣質，已證實大多有和牛奶相同或更好的吸收率。

至於多喝奶是否真能保健骨骼，隨著更多醫學文獻的研究結果，已經成為一個更普遍存在的飲食迷思了。

哈佛大學的研究證實：喝牛奶愈多的國家，髖關節骨折率也愈高。美國小兒科醫學會回顧近10年全世界58個大規模的研究結果，也發現缺乏證據支持牛奶或乳製品，對兒童或青少年的骨骼有任何益處。這是因為動物性蛋白質（包括奶

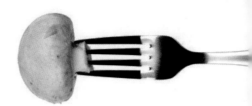

我很難將我擁抱過的小狗，
和餐盤裡的動物區分開來。

────── 蝙蝠俠 克里斯汀・貝爾

類）讓血液酸化，因而促使鈣質由骨骼游離進入血液，再由尿液流失，所以動物性蛋白質攝取量愈多的國家，骨質疏鬆反而更嚴重。

相反的，研究顯示，只要每天吃超過50公克的豆腐，髖關節骨折的風險就可以下降36%。

事實上科學家已經發現鈣質攝取量並非骨質疏鬆症的關鍵。一項集結33個國家共87個研究的結果指出，動物蛋白與植物蛋白攝取的比例才是決定骨質的關鍵。加州大學舊金山分校公布的調查顯示，飲食中動植物蛋白攝取比例最高的族群，骨折機率是最低族群的3.7倍，骨質流失速度則是4倍。

此外，每天只要減少一半動物蛋白的攝取，並多吃含鉀的蔬果，就能大大降低鈣的流失，結果約可減少每天一半的鈣質需求量。

總之，植物性飲食富含鈣、鉀、鎂及維生素A、C，才是全方位強固骨本的最佳飲食。

蝙蝠俠 克里斯汀・貝爾（Christian Bale）
主演電影《蝙蝠俠》的克里斯汀・貝爾，他在9歲時，讀到《夏綠蒂的網》（Charlotte's Web），書中述說一個女孩拯救一隻瘦弱的小豬「韋伯」，使牠免於被宰殺的故事。他不像其他孩童，在為「韋伯」的勝利歡呼後，卻又繼續吃著餐盤中的豬排；相反地，他從此便發誓不再吃肉。他說：「我很難將我撫摸、擁抱過的小貓小狗等等，與餐盤裡的動物區分開來。」

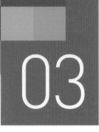

03

打破「蛋」看內幕

　　日前衛生署抽檢農畜產品，國內蛋行的雞蛋被檢驗出含有動物用藥「乃卡巴精」，吃多會影響腎臟功能；無獨有偶，美國近來也爆發嚴重的沙門氏桿菌食物汙染，緊急回收了兩億多枚雞蛋，事實上，美國每年因吃到感染沙門氏桿菌的蛋而生病的人數，竟超過65萬人。

　　許多人誤以為糖尿病是愛吃糖造成的，其實醫學權威期刊已有重大發現：每日吃蛋將使男性增加58%、女性增加77%的糖尿病風險；而已罹患糖尿病者，每日吃蛋更會使心血管併發症倍增！可見蛋並非是想像中的理想食物，在考慮營養的攝取時，同時也該考慮它對身體的傷害。

　　蛋的膽固醇含量很高，平均每顆蛋，約含250～300毫克的膽固醇，已經達到美國心臟協會一日的限制量。由於人體生理所需的膽固醇，都可以由身體自行製造，所以其實沒有必要再由食物中來攝取。

　　在野外的母雞，一年大約下十幾個蛋，可是蛋雞一年卻下300多個蛋，幾乎是天天在生小孩。肉雞的情況也沒有好到哪裡去，正常情況下至少要半年以上的

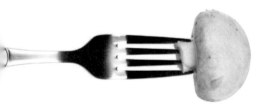

動物就像我的家人、
兄弟姐妹和朋友
──────知名藝人　大S（徐熙媛）

成長期，如今只要一個月的養殖就可長大成「雞」，這主要是靠注射激發成長的荷爾蒙，才讓雞的成長速度或下蛋產量暴增。

《科學美國人》雜誌上所發表的〈雞肉生產〉一文中，指出雞的飼料完全是實驗室的產品，今天所養的雞，從生下來到宰殺前所吃的飼料裡都有抗生素。抗生素會對細菌產生篩選作用，衍生出具抗藥性的細菌，這些抗藥性細菌在蛋內不小心發生汙染的話，人吃了這些雞蛋就容易發生食物中毒、腸胃炎、菌血症，甚至全身許多地方的感染。美國每年吃到感染沙門氏桿菌的蛋而生病者，就超過65萬人。

除了這些抗生素和荷爾蒙會殘留在家禽體內和蛋內，雞蛋中含有高量的動物性蛋白質，在消化過程中，也會產生毒害神經和血管的同型半胱胺酸，增加罹患心血管疾病的風險。

此外，蛋和奶都是台灣前兩大食物過敏源。雞蛋的蛋白容易導致過敏，尤其嬰幼兒、孕婦與授乳的媽媽攝取時，影響特別大。

最近，為了拯救地球免於飢餓、燃料匱乏，及氣候變遷所帶來的嚴重影響，聯合國急切呼籲，全球邁向無肉蛋奶的純素飲食。其實全植物性飲食，對人體營養的供應是完美的，只要均衡攝取，並不需要憂慮會有營養不足的問題，當然更不需要再靠動物的奶和蛋，來刻意強化某些營養素，結果反而可能得不償失。

知名藝人　大S（徐熙媛）

大S（徐熙媛）因主演電視連續劇《流星花園》而名氣大開。風靡台灣、東南亞、中國大陸及香港。她從10年前開始吃素，起因是寵物狗「武媚娘」生病，她祈願愛犬健康而吃素一年還願。一年之後她再也不習慣吃葷。她說：「吃素好處很多，不僅能減少身體負擔，提供一生的健康，遠離心臟病、癌症、中風等疾病，還是保持苗條性感身材最簡單的方法，同時也有環保的意義。」她說：「動物就像我們的家人、兄弟姐妹和朋友；我們是同類，而且我們都是平等的，我愛所有動物，所以我不會吃牠們。」

04

口中一塊肉，代價有多大？

專家預估2020年前，全球醫療費用將有2/3用於慢性病的治療，這與肉食有關。過去研究發現葷食者比素食者更容易住院，美國的大型研究中，控制了抽菸、喝酒、運動量及體重等疾病的相關因子後，也證實蔬食者在疾病盛行率及危險性，都比其他人來得低。

肉食除了造成疾病高盛行率及高醫療花費外，也與高死亡率有關。研究指出，肉食者缺血性心臟病的死亡率，比蔬食者高24%；美國國家癌症研究中心針對50萬中老年人，歷經10年的追蹤研究發現：「紅肉攝取量較多者，癌症死亡率增加1.2倍，總死亡率則為1.3倍」；反之，前瞻性的研究指出，減少攝取肉食能延長3年多的壽命。

此外，新興病毒的突變與疾病的傳染，與工廠式養殖動物的方式息息相關。業者為了快速產出大量的肉類及奶製品，剝削所有動物應有的生存權及空間，包

不吃肉，
並不代表捨棄生活上的樂趣
————蜘蛛人 陶比‧麥奎爾

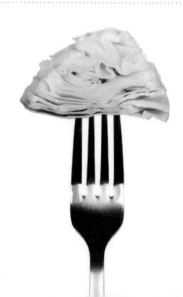

括：豬、羊、雞等動物大量塞在小小的棚子內，不得動彈，只能站或躺在排泄物中，如此狹窄骯髒的環境，造成疾病的溫床及病毒迅速突變的場所。

生存環境中的種種壓力，也導致動物免疫系統降低，更加促使疾病蔓延；為了避免損失，業者往往對動物濫用抗生素，促使抗藥菌株出現，造成傳染病疫情難以控制，導致人類健康的危害。

例如：2009年4月，美國跟墨西哥發生豬流感疫情，在短短兩個月內，全球便爆發大流行，此波流感病毒H1N1，已確認主要基因源自1998年美國養豬場豬隻身上的三種病毒混合體。另外，養雞場也造成禽流感H5N1的疫情爆發，世界衛生組織的專家們曾預測，若此病毒繼續流行及突變，將來可能會造成全球人口近半數感染，並導致5,000萬人死亡，如此嚴重的後果，恐怕不是人類所能承受的。更別提狂牛症、口蹄疫和瘦肉精等駭人聽聞的肉食風險！

因此，我們不禁要深思，口中一塊肉所付出的代價有多大？人類為消費肉食，每年宰殺550億隻陸生動物和3,600多億隻的水生動物，結果動物的犧牲並未換來人類的健康與長壽，反而因肉食造成醫療資源的龐大負擔，及傳染病蓄勢待發的威脅。

蔬食才是最健康的飲食，不必擔心餐桌上的食物是怎麼死的，更能讓我們吃得安心又沒負擔；因為我們的健康，完全不需要動物的性命來交換。

蜘蛛人 陶比・麥奎爾（Tobey Maguire）

陶比・麥奎爾主演電影《蜘蛛人》而聞名。他說：「看到肉，就令我想到動物。」回想最後一次吃肉的情況，「當時正在吃火腿起司漢堡，突然腦海中出現動物被烹煮的景象，我再也嚥不下吃一半的芝士漢堡。」於是陶比在1992年決心成為一個素食者。然而戒菸戒酒，不吃肉，不代表捨棄生活上的樂趣。他很喜愛美食，尤其特別喜愛素食披薩和豆腐料理。他說：「我對豆腐料理非常講究，因為經過精心烹調的豆腐十分美味可口。」

05

吃魚的迷思

　　由於多數研究指出，食用紅肉會罹患癌症，或增加心血管疾病的風險，所以很多人改吃白肉，特別是魚，以為這樣就可以趨吉避凶。然而，吃魚真的有益健康嗎？最近的研究得到的結果並非如此。

　　很多人以為吃魚有益心臟，這主要是起源於20年前的一項兩年期的短期實驗，該研究發現吃魚能減少心臟病患者二次心臟病發作的死亡率。很多醫生因此建議大眾多吃魚以維護心臟健康。

　　然而，最近有學者重新檢視這項研究，並進行後續長期追蹤，經過15年的研究，結果證實吃魚並不會降低二次心臟病發作的次數或死亡率。如果針對心臟病高風險的心絞痛患者進行研究，甚至發現吃魚反而大量增加20%的死亡率，吃大家認為更有益健康的深海魚油情況更嚴重，會增加45%的死亡率。至於針對無心臟病史的低風險族群之研究，也發現吃魚並沒有保護的作用。

　　不僅如此，最新的研究也推翻了過去認為吃魚有助於降低糖尿病的看法，甚至發現每週吃魚超過五次的人，比每月吃魚不到一次的人，糖尿病風險顯著高出22%。過去還有一些研究指出，吃魚有助於胎兒發展，最近的研究則證實大量吃魚的婦女，懷孕時嬰兒發展較遲緩，生下的嬰兒體重也明顯較輕。

　　其實吃魚更容易吃進重金屬及化學毒物。我國環保署的調查發現，吃愈多大型魚類的人，頭髮中的含汞量愈高，常吃魚者的含汞量是不吃魚者的6倍，葷食者是素食者的8倍！

　　根據美國消費者協會報告：多氯聯苯與戴奧辛是汙染魚類的最主要化學汙染物。多氯聯苯屬於致癌物，戴奧辛號稱「世紀之毒」，兩者都會經由胎盤以及母乳傳輸給胎兒，因此美國環境保護局呼籲懷孕、哺乳的婦女及嬰幼兒，減少食用

吃素是我長久以來所做的
最好決定
—————— 日本網路教父 伊藤穰一

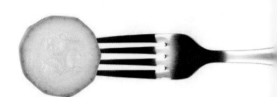

魚貝類等海產，以避免腎、心臟、中樞神經系統的傷害，造成畸胎、不孕或幼童的生長遲緩。

　　另外，由於人類濫捕野生魚類和對水質的汙染，造成海洋生態的嚴重危機。目前世界魚獲量已比最高產量減少90%。若不改善，到了2048年，所有經濟性魚類及海產生物都會枯竭。

　　拒吃紅肉而改吃白肉，並不能遠離肥胖與癌症，現代醫學也不支持吃白肉可以降低心血管疾病或膽固醇。相反的，植物性食物，例如：亞麻籽油、橄欖油、堅果和大豆類，富含短 ω-3（Omega-3）脂肪酸，可以轉化成EPA和DHA，能夠大量減少二次心臟病發作，降低70%的死亡率，長期而言，更可以有效地保護心臟的健康。

日本網路教父 伊藤穰一（Joi Ito）
日本網路教父伊藤穰一在日本科技業創下許多第一。他曾入選世界經濟論壇的
「全球未來領袖」。美國《商業週刊》評為「網路時代最具影響力的25人」之
一。 他自2006年12月至預防醫學研究機構，參與六週的素食排毒營，實行嚴格
全素飲食之後，減重11公斤。不但恢復身體健康，還比以往更有活力，心情更加
愉快。6個月後共減重18公斤。他從此保持茹素，也開始在自家花園進行有機種
植。

06

鐵打身體　豆腐心腸

三項全能運動，又稱鐵人三項，在2000年首度成為奧運比賽項目。其中包括：1,500公尺游泳、40公里單車和10公里跑步，是高度考驗選手體能與技巧的極限挑戰。

回顧鐵人三項的運動史，許多人都佩服六度獲得世界鐵人三項冠軍的大衛・史考特（Dave Scott），但你可能不知道他是位素食者，更不知道每年此項比賽前12名中，都有幾位是素食者。

布蘭登・布瑞茲（Brendan Brazier）在加拿大被尊崇為頂尖的鐵人三項運動家。自1998年成為專業運動家開始，他歷經多年的努力，不斷調整飲食，發現植物性飲食是最佳的營養品，因而促使他一年比一年進步，並在2003年與2006年拿下50公里超級馬拉松冠軍。

布藍登將多年的研究與嘗試，發展出一套鹼性健康餐，並出版《最佳健康指南：植物性飲食》。他說：「我吃素以後最明顯的改變，就是訓練之後體力恢復的時間縮短很多；最健康和對地球最有益的食物，就是植物性飲食。」他還到處演講，教導人們如何透過植物性飲食，增進活力。

2008年10月，布藍登在加拿大走訪21所大學演講，主題是《採用植物性飲食，有效減少碳足跡。》，因肉食產業比所有交通工具總碳排放量多，他也提倡有機和非基因改良的農耕方式。

魯斯・海德利克（Ruth Heidrich）也是一位傳奇的鐵人三項及田徑運動員。這位擁有數百面金牌得主，被喻為北美洲「最健康的10人」之一，她也是女性素食運動家。

觀察大自然會發現，即使萬獸之王也很難追上飛奔的羚羊；許多草食性動

２０世紀最佳運動員就是一位素食者
──── 芬蘭長跑奇才 帕沃・魯米

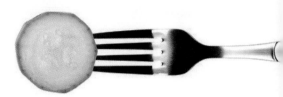

物其實都是一流的運動員。試想一個人若有牛的耐力、馬的腳力和大象的肌力，當然會是傑出的運動選手。難怪這些運動好手，鐵打的身體，卻是「豆腐心腸」（蔬食）。

　　另外，體壇還有一個有趣的新聞：英格蘭格林森林流浪者（Forestgreen Rovers F.C.）足球隊發言人證實，經過各主管的討論及營養師的建議，球隊不再提供球員紅肉，他們相信這將有助於球員的身體健康，提升他們在場上的表現，還能使得球隊更符合「綠色組織」的目標。

　　素食的球隊主席戴爾・文斯也聲明，基於健康及環保的理由，未來比賽場上將不再供應球迷肉品餐點，改以美味的蔬食取代。這樣的改變對球隊及球迷或許是種挑戰，但也可能創造更耀眼的體壇未來。

芬蘭長跑奇才 帕沃・魯米（Paavo Nurmi, 1897-1973）

「飛躍的芬蘭」帕沃・魯米，17歲出道，37歲退役，長跑生涯長達20年之久。在奧林匹克運動大會中，創下了22個長跑世界紀錄，贏得九面奧運金牌。您可知道，他從12歲開始，就是一位素食者。他在奧運田徑賽中，得到的金牌數是有史以來數一數二的。這種無人能及的長跑輝煌成績，被《時代》雜誌評為20世紀最佳運動員。

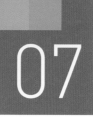

07

全球暖化，吃出來的！

聯合國氣候變化綱要公約執行祕書德布爾指出：「暖化讓全球環境面臨人類有史以來最嚴重的威脅」。18位諾貝爾獎得主在《原子科學家公報》中也聯名警告：「全球暖化已經成為可能毀滅21世紀人類文明的主因！」

自18世紀工業革命以來，溫室氣體濃度明顯增加，單單在20世紀，大氣中的二氧化碳便增加了25%。《美國國家科學院院刊》報導：97%的專家都同意20世紀下半葉全球平均氣溫明顯變暖的主因，是「人為活動」造成的溫室氣體上升。

然而，根據美國太空總署戈達德太空研究院主任詹姆士・韓森博士所發表的數據顯示，導致暖化的最主要因素，並不是二氧化碳的排放，而是吸熱能力比二氧化碳還強很多的其他溫室氣體。

因為燃燒石化燃料時，與二氧化碳同時釋出的氣溶膠或微粒雖然有害健康，卻能抵消二氧化碳導致氣候暖化的效應。辛戴爾博士及其他美國太空總署的科學家表示，甲烷對暖化的影響比二氧化碳高出百倍，遠超過先前的想像。所以我們想要讓地球快一點降溫，就必須先消除那些會快速從大氣中消散、威力較強、留存期較短的氣體，也就是甲烷。

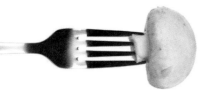

如果屠宰場有玻璃牆的話，大家就會開始吃素了

————披頭四合唱團靈魂人物 保羅麥卡尼

遍布全球最大的甲烷來源便是畜牧業，其中85%源自牲畜的消化過程，另外，15%來自儲存未處理過的牲畜排泄物。因此2006年聯合國糧農組織出版《畜牧業的巨大陰影》白皮書，書中明白指出：「畜牧業產生的溫室氣體，占全球人為溫室氣體總量的18%，比起所有飛機、船舶、車輛等交通運輸業所占的14%還要高」。

2009年看守世界研究中心所發表的研究報告進一步指出：「聯合國糧農組織嚴重低估畜牧業產生的溫室氣體，低估和錯估了牲畜呼吸、土地使用、甲烷強度和人畜共通疾病等項目。經過科學方法的嚴格精密換算後，畜牧業及其副產品，每年製造326億噸碳排放量，占了全球溫室氣體總排放量的51%！」

因此，畜牧產業是全球溫室氣體排放的最大責任方，全球人為所致的暖化現象幾乎有一半是畜牧業的甲烷排放所造成。遺憾地是，全球肉品消耗量在過去50年來已翻升5倍，絲毫沒有減少的跡象。

幸好，甲烷不像二氧化碳可以在空氣中存續一個世紀以上，它只能在大氣中循環8年，所以減少肉品消費，可以立即降低甲烷排放，快速讓地球清涼下來。因此，美國史丹佛大學特里魯特博士才說：「蔬食是減少甲烷、對抗暖化最快速有效的方法！」

披頭四合唱團靈魂人物 保羅麥卡尼（Sir James Paul McCartney, 1942-　）

披頭四樂團（the Beatles）成員保羅．麥卡尼被公認是現代流行音樂史上最頂尖的作曲家。他接受訪問時說道：「如果人類想要拯救地球，所需做的就是停止食肉。這是可以做到且唯一重要的事。」2009年在「全球暖化和糧食政策：少吃肉＝少排放」的聽證會上，他與聯合國跨政府氣候變遷小組總裁帕卓里，共同呼籲國會議員和專家，勸導大眾減少食肉，應對氣候變化。他說：「這不再是個人的選擇，這會影響全世界。」

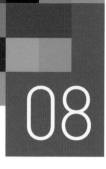
08

200美元的漢堡

　　許多人以為到快餐店買漢堡便利又便宜，只要台幣幾十元就可以打發一餐，殊不知若以生態成本計算，其實一個牛肉漢堡要價是200美元！

　　那麼為何市售的漢堡如此廉價呢？這是因為長久以來，政府提供業者龐大的補助，還有畜牧業造成的生態浩劫，係由你我及後代子孫全部買單，結果暖化所造成的苦果也正由世人全體承擔。

　　根據世界銀行統計，70%被砍伐的亞馬遜森林都變成了牧場，用於滿足肉品供應的需求。換言之，每消費一個漢堡，就有6平方公尺的雨林要被夷為平地。畜牧業還消耗全球過半的用水量。科學家們經過精密計算後，發現生產一客牛排需要高達4,600公升的水，養一頭牛所需的水量足以浮起一艘驅逐艦。因此，如果我們放棄4個漢堡，就可以比6個月不洗澡省下更多的水。

　　畜牧業也是造成水、土與空氣汙染的禍首。因牲畜養殖而使用的抗生素、荷爾蒙、化肥、殺蟲劑與大量的動物排泄物對水資源和土地的汙染，已是世界各國頭疼的問題。高濃度的動物排泄物在分解過程時產生的氨氣還會促使酸雨形成，

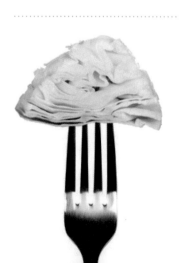

我們的地球正發出警報，
是該採取行動的時候了！

　　　　　　——好萊塢藝人、環保英雄 李奧納多・狄卡皮歐

進而導致森林死亡；而造成暖化的甲烷與氧化亞氮等溫室氣體，主要也是來自畜牧業。

同時，養殖動物也成為土地沙漠化與表土破壞的主凶，而表土損耗正是歷史上許多文明消失的原因。目前因環境變遷造成生物多樣性的消失速率，已超越物種自然滅絕速度的上千倍。海洋對溫室氣體熱能有9成的吸收作用，如今漁業濫捕卻使重要漁區的7成魚類面臨衰竭，導致整個海洋生物鏈瀕臨瓦解。

此外，由於缺糧與糧價上揚，全世界有10億以上人口深受飢餓和嚴重營養不良之苦，平均每4秒鐘就有一位兒童餓死！其實人類並不真的缺乏糧食，全球超過 $\frac{1}{3}$ 的穀物都被用來餵養牲畜，事實上這些糧食足以餵飽20億的人口。由於一位肉食者消耗的資源，可養活20位蔬食者，因此以美國為例，如果美國人每週吃一次蔬食，每年就可以拯救1,600萬挨餓的人。

有鑑於畜牧業消耗了世界大量的資源，並且是全球溫室氣體排放的主要根源，聯合國糧農組織建議各國以課稅的方式來加以遏止，讓畜牧業者承擔破壞環境的成本。政府若能取消對畜牧業的補助、提供牧場轉型金、鼓勵種植有機農作，每位國民又能力行環保、改採健康蔬食，那我們的明天一定會更好！

好萊塢藝人、環保英雄 李奧納多・狄卡皮歐（Leonardo DiCaprio）

李奧納多・狄卡皮歐以精湛的演技聞名全球。在他輝煌的演藝生涯中已3次入圍金像獎，並榮獲金球獎。在真實生活中，他所扮演的角色更為精采：一位守護地球家園的英雄。他對生態環境及保護動物的貢獻成果豐碩。同時他也是素食者。吃素的理由，就單純是一個感性的動機──疼愛動物。因為愛牠們，所以不忍心傷害牠們，甚至將牠們吃下肚。他很尊重動物，拒穿皮革類的衣服。

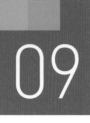

09

天災地變　從飲食而來

　　近幾年來不尋常的颶風、強震、海嘯及火山爆發，在全球各地陸續上演。當發生在鄰國的南亞大海嘯和汶川強震都還記憶猶新時，又傳來北半球冰封和南半球洪災的慘況，接著是日本超級強震撼動全球。智利的火山爆發猶未停歇，又傳出美國半年內已刮了上千個龍捲風的駭人消息！

　　「全球人道論壇」2009年的研究報告指出，目前氣候變遷每年影響3億人，氣候變遷帶來的饑荒、疾病、自然災害，每年奪走31萬條人命。同年醫學權威期刊《刺胳針》也以罕見的大篇幅專刊，發表〈21世紀人類健康最大威脅：全球暖化〉的主題報導，揭示21世紀健康的最大威脅，竟不是大家所熟知的癌症、心臟病、憂鬱症或愛滋病，而是暖化造成的氣候變遷。

　　前聯合國祕書長安南曾一再強調：「氣候變遷是本世紀人類面臨最大的人道危機，全球影響人數難以計量。」日前國際再保險業巨擘瑞士再保險公司表示，2010年發生一系列極端氣候事故，及多次重大地震，不論是死亡人數及地震強度，都是歷年來最嚴重的，全球災損也因此暴增3倍。

　　其實，全球暖化所影響的不只是極端氣候，還包括地震與火山爆發會更加地頻繁，因為暖化造成的極地冰融，和我們以為不相關的天災現象──地震是息息相關的。

　　倫敦大學麥蓋爾教授曾指出，海洋、大氣層和地殼其實會相互影響。因為北極和格陵蘭島冰層快速融化，導致海平面上升，而原來冰川覆蓋處的地表壓力也因冰層融解而移除，接著地殼釋放被壓抑的能量，使得地球板塊間微妙的平衡被打破，結果引發地震或火山爆發。中研院地科所汪中和教授也提到：「全球暖化使地表熱能增加，刺激地殼的板塊作用活躍性提高，造成火山活動增加，地震會

我從這一日開始吃純素，
希望這個世界不再有災難來臨。

―――――華人影視演員 趙薇

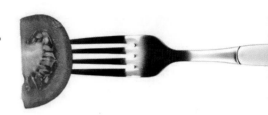

越頻繁，規模也越大！」

　　由於畜牧業已被證實對人類、動物和環境生態，都有極大的負面影響，也是過半溫室氣體排放的來源，因此「蔬食抗暖化」已成為國際間最夯的新潮流。聯合國跨政府氣候變遷委員會主席帕卓里博士也公開呼籲：「不吃肉、騎腳踏車、少消費，就可遏止全球暖化。」

　　從天災地變中，我們驚覺人類太渺小了；此刻惟有同舟共濟才可能扭轉乾坤，開創出萬物與地球之母的光明未來。而這一切，都要從餐桌開始！

華人影視演員 趙薇

因飾演《還珠格格》電視劇的小燕子，而一舉成名的趙薇，在亞洲及全球華人區擁有大批忠實影迷。2008年的一次訪談中，趙薇說：「從我在電視上看到地震畫面那一刻開始，我就發了一個願：我從這一日開始吃純素，希望這個世界不再有災難，希望那些受傷受苦的人們能看到希望。」。「所有的祈福，都是從自己的心靈開始，從約束自身開始。我們應該節制自己過多的欲望，當然也是為了健康，身體和心靈上的。」

10

關鍵2℃

　　許多人看過紀錄片《±2℃－台灣必須面對的真相》，但了解「2℃」（攝氏兩度）關鍵意義的人卻很有限。儘管日前傳出洋基球場飆到48度的高溫，民眾對氣溫升降2℃以上的波動早就習以為常，實在很難想像若「全球均溫」上升2℃，其實意謂地球上的生靈將陷入無法自拔的危險境地。

　　根據聯合國的報告，過去100年來全球均溫增加了0.6度，而百年來台灣的均溫卻增加了1.3度，是全球平均值的兩倍。更令人吃驚的是，大氣中二氧化碳含量在短短半世紀內就增加了2成，這間接反應了大規模工業化及農牧業不斷擴張的結果。過去聯合國氣候變遷小組建議大氣中二氧化碳的濃度應控制在450ppm以內，如今發現即使如此，地球氣溫還是有一半的機會上升2℃，這遠遠超乎科學家的想像。

　　2008年，英國環境科學家馬蓋爾教授強調，一定要盡力確保全球氣溫不得比工業革命前高2℃，如果溫室氣體排放在7年時間中無法獲得控制，地球將進入不可逆轉的惡性循環中，所有後續彌補措施也將只是徒勞無功。

我一點也不想吃恐懼、痛苦和死亡。
　　　——靈長動物學家　珍古德博士

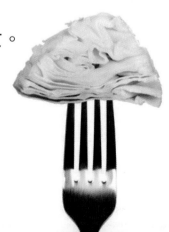

因為若氣溫上升超過2℃，會導致數百千億噸的甲烷水合物從海底釋放到大氣中，引發地球生物的大滅絕。甲烷是吸熱能力比二氧化碳強72倍的溫室氣體，也是一種易燃、對人體有毒性的氣體，全世界蘊藏著鉅量的甲烷，只要釋放1/10，就可毒害全人類。

美國西北大學瑞斯金博士認為：2億5千萬年前從海洋中噴湧而出的甲烷，導致90%海洋生物以及75%的陸地物種滅絕，這種歷史有可能重演。美國地質學家亞其森也發出嚴正警告：「氣溫只要再上升一點點，就會導致甲烷像打嗝一樣脈衝式地噴發入大氣中，促使溫度進一步上升，這種惡性循環一旦被啟動，會讓全球暖化如脫韁野馬，完全失控。」不幸的是，科學家們已經發現數百萬噸的甲烷氣體，正從北極冰床底部及西伯利亞的永凍層中釋放到大氣中來。

因此，抗暖化才是王道，也是唯一的生存之道。如今，甲烷已被證實是最關鍵的人為溫室氣體，而其主要來源便是畜牧業，所以蔬食抗暖化已是全民不得不正視的歷史潮流。

靈長動物學家 珍古德博士（Janegoodall）

鼎鼎有名的珍古德博士是英國靈長動物行為學家和著名動物保育人士。2002年獲頒聯合國和平使者。在她參訪過「活體動物實驗」，親眼目睹黑猩猩遭受殘酷的對待後，從此改變飲食習慣，不再吃肉。她說：「自從我停止吃肉後，就活力十足！如果我仍在吃肉，就得消化肉裡的毒素，我想我就不會有今日的成就了。我們必須記得在活著的每一天，我們都在影響這個世界，我們可以選擇要為這世界帶來什麼樣的影響。」

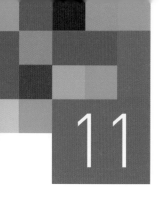

有機純素化解全球危機

　　美國能源部長朱棣文博士說：「地球就如同快要撞上冰山的鐵達尼號！」為了拯救地球免於飢餓、燃料匱乏，以及氣候變遷所帶來最嚴重影響，2010年聯合國呼籲：「全球改採無肉無奶的純蔬食！」因為聯合國環境規劃署的報告證實：「嗜食大量肉蛋奶的西方飲食，無法讓地球永續生存。」

　　當傳統飲食習慣已躍升為自然危機之首，蔬食的抉擇已超越個人喜好，關係人類未來的共同命運。聯合國的聲明指出，生產動物性產品，特別是肉類及乳製品，對環境造成巨大的傷害，如果要減輕畜牧業對環境帶來的衝擊，唯一可行的辦法，只有靠全球大規模飲食改變，不消費動物產品。

　　我國政府「節能減碳十大無悔宣言」也倡導「多吃蔬食，少吃肉」；環保署更在2009年推廣「每天至少一餐不吃肉」，以達成「每人每天減碳一公斤」的目標，鼓勵政府機關及民間團體力行蔬食減碳。

　　2008年德國食物觀察組織的報告指出，從肉類和乳品的傳統飲食改為全蔬食，可減少87%碳排；如果採行有機蔬食，將可減少94%碳排。

　　荷蘭環境評估委員會進一步的研究發現：「在2050年前，人類為遏止氣候變遷必須花費40兆美元。若全球都改採有機純蔬食，可減少80%的花費。」事實上，以人類現有的科技，並不足以及時扭轉氣候變遷，以改變飲食來換取更多的緩衝時間，才是最即時有效的方案，因為蔬食是人人皆可身體力行的。

　　前中央研究院院長李遠哲院士在全國青年討論會上表示：「全球暖化的問題相當嚴重，地球變成火星並非不可能。」暖化的臨界點隨時可能到來，扭轉氣候變遷，不只是拯救地球，而是真正在拯救自己。

沒有什麼能比素食更有益於
人類健康，以及增加人類在
地球上生存的機會了

———— 現代物理之父　愛因斯坦

　　總之，氣候變遷是危機，也是轉機。我們必須領悟到人類永遠不能、也不該
征服大自然，因為她是我們的母親。真正高等的文明，是向大自然學習愛與和平
的智慧；這樣的智慧，就看我們用筷子夾起了什麼。

現代物理之父　愛因斯坦（Albert Einstein）

相對論的創立者阿爾伯特‧愛因斯坦，是20世紀最重要的科學家，也是思想家
及哲學家。他終其一生探討大自然的奧祕，思索宇宙根本原理。他表示：「一
個只關心自己，而鄙視周圍其他生靈，這種毫無意義的人，其生活不會健康和
快樂。」他輕視世俗的爭權奪利，對於不公平的事，也會勇於表達。「我認
為，素食的生活方式，對人類性情的物理淨化作用，有最好的影響。」、「我
們的任務就是藉由擴大慈悲心，擁抱所有的生物及美麗的大自然。」

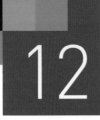

12

電腦禪師與蘋果傳奇

　　全球金融海嘯、對抗地球暖化所付出的天文數字成本，使各國政府正面臨空前考驗。企業又該如何因應呢？其實，員工的健康，就是企業的財富；地球有未來，企業也才有遠景。

　　華碩電腦公司董事長施崇棠，搭機只坐經濟艙。他本身潛心佛學，並經常和人分享禪學心得，他認為每個人都是在入世裡修習出世法，並常引用「毫釐有差，天地懸隔。」的名言，對工作夥伴強調細節不可忽略。

　　施崇棠本身茹素十餘年，為了鼓勵員工茹素，響應環保及生態永續，特地在華碩總公司內開設素食餐廳，號召三千名員工素食。施崇棠表示，茹素不但可以節能減碳，也有益身體健康。

　　蘋果電腦總裁兼創始人史提夫・賈伯斯，大家公認他是麥金塔電腦、iPod、iPhone等知名數位產品的創造者。賈伯斯的生涯可說是矽谷風險創業的傳奇，起起伏伏的一生，為人們津津樂道。

　　賈伯斯早在大學時代，就被稱為「激進派全素者」。他曾前往印度靈修，有一段時期，甚至只吃水果維生，並經常斷食。

相信有一天
人們將視殺動物如同殺人一般
———— 李奧納多・達文西

賈伯斯生活低調，時常勸人不要吃肉。有位曾拜訪過賈伯斯的記者回憶道，我們接受招待的餐點，和賈伯斯平常所吃的一樣，沒有肉類產品。麵條配生番茄及新鮮玉米，蒸花椰菜和生胡蘿蔔絲沙拉；飯後則是飲用自家菜園裡的檸檬馬鞭草茶。

事實上，愈來愈多的知名CEO，都成為帶動蔬食的領航員：包括長榮集團總裁張榮發、福特汽車公司執行主席比爾‧福特、Twitter聯合創辦人及創意總監比茲‧史東等。

聯合國早已呼籲世人邁向無肉無奶的飲食，有遠見的企業應當順應世界潮流；其實領導人不必做很多，只要像史提夫‧賈伯斯一樣帶頭蔬食，或是像施崇棠一樣為員工打造便利美好的蔬食環境，相信飲食與心靈的提升，一定能成為面對種種挑戰時化險為夷的關鍵力量。

李奧納多‧達文西（Leonardo da Vinci, 1452-1519）
文藝復興時期精通各領域的全方位天才。他是藝術家、建築師、解剖學者、工程師、數學家、科學家與發明家等等。他因尊重生命而成為素食者，他寫道：「人類的確是禽獸之王，人的殘暴勝於所有的動物，我們靠其他生靈的死亡維生，身體成了墳場。我從小就摒棄肉食。相信有一天，人們將視殺動物如同殺人一般。」並且體認到在乳牛身上擠牛乳食用的這件事，應視為偷竊，所以他可稱為是位「純素食」（Vegan）先鋒。

13

從戒菸到無肉

　　吸菸在學理上是一種慢性成癮性疾病，其成癮機制與安非他命或古柯鹼引起的藥物依賴是相同的。儘管香菸依賴可說是一種慢性病，戒菸過程往往也歷經緩解與復發的周旋，臨床上還是有少數吸菸者，一旦嘗試戒菸便能永久戒除。

　　這些一次就戒癮成功的人可分作兩種類型：一是生病住院者，他們終於相信自己不會是一輩子吞雲吐霧又能全身而退的幸運兒；另一種是自從承諾戒菸的那一刻起，就毅然告別香菸的勇士。

　　事實上，戒菸成功的案例往往是這種「一刀兩斷」式的戒菸者，他們的起步或許艱辛，只要能堅持一個月，以後就海闊天空；相對的，有些個案雖然有心戒癮，目標卻只是「少抽一點、慢慢來」，這種「藕斷絲連」式的心態與作法，不久又會回到原點，甚至愈陷愈深。

　　與香菸類似的情況，還有一種「食物成癮症」。科學家發現當老鼠在攝取油炸、燒烤等高熱量食物或加工肉品時，會刺激腦內多巴胺的分泌，為保持多巴胺濃度，老鼠會攝取更多這類食物而無法自拔。這種情形就像人在吸毒時腦內會充滿多巴胺，為保持這種愉悅感，吸毒的人須不斷增份量，也因此上癮。

　　許多人從醫學新知中了悟到植物性飲食才是最佳選擇，卻始終很難放下口中的那塊肉，原因之一正是腦部的內分泌讓我們成癮而難以自拔。因此，寧可半夜飛車到夜市買鹽酥雞，或到快餐店買雙層漢堡，也不會在家中炒盤青菜，或去大賣場買袋蘋果。

　　其實讓人成癮的應非肉品本身，因為果真如此，那麼餓不可支時，我們應該會有把豬肉攤或超市生肉塞進嘴裡的衝動，事實上，沒有人有這種勇氣，這也證明人類沒有肉食動物的天性；人們腦裡想的是經過加工後那些香濃油嫩的炸雞或

寧可死去，也不願讓自己的肚子成為動物的墳墓

—— 諾貝爾文學獎得主 蕭伯納

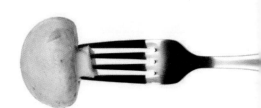

肉排，諷刺的是，這些讓人垂涎食物的調味料，添加的幾乎都是植物性的素材！

現在各國已掀起一陣無肉日的風潮，從名校學府到公家機關，從週一無肉到一天一素，相信這絕對是好的開始；但要了解「無肉日」只是一個具象徵意義的口號，它代表對更健康的新世紀飲食觀的追求，而「無肉生活」才是終極目標。

有志於此者，儘管始於少肉，也不該以少肉自滿，因為類似戒菸者這種「少一點、慢慢來」的心態，結果往往會在其他時間或場合吃得更多，永遠離不開肉品的誘惑。

諾貝爾文學獎得主　蕭伯納（Shawgeorge Bernard）

因其作品「具有理想主義和人道主義」而獲諾貝爾文學獎的蕭伯納，他天性樂觀，被稱為「英國文學史上最詼諧作家」。25歲時開始茹素。有一次因腳踝扭傷，醫生指示他要吃肉，他說：「我寧可死去，也不願讓自己的肚子成為動物的墳墓。」

在他老年時，有人問他為何看來特別年輕，他說：「不是我看來年輕，是因為別人看來比他們實際年歲蒼老。吃動物屍體的人就會這樣。」，又說：「動物是我的朋友，我不會去吃我的朋友。」

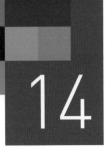

14

今天就開始用愛飲食吧!

有人說:「如果屠宰場有透明玻璃圍牆的話,大家都會成為素食者。」有誰知道這群被食用的動物,也有敏銳的感情、知覺與智能?牠們忍受無盡地痛苦煎熬,慘絕人寰,卻鮮為人知。

台灣動物社會研究會曾對21個縣市,共27個公立肉品市場和屠宰場調查,目睹的真相是:「到了拍賣場,緊迫、驚恐到走不動的豬,唯恐耽誤了拍賣進度,就用鐵勾活活的拖拉!屠宰前先用棍棒毆打豬隻,或者用鐵鍊將豬活活倒吊至半空中,再割喉放血;許多豬隻在意識清醒、未經人道致昏的狀況下,就被割斷喉嚨放血。」

蛋雞場的小公雞,因無利用價值,一出生就被絞死。留下來的小母雞,則要忍受無麻醉的剪喙疼痛;長期被施打抗生素與荷爾蒙,以強迫生長;還要忍受其他雞隻強酸性的尿液,淋在身上或頭上的燒灼傷。

多數人的第二個母親——乳牛,僅僅15個月大就被迫人工授精。全年無休擠奶,常導致乳腺發炎,還有骨質疏鬆症、骨折、產乳熱等疾病。結果原可活25年的乳牛,歷經3～4年的痛苦,無法產乳後,便成為漢堡肉。

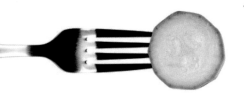

我真的很愛很愛動物,所以我將
這個信念表現在我的行動上
—————奧斯卡最佳女主角 娜塔莉波曼

　　甫出生數天的小牛，也被強行帶離母牛，栓頸囚禁在鐵欄內，不見陽光，並餵以缺鐵及纖維素的流質食物迫使貧血，幾個月大就送上屠宰場，只因人們喜歡吃嫩白可口的小牛肉。

　　這些被圈養的動物，活動的空間擁擠，長期在高壓、抑鬱和緊張中生活，日夜與腐臭的排泄物為伍，受盡凌虐，屠宰過程也極度粗暴，更別說在沒有麻醉下，忍受去勢、除角、剪尾的痛苦，或承受烙鐵的灼傷，這一切可有人聽見牠們無言的吶喊？

　　解救牠們免於虐殺其實很容易，你只要選擇蔬食就好。「世無食肉者，屠戶不開張。」每一次我們選擇不吃肉蛋奶，就是除去對殘酷行為的支持，建造一個更有愛心的世界。

　　「如果我們可以愛一隻狗，為什麼不能愛一隻豬或牛，因為牠們的本質相同，這就是我們該茹素的原因。」慈悲始於盤中飧，今天就開始用愛飲食吧！

奧斯卡最佳女主角 娜塔莉波曼（Natalie Portman）

主演電影《黑天鵝》而榮獲奧斯卡最佳女主角的娜塔莉波曼擅長多國語言，集才智與美貌於一身。因為她從小就愛護動物，在8歲就下定決心不再吃肉，成為素食者。她說：「我是一位嚴格的素食者，我真的很愛很愛動物，所以我將這個信念表現在我的行動上。」、「這世界上有很多好吃的東西，不用吃到動物的肉。」她最喜歡吃花椰菜。她愛吃巧克力及水果糖，「誰敢說吃素的人沒有口福？」

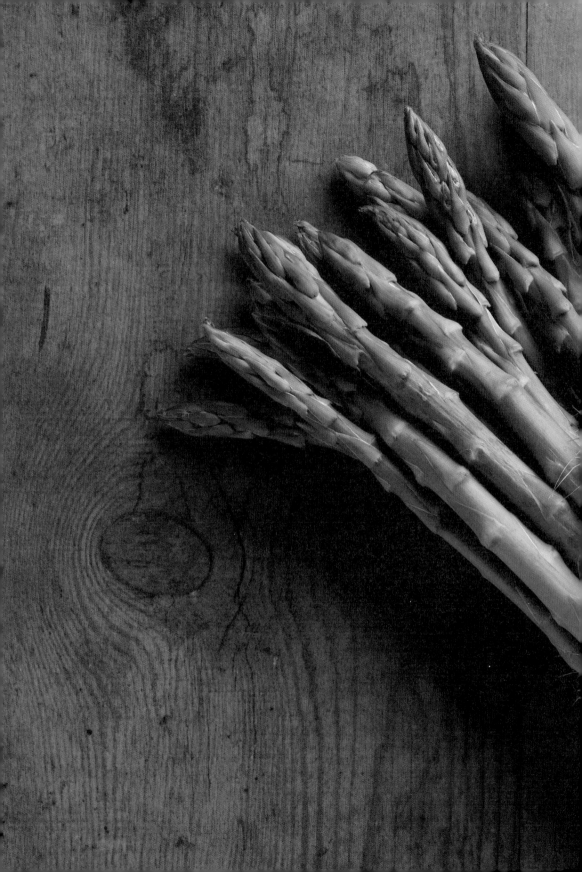

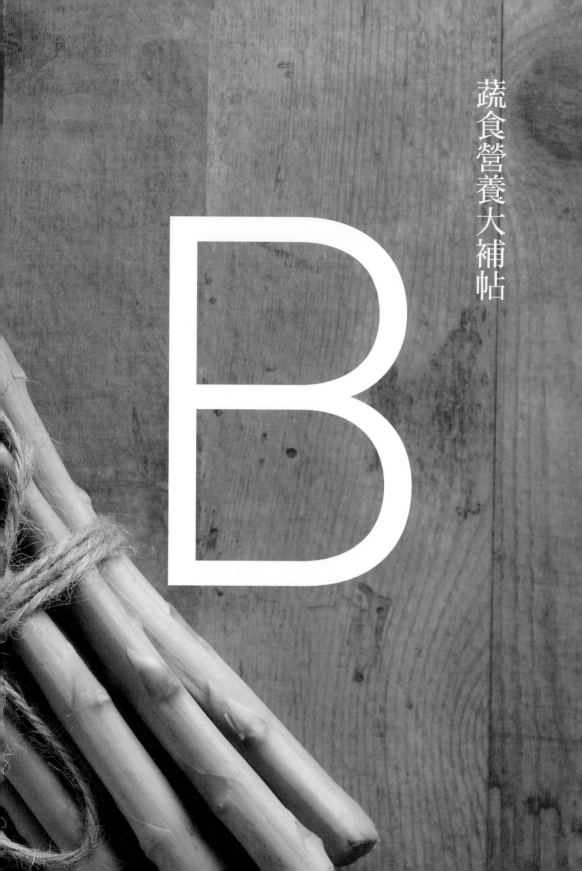

B

蔬食營養大補帖

你也是蔬食達人

一、正確認識素食加工品（素料）

蔬食講求不用動物性食材，烹飪原料只採用純植物性食材，除了天然原味之外，為了追求變化或為了迎合葷食消費者的口味，免不了會搭配些植物加工品（又稱素料），其中以大豆加工製品最被常使用，其次是小麥原料的加工製品，另外還有食用膠製品和香菇製品等。

原則上，蔬食不鼓勵大量使用加工製品，但加工製品也並非都有問題，酌量使用確實可增添一些方便與菜色變化；因此想要成為蔬食達人，就有必要正確地認識素食加工品，好讓蔬食真正為您帶來健康亦兼顧飲食的樂趣。

大豆製品

大豆（soybean）在古籍上稱為「菽」，原產於中國大陸東北方，包括了黃豆及黑豆（烏豆），而毛豆是大豆莢果達八分熟時被採收下來的果實。在全世界產量上，黃豆遠比黑豆為多，所以在加工製品上相較更為重要。去殼的黃豆中，含有約：38%蛋白質、18%油、15%可溶性醣類（黃豆中無澱粉）、15%纖維及14%灰分和水分。

由於黃豆是所有天然食材（含豆科植物）中蛋白質含量最高者，因此被大量地栽植，且被開發生產為各式加工品，用來強化人們蛋白質需求的供給。而黃豆經過加工後，它的蛋白質消化率也會提高，例如：黃豆78%、黃豆粉86%、豆漿92%、豆腐92%及大豆分離蛋白95%。此外在素料品項中，黃豆製品是其中最大宗的類別，可以再將之細分為下列幾種類別：

豆腐類

可再分「盒裝豆腐」及「傳統豆腐」兩小類。這兩類最主要的差別

在於所用的凝固劑不一樣，市面常見的盒裝豆腐多是用「葡萄糖酸內脂」
（gluconolactone）當凝固劑，這是現代日本人的發明，這類產品通常質地較軟，
也稱為「軟豆腐」；而傳統豆腐是用「硫酸鈣」的石膏鹽滷當凝固劑，相傳是漢
朝淮南王劉安在煉丹中為求長生不老藥所發明的，這類產品質地較硬，又稱為
「硬豆腐」或「板豆腐」；然而，現在市場上也有出現盒裝販售的傳統豆腐了。

　　傳統豆腐在製造過程中，也有許多附屬加工品被生產出來。如黃豆加水磨
成「豆漿」（又稱豆奶）；加熱沖入石膏鹽滷經攪拌後，會凝固成「豆花」（又
稱豆腐花、豆腐腦、豆凍）；將這些豆花勺入布袋，再放入木板模中擠壓排水10
～20分鐘後，就會形成傳統豆腐；如果繼續加重擠壓，排盡水分後，就形成「豆
干」（豆乾）了。這些豆腐和豆干如果再經過油炸、冷凍、乾燥、滷過或添加其
他成分後，就可以變化成許許多多系列的產品，例如：油豆腐、豆卜（豆腐卜、
豆泡）、豆棗、凍豆腐、乾燥豆腐、干絲、五香豆干、花生豆腐等，或經過發酵
成為豆腐乳或臭豆腐。

圖 2-1 常見的豆腐類製品

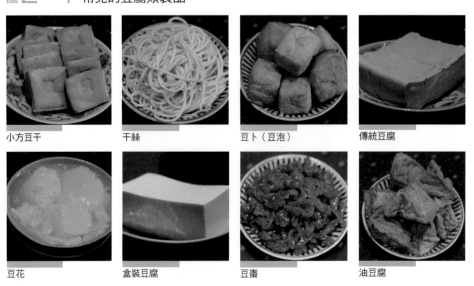

小方豆干	干絲	豆卜（豆泡）	傳統豆腐
豆花	盒裝豆腐	豆棗	油豆腐

豆皮類

　　這類產品包含：豆腐皮、千張皮、豆包、豆腸、百頁、素雞、素魚等等。豆漿在加熱時，會於表面凝結成一層薄膜，將之從鍋中挑出就成為「豆腐皮」，乾燥品又稱「腐皮、腐竹、豆衣」；如果將這一片片的豆腐皮疊在一起乾燥像一疊紙狀，就稱為「千張皮」；如果將尚濕潤的豆腐皮折疊成方塊狀後，就稱為「豆包」，再將豆包經過油炸後，就成為了「油豆包」。

　　如果將豆腐皮捲起來固定成如腸狀，就稱為「豆腸」；將豆腐皮調味後，中間捲入菇類等食材，再經過煙燻後就成為「素鵝」。當千張皮在添加有鹼粉的水中膨潤復水，壓入模中而狀似豆腐的就稱為「百頁豆腐」。將豆腐皮包入紗布中，捲起來再以棉線綑綁，定型後拆開會成條狀，有的經過滷過，有的經過油炸，就成為「素雞」；也有部分商家將之做成整隻雞的形狀，取代真正的雞來當作拜拜的供品。如果捲入紗布定型的豆腐皮，表面包上一片紫菜，再經過油炸固定形狀後，就形成所謂的「素魚」或「素鰻」。

圖 2-2 常見的豆皮類製品

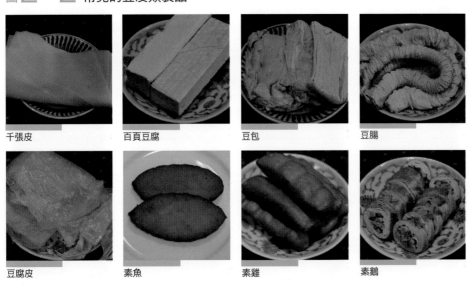

千張皮　　百頁豆腐　　豆包　　豆腸

豆腐皮　　素魚　　素雞　　素鵝

組織化蛋白類

　　這類產品包括：素肉、素火腿、素香腸、素肉鬆、素排、素漢堡肉等等。雖然黃豆原產於中國大陸，但是19世紀時黃豆就被引進美國，到了20世紀初，黃豆在美國中西部大量地被種植，然而當時美國黃豆工業是以萃取黃豆油為主，脫脂剩下的豆渣都被當作飼料用途。由於第二次世界大戰時糧食缺乏，這些富含蛋白質的豆渣於是被開發用來生產黃豆粉（含蛋白質50%），慢慢地被使用在食品用途上。

　　1950年後，食品級的分離黃豆蛋白（含蛋白質90%）被開發出來；1960年間，一種稱為食品擠壓的技術將這些分離黃豆蛋白製作成「組織化黃豆蛋白」（textured soy protein）。當黃豆粉或分離黃豆蛋白經過擠壓機的高溫高壓處理，使得蛋白質分子的物理結構發生改變，在經過擠壓機出口時蛋白質分子結構發生重組，產生有組織性的平行排列，變成有如纖維般絲狀的膨發構造。這種產品經過復水之後，就彷彿像動物的肌纖維一般，還可以一絲絲地扯開，於是就被稱為「素肉」（meat analogue），用來作為肉的仿製品。

圖 2-3 常見的組織化蛋白類製品

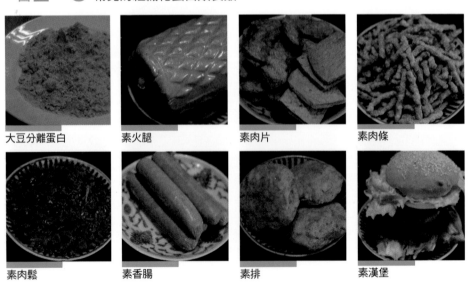

大豆分離蛋白　　素火腿　　　　素肉片　　　　素肉條

素肉鬆　　　　　素香腸　　　　素排　　　　　素漢堡

　　依照擠壓機模型出口的設計不同，所產生這些素肉的形狀也有不同。有的比較細長條，有的呈現大塊狀，所以市面上就可以看到各種形狀的素肉條或素肉塊的乾燥產品。由於這類產品製造原料成本低廉，而且蛋白質營養價值高，因此很快地就在全世界推廣開來，並且製造技術也不斷地進步。素食食品加工業者就將這些素肉原料再經過調味及添加其他的食材，做成更多各式各樣的仿肉加工品，例如：素肉鬆、素火腿、素香腸、素排或素漢堡等。但是要注意的是，這些調味過的加工品有些廠商會加入雞蛋或乳清蛋白當作凝結劑，所以不能保證所有都是純植物性產品。

發酵豆類

　　包括：醬油、豆豉、味噌、納豆、天貝、大豆乳酪等。

醬油（soy sauce）：又稱為豉油、豆油，是一種極具亞洲特色，常使用於烹飪的調味料。製造醬油一般以大豆為主要原料，加入水、食鹽、麴，再經過發酵後，所釀造出來的液體調味料。製作醬油的原料和方法在各地有所不同，所產生的風味也不同，常區分為釀造醬油、配製醬油和化學醬油。

豆豉（fermented soybeans）：是一種豆類製品，又稱為大苦、蔭豉、幽菽。其製作方法是將大豆（黃豆或黑豆）浸泡3天、蒸透、平攤，經過3天後豆面長滿菌絲，再將豆浸泡水中後晾乾。將豆拌上豆汁、鹽，放入陶製大缸中，封口放數週發酵，再取出發酵的大豆，晒乾、蒸煮、攤晒，反覆3次，即得豆豉成品。

味噌（miso；麵豉）：是一種鹹味的調味品。味噌依其原料（豆、米、麥等）不同而有不同的種類。傳統製法是把大豆煮熟攪捽搓揉後，加入鹽調味，搓勻後放入米麴或麥麴，最後放入木桶內封存發酵，2年後味噌成熟，除去表面一層發霉的麵豉後，便可得到又香又濃的味噌。

納豆（natto）：是日本常見的傳統發酵食品，其歷史已超過一千年。它是用黃豆接種納豆菌發酵製成，具有黏性。其優點不僅保存黃豆的營養價值，在發酵過程還產生了多種生理活性物質，更提高蛋白質的消化吸收率。

天貝（天培；tempeh）：是印尼特有的大豆發酵品。將大豆浸泡、去皮、晾乾，混合菌種，再用芭蕉葉包裹，放在溫暖的地方。約2天發酵時間，待白色菌絲將豆變成結實的餅塊，就成為天貝，可用於各式料理中。

圖2-4 常見的發酵豆類製品

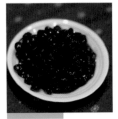 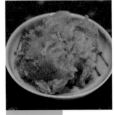 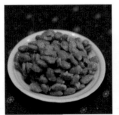 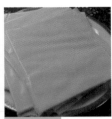

豆豉　　　　　　　味噌　　　　　　　納豆　　　　　　　大豆乳酪

大豆乳酪：是將微溫的豆漿加入乳酸菌種，在恆溫的發酵器中，經過數小時的發酵酸化而成。依照質地的不同可分為大豆優格（soy yogurt）、大豆酸奶酪（soy sour cream）和大豆起士（soy cheese）。它們被視為是取代牛奶乳酪的純植物性發酵製品，用途與牛奶乳酪相同，目前已有多家的市售商品。

購買時注意事項：

不論何種豆製品，在製造及販賣過程中，都極容易受到微生物汙染，所以無法久藏，尤其夏天溫度高更須注意新鮮度。在購買時必須把握以下原則：

1. 選購黃豆製品最好到有冷藏或冷凍設備的商店購買，除非是乾燥產品。

2. 部分製造商會添加過多防腐劑及食品添加劑，所以盡量向有信譽的製造商購買。

3. 避免選用「基因改造黃豆」（GMO）的加工品，注意產品標示是使用非基因改造黃豆或有機黃豆，對健康較有保障。

4. 部分素食加工品可能添加動物性成分，例如：蛋、奶或肉，所以應當看清楚成分標示，並盡量向有信譽的廠商購買。

5. 避免多油多鹽的加工品，對身體健康較有益處。

表 2-1 大豆及其加工品的營養比較

食物名稱	熱量 (Kcal)	蛋白質 (g)	油脂 (g)	醣類 (g)	鉀 (mg)	鈣 (mg)	鎂 (mg)	鐵 (mg)	鋅 (mg)
油豆腐	138	12.7	9.1	1.5	196	216	57	2.5	1.4
凍豆腐	127	12.9	6.5	4.5	109	240	49	2.5	1.2
傳統豆腐	88	8.5	3.4	6	180	140	33	2	0.8
嫩豆腐	51	4.9	2.7	2	165	13	36	1.3	0.5
百頁豆腐	214	13.4	17	2.4	17	33	6	2.1	0.8
小方豆干	160	17.4	8.6	3.5	166	685	56	4.5	1.6
五香豆干	191	19.3	9.7	7	251	273	67	5.5	2.2
干絲	169	18.3	8.6	4.8	45	287	41	6.2	2.4
豆皮	198	25.3	8.8	4.5	382	62	96	4.7	2.2
味噌	222	11.7	4.8	33.4	416	53	67	2.2	1.3
豆棗	419	11.7	19.6	49.7	74	273	41	3.1	0.5
素火腿	231	13.2	17	6.6	83	87	22	1.8	0.6
素肉鬆	453	32.9	17.4	41.8	78	76	39	7.5	1.9
素雞	227	24.8	12.1	5.1	474	104	93	4.5	2.2
毛豆	125	14	3.1	12.5	620	38	63	2.5	1.8
黃豆	384	35.9	15.1	32.7	1,763	217	219	5.7	2
豆漿	64	2.7	1.6	10	47	11	9	0.4	0.2
黑豆	371	34.6	11.6	37.7	1,639	178	231	4.3	1.5
豆豉	266	22	12.6	16.5	860	144	118	5.7	2.8

註：由100公克可食部分取樣分析所得。
資料來源：台灣衛生署公告食品營養成分表。

小麥製品

　　小麥中的蛋白質平均含量約占12%，主要是由醇溶蛋白（gliadin）和麥穀蛋白（glutenin）這兩種蛋白質所組成（占70%以上）。由於小麥蛋白質的結構中含有較多的含硫氫基（-SH）的胺基酸（cysteine半胱胺酸），所以當麵粉加些水經過搓揉之後，這些蛋白質的物理結構就會發生改變，藉由這些硫氫基發生氧化成雙硫鍵結（-S-S-）當架橋，而將蛋白質分子之間連結成網狀結構，此時如果將麵糰用水來沖洗，去除澱粉而留下的蛋白質，就稱為麵筋（gluten）。

　　麵筋常被拿來製作各種的素食加工品，如果將麵筋搓成小粒去油炸，就是所謂的「油炸麵筋」，這些產品在市場上長期以來已被罐裝或瓶裝來販售。如果將麵筋捲成一條條如腸狀，就稱為「麵腸」；如果做成一個空袋狀，模仿動物的胃，就被稱之為「素肚」；如果將麵筋調味後，包入網中去煙燻，製作成表面如鴨皮疙瘩狀的產品，就是所謂的「素鴨」。這些模仿動物性食材的仿製品，時常是素食業者為了吸引葷食者來消費的一種障眼法，久而久之就變成為素料加工食品了。

圖 2-5 常見的小麥麵筋製品

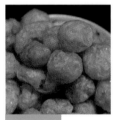 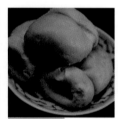 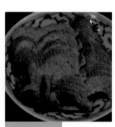 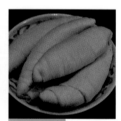

油炸麵筋　　　　素肚　　　　　　素鴨　　　　　　麵腸

食用膠製品

蒟蒻膠

蒟蒻（konjac）俗稱魔芋、雷公槍、蒟蒻。蒟蒻跟芋頭為同一科屬，其球莖外形類似馬鈴薯；蒟蒻粉是將其塊莖切片磨碎而得，蒟蒻產品則是將蒟蒻粉混合鹼及大量的水而製成。蒟蒻的熱量相當低，含有「葡甘露聚糖」（glucomannan）的水溶性纖維，人體沒有酵素可以將其分解，不會被消化與吸收，且能幫助腸胃蠕動，食用後有飽食感，因此被作為減肥食品。通常在超市中所販賣的蒟蒻商品，大都是包裝內含水的板狀或條狀蒟蒻，水是用來保持產品的新鮮度。素食加工業者更利用蒟蒻的彈性口感及穩定性高的特點，以此為主原料製成許多加工品，例如：素貢丸、素花枝、素魷魚、素生魚片及素蝦等。

海藻提煉的膠類

包括：洋菜、鹿角菜膠及海藻酸鈉等。

洋菜（agar）：又稱為寒天、瓊脂、菜燕、涼粉、石花菜凍，是由紅褐藻類提煉而來。洋菜呈現白色半透明狀，市面上可買到粉狀、角狀、條狀、絲狀等不同型態製品，在用途上常作為布丁、果凍、茶凍、咖啡凍等點心凝固劑，口感較其他常見的食用膠為脆硬，具有遇熱後會再溶解的特性。

鹿角菜膠（carrageenan）：由海藻中的紅藻所提煉而成，來自於盛產鹿角菜膠的愛爾蘭小鎮（Carra-heen）而被命名。二次大戰之後，被生產用以代替日本洋菜，用作布丁、醬料、果凍與藥品等的凝固劑，食品之外的牙膏、空氣芳香劑與工業用的懸浮劑都可看到它的應用。它的質地較為柔軟有彈性，遇熱後也會再熔解。

海藻酸鈉（sodium alginats）：是由褐藻細胞壁所萃取出的膠，它的水溶液遇到鈣離子就會結合而凝膠，凝膠之後就無法回到水溶液狀態，性質很穩定。它被食品工業使用就是利用它的不可逆的凝膠性質，可用來製作各種的果醬凝固劑。

樹木提煉的膠類

包括：阿拉伯膠、刺梧桐膠、羧甲基纖維素鈉等。

阿拉伯膠（arabicgum）：是源自於西亞、阿拉伯、埃及一帶，從一種稱作刺槐

（Acacia）樹皮流出的汁而得。食品用途上常被使用在水果軟糖、棉花糖、巧克力糖等。

刺梧桐膠（karayagum）：是從加勒比蘋婆木（Sterculia）的汁液而得，可當作黏稠劑、乳化劑或填充劑等食品添加物。

羧甲基纖維素鈉（sodium carboxymethyl cellulose, CMC）：是一種重要的食品添加物，是天然纖維素經過化學改造後，所得的一種水溶性佳的高分子化合物。其易溶於冷、熱水，且具有乳化分散性良好的特性，常被廣泛地當作黏稠劑，使用於許多的飲料中，但是它不會凝結成膠體狀。

豆類提煉的膠類

包括：關華豆膠、塔拉膠、刺槐豆膠等。

關華豆膠（guargum、guaran）：是從關華豆的胚乳提煉，主要生產地在印度和巴基斯坦。添加鈣離子就可使其凝膠，在食品上可用作黏稠劑，加在醬料或糕餅中。

塔拉膠（taragum）：從原生於祕魯的刺雲實（Caesalpinia spinosa）果實胚乳所提煉。常被當成穩定劑或黏稠劑的食品添加物，例如添在冰淇淋中。

刺槐豆膠（locust beangum、carobgum）：從角豆樹種子胚乳提煉而得，原產於地中海一帶。它有一種類似巧克力的香味，食品上也被拿來當作黏稠劑或凝膠使用。

穀類提煉出來的膠類

糯米膠就屬於這類。古時候人們常使用這種由糯米提煉的糯米膠，用來蓋房子或橋梁等建築。現在有廠商已利用它來製成素食用的膠囊。

果膠（pectin）

從水果中提煉，多數的蔬果都含有果膠，果醬類的食品最常摻入果膠。植物膠一般放置在常溫下即可凝固，但是較不耐酸，如果加入稍酸的水果，像是橘子或草莓，可能會無法凝固。

微生物膠

是由微生物所合成的細胞外多醣，或從細胞外發酵液中的黏液所取得。不受溫度、酸鹼或電解質的影響，安定性很高，所以在許多的素料中常被當作添加物

使用。常見的有以下幾種：

卡德蘭膠（curdlangum）：是菌類發酵後所產生的醣類，在素料中被使用非常地多，常被拿來作魚漿的仿製品，例如：素海參、素花枝、素鮑魚、素丸子等都幾乎少不了它，吃起來口感很像蒟蒻，不過不太容易消化。

玉米糖膠（xanthangum）：又稱三仙膠、漢生膠或黃原膠。在高溫下仍可保持膠體的安定性，被用於保存食物香味及增加口感用，例如：加入沙拉醬汁可增加黏稠度，或是加於麵粉中以改善烘焙產品的質地。

結蘭膠（gellangum）：在食品中會被用於豆奶、牛乳製品、沙拉醬汁或果汁中，當成黏稠劑、乳化劑和安定劑使用。

圖 2-6 常見的食用膠製品

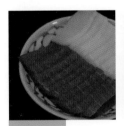
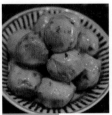
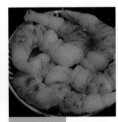
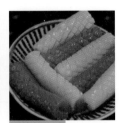

素生魚片　　　素貢丸　　　素蝦　　　素魷魚

圖2-7 香菇製品

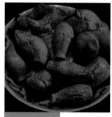
香菇頭

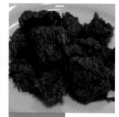
素羊肉

香菇製品

香菇蒂又稱為香菇頭，具有纖維狀的組織，所以它常被調味製成所謂的「素羊肉」。然而，市面上大多數的素羊肉都有添加蛋，不能保證這些都是純植物性來源的加工食品，部分業者也沒有在包裝成分中標示含蛋，因此消費者必須詢問製造商，才能確定其是否為純素產品。

非植物來源的製品

蔬食或純素食者常居於保護動物的理由而採用植物性飲食，因此列舉下列數種常混淆的動物性產品或添加物，以供辨識之用。

明膠（gelatin）

又稱「動物膠」，是從動物皮或骨頭中熬煮提煉而來。常見的別稱有：吉利丁、明膠、阿膠、魚膠等。明膠需要在低溫下才能凝固，成品常具有Q軟綿密的彈性，市售的優格、布丁、棉花糖、藥用膠囊中常會添加，當作凝固劑或穩定劑使用。相對地，另一種稱為「吉利T」（Jelly T）的仿製商品，是自海藻萃取而得，為純植物性產品，口感介於吉利丁與洋菜之間，常被用來製作果凍。

蟲膠（shellac）

是吸食豆科及桑科樹液的膠蟲所分泌於體外的樹脂狀蟲膠。將包覆在樹枝或蟲體的棒狀物，經壓碎除去蟲體及樹枝後，再洗去水溶色素，稱為粗膠；之後再經初步純化，就得到呈片狀之蟲膠。食用級蟲膠則須再經過除蠟或脫色、去雜質等純化過程，以確定其純度符合食品添加物的規格。

起士（cheese；乳酪）

這是由牛奶經過添加凝乳酶（rennin）及乳酸菌種發酵而得。剛形成時呈現乳白色凝膠狀，稱為軟性乳酪；經過數月或數年的放置熟成後會變黃變硬，稱為硬性乳酪。依照原料及製法的不同，其產品種類變化非常地多。

乾酪素（sodium caseinate；酪蛋白鈉）

牛奶中含有兩類蛋白質，其中之一是酪蛋白（casein），另一種是乳清蛋白（whey protein）。為了增加酪蛋白的水溶性，於是被加工改造成為鈉鹽型態，即為酪蛋白鈉。它常被加在許多產品中以提高其起泡性，例如：奶精或鮮奶油。

素烏魚子

烏魚子的仿製品，它是混合牛奶、起士、大豆蛋白、卡德蘭膠、胡蘿蔔素的加工品，部分產品中還添加蛋黃。除非該產品的製造商特別標示「純素」，並且無添加牛奶、起士及蛋黃，否則所謂的素烏魚子並非是純素產品。

胭脂紅色素（carmine）

源自於西班牙所生產的紅色色素。這是來自一種長在仙人掌上的白色胭脂蟲，利用其體內血液所生產的胭脂色血紅色素。儘管它極易褪色又昂貴無比，但是不少人為了講求天然色素而依然使用它，目前仍被添加於部分化妝品（口紅）及食品中，例如：草莓口味的果醬、糖果、餅乾。

二、最優蛋白質照過來

　　蛋白質（protein）是必需的基本營養素，具有形成人體組織器官構造的功能，還有形成酵素、荷爾蒙和抗體等作用，在必要時還可作為能量供應來源（每公克蛋白質可產生4大卡的熱量）。蛋白質是由碳、氫、氧、氮四種元素所構成。在食品分析時，常是利用檢測該食物的氮含量來推算蛋白質量，例如：將所測得的氮含量乘以6.25倍，即約為該食物的蛋白質量，稱為「粗蛋白質量」。

　　蛋白質大約是由20種常見的胺基酸（amino acid）所排列組合而成（表2-2），對正常人而言，這些胺基酸可以區分為「必需胺基酸」、「半必需胺基酸」和「非必需胺基酸」三類。必需胺基酸（essential amino acid, EAA）是指人體無法自行合成的胺基酸，必須仰賴從食物中獲得，這對成人來說有8種，而嬰兒有9種；半必需胺基酸是某些疾病或特殊狀況下的病人，無法自行合成胺基酸，還是需要從食物中來攝取；非必需胺基酸是人體可以經由其他種類胺基酸轉換合成而得的。

　　由於非必需胺基酸可以在人體中由必需胺基酸轉換合成而得，所以在營養上決定某食物的蛋白質品質是考慮必需胺基酸的種類和含量。如果某一種食物所含的必需胺基酸種類齊全、含量充足、比例適當，這種食物就擁有「完全蛋白

表 2-2 **胺基酸的分類**

必需胺基酸	半必需胺基酸	非必需胺基酸
*組胺酸（histidine） 異白胺酸（isoleucine） 白胺酸（leucine） 離胺酸（lysine） 甲硫胺酸（methionine） 苯丙胺酸（phenylalanine） 酥胺酸（threonine） 色胺酸（tryptophan） 纈胺酸（valine）	精胺酸（arginine） 半胱胺酸（cysteine） 麩醯胺酸（glutamine） 甘胺酸（glycine） 脯胺酸（proline） 酪胺酸（tyrosine）	丙胺酸（alanine） 天門冬醯胺酸 （asparagine） 天門冬胺酸 （aspartic acid） 麩胺酸（glutamic acid） 絲胺酸（serine）

*「組胺酸」為嬰兒的必需胺基酸。

質」，又稱「高生物價蛋白質」，單獨靠它就能得到人體所需要的胺基酸；相反地，如果某一種食物至少有一種必需胺基酸含量偏低的話，這種食物就是「不完全蛋白質」，也稱為「低生物價蛋白質」，而該食物中含量最低的必需胺基酸，就稱為「第一限制胺基酸」（limiting amino acid）。

　　過去的蛋白質品質鑑定方法，是使用動物「生物鑑定法」（biologic assay），這種方法使用老鼠來做實驗，而老鼠與人類的營養需求是不同的，老鼠生長所需的甲硫胺酸量比人類高很多，而甲硫胺酸又剛好是豆類的限制胺基酸，因而低估了植物性蛋白質的價值，所以過去以來才存有植物性蛋白質品質不佳的誤解。從1991年後，聯合國和世界衛生組織已改用「蛋白質消化率調整後胺基酸評分」（protein digestibility corrected amino acid score, PDCAAS）來評估蛋白質品質，將PDCAAS等於1（大於1也是以1計算）定為最高蛋白質品質，這表示該食物所含的必需胺基酸比例達到或超過人體的需求量。

　　在常見的植物性蛋白質來源中，包括豆類、穀類及堅果類等，其中以黃豆及其加工製品最優質且蛋白質含量也最高（表2-3），屬於高生物價蛋白質（沒有限制胺基酸）；黃豆經過加工後，例如：做成豆腐或豆漿，它的消化率都會提升至90%以上，所有必需胺基酸的PDCAAS值皆達到1，完全不輸於動物性蛋白質中最高品質的種類。所要注意的是，生黃豆中含有抑制蛋白質消化吸收的酵素（胰蛋白酶抑制劑），所以黃豆不能生食，必須經過加熱處理。

　　除了黃豆、黑豆與藜麥（quinoa）之外，多數的植物性食材皆非完全蛋白質。然而，非完全蛋白質的食物並不表示沒有價值，它可以藉由不同食物間蛋白質互補的作用，來攝取到完全的蛋白質。例如：五穀類（白米、小麥、玉米）和堅果類（杏仁、腰果、胡桃）的限制胺基酸是離胺酸，而黃豆以外的豆類（紅豆、綠豆）其限制胺基酸是甲硫胺酸（表2-5），攝食五穀類和豆類後（不需要在同一餐），就可相輔相成，得到完全的蛋白質（表2-4）。由於人類本是雜食性生物，不會每天每餐都吃同一種食物，所以互補作用很容易達成。本文要強調的是，動物與人類身體有相似的生化反應，人體自己無法合成的必需胺基酸，動物也是無法自己合成，牠們是依靠吃植物，以互補作用累積在體內供其所需。人類吃動物的話，也僅是以間接的方式來取得這些蛋白質。

表 2-3 大豆及其加工製品的必需胺基酸品質評分表

	色胺酸	組胺酸	甲硫胺酸+胱胺酸	異白胺酸	酥胺酸	纈胺酸	離胺酸	苯丙胺酸+酪胺酸	白胺酸
評分標準量	7	18	25	25	27	32	51	47	55
黃豆	15	25	35	44	38	46	59	87	75
黑豆	11	25	27	41	38	45	58	76	70
傳統豆腐	8	25	31	47	38	47	60	93	80
嫩豆腐	7	25	36	44	38	45	61	91	76
油豆腐	9	27	36	52	42	49	69	101	89
百頁豆腐	6	27	35	49	43	47	67	98	91
豆干	15	26	32	49	40	50	64	99	85
豆皮	11	28	42	55	46	54	74	111	97
豆漿粉	13	29	41	47	41	49	66	88	81
素火腿	15	28	55	48	41	52	62	94	84
素肉鬆	10	25	23	45	38	48	59	84	80

註：評分標準量為聯合國農糧署及世界衛生組織所定每公克蛋白質的必需胺基酸需求量（毫克），當所比對的食物中該
　　必需胺基酸含量小於此標準量時，該種必需胺基酸即為限制胺基酸。
資料來源：李蕙蓉等人（2010）素食營養學。

表 2-4 白米及紅豆必需胺基酸互補後的品質評分表

	色胺酸	組胺酸	甲硫胺酸+胱胺酸	異白胺酸	酥胺酸	纈胺酸	離胺酸	苯丙胺酸+酪胺酸	白胺酸
評分標準量	7	18	25	25	27	32	51	47	55
白米	13	29	73	43	37	65	37	108	89
紅豆	12	30	14	41	34	49	73	77	76
紅豆白米飯	13	30	44	42	35	57	55	93	83

註1：紅色數字表示該食材的限制胺基酸含量。
註2：紅豆白米飯是白米與紅豆的等量蛋白質的混合比例。
資料來源：李蕙蓉等人（2010）素食營養學。

表 2-5 各種植物性食材的必需胺基酸品質評分表

	色胺酸	組胺酸	甲硫胺酸+胱胺酸	異白胺酸	酥胺酸	纈胺酸	離胺酸	苯丙胺酸+酪胺酸	白胺酸
評分標準量	7	18	25	25	27	32	51	47	55
白米	13	29	73	43	37	65	37	108	89
糙米	13	28	41	46	40	69	43	96	92
小米	14	19	36	37	26	39	12	77	115
麵條	14	20	53	33	25	37	19	74	66
麵腸	0	20	45	34	24	35	16	79	68
白吐司	10	49	67	41	32	49	29	90	78
麥片	9	26	38	43	37	53	58	85	85
紅豆	12	30	14	41	34	49	73	77	76
綠豆	10	28	19	44	32	53	70	88	79
花豆	12	28	26	43	42	54	67	85	77
黑芝麻	22	28	67	40	39	50	30	94	75
白芝麻	24	28	67	39	39	50	30	92	73
花生	10	28	39	43	33	51	42	126	86
杏仁果	10	29	33	38	30	43	29	89	70
松子	7	18	60	32	26	39	30	71	63
核桃	16	21	39	36	31	41	25	76	70
開心果	13	19	31	36	29	48	46	69	63

註1：評分標準量為聯合國農糧署及世界衛生組織所定每公克蛋白質的必需胺基酸需求量（毫克），當所比對的食物中該必需胺基酸含量小於此標準量時，該種必需胺基酸即為限制胺基酸。

註2：紅色數字表示該食材的限制胺基酸。

資料來源：李蕙蓉等人（2010）素食營養學。

蛋白質的每日建議攝取量

人體對蛋白質的需求量是以氮平衡（nitrogen balance）的概念來決定的。因為氮是蛋白質的特有元素，利用追蹤氮的攝取和排泄可以反應蛋白質的利用狀況。對健康的成年人應該是維持在氮平衡狀態，也就是攝取量和排泄量之間保持相同；對成長中的嬰幼兒、兒童、青少年、懷孕婦女、病後調養恢復期都應該保持「正氮平衡」，也就是攝取量略大於排泄量。在任何情況下，「負氮平衡」均有損健康，表示攝取蛋白質不足身體代謝所需。

人體每日蛋白質的需求量，在美國其建議攝取量每日成年人每公斤體重0.8公克；發育中的青少年為每公斤體重0.85～0.95公克蛋白質。以70公斤標準體重男性為例，每日建議攝取量為56公克蛋白質。但是，這需要視食物中蛋白質品質而定，品質優良時所需攝取的蛋白質量就較少（例如：攝取完全蛋白質，每日蛋白質需求量只要每公斤體重0.8公克），而蛋白質品質越差需要量就越高，甚至到達每公斤體重1.0公克。此外，需求量的大小也因活動量與疾病狀況而有個體差異。

西方國家的飲食常超過建議攝取量，從20世紀開始，美國人每天攝取80～125公克蛋白質，這些蛋白質中有70%是來自動物性蛋白質；台灣成年男性平均每天攝取83公克蛋白質，女性平均攝取62公克，也都超過了建議量，其中皆50%以上是來自動物性蛋白質。當蛋白質攝取量超過身體需求時，蛋白質代謝廢物的排泄就會增加；動物性蛋白質攝取量上升時，同時也會增加脂肪和膽固醇的攝取，並且血中尿酸也容易增加，引起痛風的機率也會增高。因此，建議蛋白質進食的原則如下：

1. 每日蛋白質攝取量控制在每公斤標準體重0.8公克即可，約占總熱量的11～14%之間。

2. 要善用蛋白質互補的作用，以提高蛋白質的利用效率。

3. 以黃豆來取代肉類有助於降低心血管疾病的機率。美國心臟學會特別建議在飲食中增加黃豆（包括豆腐或豆漿等豆製品）的攝取量，黃豆除了具有完全蛋白質的好處外，還有大豆異黃酮等保健成分。

蔬食中蛋白質含量較高的食物來源

很多人以為肉類才有豐富的蛋白質，根據分析每100公克肉品的蛋白質含量如下：牛腩（14.8g）、羊肉（18.8g）、豬里肌肉（22.2g）、鴨肉（20.9g）、雞胸肉（22.4g）、鵝肉（15.6g）、吳郭魚（20.1g）、雞蛋（蛋白8.2g／蛋黃16.2g）、牛奶（低脂3.0g／全脂2.9g）。與表2-6相比，就會發現這種觀念其實只是個錯誤迷思。植物性食物的蛋白質含量非常豐富，尤其是豆類和堅果類，很多都超過肉、魚、蛋、奶類。

表 2-6 蔬食中蛋白質含量較高的食物來源

食物名稱	粗蛋白質量（g）	食物名稱	粗蛋白質量（g）
酵母粉	46.3	紫菜	27.1
麵筋（乾）	44.4	葵瓜子	26.8
黃豆	35.9	豆腐皮	25.3
黑豆	34.6	素雞	24.8
紅土花生	33.0	杏仁	24.4
素肉鬆	32.9	綠豆仁	24.1
蠶豆	31.8	蓮子	23.8
西瓜子	31.1	開心果	23.5
小麥胚芽	29.8	紅豆	22.4
南瓜子	28.3	麵腸	20.6

註：由100公克可食部分取樣分析所得。
資料來源：台灣衛生署公告食品營養成分表。

三、健康吃醣的必修課

　　醣類又稱為「碳水化合物」（carbohydrates），主要的組成化學元素是碳、氫、氧，由於氫與氧的比例是2：1，與水的化學式相同，故如此稱呼。醣類的基本構造是單醣，例如葡萄糖和果糖。許多的醣類都是由單醣所組合起來，兩個單醣連接而成的稱為雙醣，例如：蔗糖（葡萄糖＋果糖）、麥芽糖（葡萄糖＋葡萄糖）、乳糖（葡萄糖＋半乳糖）。

　　由3～10個單醣所組合成的就稱為寡糖，常見的寡糖有果寡糖、乳寡糖、大豆寡糖等。許多寡糖無法被人體消化酵素分解，但是在大腸中會被微生物發酵分解產生氣體和小分子產物，大量攝食寡糖容易造成脹氣、排氣、腸道不適的現象，這就是吃太多豆類或地瓜容易排氣的原因。近年來有許多生物科技公司利用這類寡糖來生產保健食品，用來培養腸道的益生菌。

　　多醣是由許多葡萄糖結合而成的澱粉或纖維素，澱粉能夠被人體所消化分解，纖維素則不能。醣類對人體最主要的功能就是提供熱量（每1公克醣類可產生4大卡的熱量），也是人體活動的能量來源。吃進去多餘的醣類就會被轉變成為肝醣，儲存在肝臟和肌肉中，再有多餘的醣類就會被轉變成脂肪，儲存在脂肪細胞裡。

醣類的攝取原則

1. 每天飲食中最少要含50～100公克的醣類。這是因為避免人體去分解脂肪酸作熱量來源，又沒有葡萄糖時，會使得脂肪酸氧化不完全，而產生酮酸中毒。特別是怕胖減肥的人，也是要吃一點醣類的。

2. 醣類所提供的熱量最好占總熱量的58～68%。例如：一天需要2000大卡熱量的男性，來自醣類的熱量則大約在1,200～1,400大卡之間，也就是300～350公克。

3. 簡單糖類（蔗糖或果糖）的攝取量要有限制，限制量在10%以下。市面上有許多加工甜點、零食和飲料，經常添加額外的糖分，這種簡單糖類多吃對人體並無好處，容易發胖又不利血糖控制。

4. 三餐中的主食最好是選用多醣類豐富的食物：五穀類、根莖類、豆類、蔬菜類和水果類，而不是吃簡單的糖類（甜食和飲料）。

5. 要吃含有膳食纖維的食物，也就是避免動物性食物和精緻化的食品。因為肉類不含膳食纖維，精緻化食物（白米、白麵粉、白糖）中的膳食纖維也被除去了。

蔬食中醣類含量較高的食物來源

表 2-7 蔬食中醣類含量較高的食物來源

食物名稱	碳水化合物（g）	食物名稱	碳水化合物（g）
各種調味糖	94～99.9	無花果	77.8
各種糖果	84～98.5	白米	77.4
芭蕉	97.6	大麥片	77.4
西谷米	89.9	通心麵	75.7
米粉	88.7	胚芽米	73.9
各類澱粉	79～88.8	小米	73.3
冬粉	87.5	糙米	73.1
洋薏仁	79.8	乾麵條	71.7
葡萄乾	79.3	蕎麥	71.4
洋菜	78.3	燕麥	68.7

註1：由100公克可食部分取樣分析所得。
註2：各種調味糖指的是：冰糖99.9、方糖99.6、紅砂糖99.4、黑糖94.4。
註3：各種糖果指的是：苦茶糖98.5、枇杷糖98、蓮藕糖97.8、瑞士糖94、情人糖93.7、冬瓜糖93.1、軟糖85.3、薑糖84。
註4：各種澱粉指的是：玉米粉88.8、番薯粉88.8、蓮藕粉88.3、太白粉88、麵茶粉85.5、杏仁粉84.7、在來米粉81.5、糯米粉80.8、薏仁粉80.4、低筋麵粉79。
資料來源：台灣衛生署公告食品營養成分表。

在天然的食物中，醣類多數是存在於植物性食物裡，肉類中只有肝醣，奶類中則僅含乳糖。有很多怕胖的人，採用完全拒絕醣類的方式來減肥，這不是一個好方法。飲食中仍然要有一點醣類（50～100公克／每天），才能安全地讓脂肪酸完全燃燒；此外，植物性食物中含有膳食纖維和抗性澱粉（見後文），這些都是有助於減重的食物。所以只要善用植物性飲食，是更可以有效達到健康減重的目的。

膳食纖維也稱為「非澱粉性多醣」，主要來自植物的細胞壁和細胞間質的多醣成分，這些成分在人體消化道中無法被消化酵素所分解，最後會在大腸被排泄掉。早期的營養學並不知道膳食纖維有何用處，因此在食品加工時就將它去除，而成為現今的精緻化醣類（例如：白米、白麵粉或白糖等），然而現在已經清楚膳食纖維對人體而言是非常重要的食物成分。

膳食纖維是植物性飲食的特色，在動物性食物中並不存在，一般可分為「非水溶性膳食纖維」和「水溶性膳食纖維」兩大類。非水溶性膳食纖維無法完全溶於水，其生理功能包括預防及治療便秘、降低血膽固醇和防治大腸憩室症；而水溶性膳食纖維可溶於水中，並膨潤形成膠狀物質，能控制血糖與血脂，增加飽足感，也可預防或治療便秘。這些膳食纖維會降低人類罹患消化道疾病、癌症、心臟病、糖尿病和肥胖症的風險。

在每天的飲食中，應該攝取20～35公克的膳食纖維（天然的蔬食中即含有），再搭配充分的飲水，就能使排便順暢，並且預防消化道疾病。過去認為纖維素攝取量太多會干擾礦物質的吸收，近來發現造成干擾的應該是常與纖維素共存的植酸（phytic acid），而非纖維素本身。

表 2-8 膳食纖維的分類與來源

分類	成分	食物來源
非水溶性膳食纖維	纖維素 半纖維素類 木質素	全麥、麩皮、糙米、燕麥、大麥等 豆類、堅果類 蔬菜類、馬鈴薯、胡蘿蔔等 水果類
水溶性膳食纖維	果膠 植物膠 半纖維素類	愛玉、仙草、木耳 燕麥、大麥 荷蘭豆、鷹嘴豆、斑豆、扁豆 花椰菜、馬鈴薯、胡蘿蔔 蘋果、葡萄、柑橘、梨子

註：多數的蔬食都同時含有非水溶性和水溶性纖維兩類。

表 2-9 各種蔬食類別中膳食纖維量較高的食物來源

堅果豆類	含量 (g)	穀物類	含量 (g)	蔬菜類	含量 (g)	水果類	含量 (g)
杏仁	35.5	大麥	15.3	洋菜	73.6	椰子粉	14.1
蠶豆	27.1	小麥	11.3	紅刺蔥	16.8	柿餅	11.8
開心果	26.1	小麥胚芽	8.9	高麗菜干	13.9	黑棗	10.8
葵瓜子	19.7	燕麥	8.6	紫菜	11.7	人蔘果	9.0
黑豆	18.2	薏仁	6.8	梅乾菜	8.4	葡萄乾	5.9
黑芝麻	16.8	全麥麵粉	5.7	薄荷	7.5	百香果	5.3
松子	15.8	蕎麥	3.5	蘿蔔乾	7.2	土芭樂	5.0
黃豆	15.8	黑糯米	3.3	牛蒡	6.7	仙桃	4.8
花豆	12.9	全麥吐司	3.2	野苦瓜	5.1	柿子	4.7
紅豆	12.3	糙米	2.9	蒟蒻	4.4	榴槤	4.4

註：由100公克可食部分取樣分析所得。
資料來源：台灣衛生署公告食品營養成分表。

昇糖指數

　　昇糖指數（glycemic index,GI）是指進食醣類以後 2 小時內血糖上升幅度的指標，以吃下葡萄糖50公克後2小時內血糖增加值當作100，其他食物則是對比葡萄糖的血糖上升比例而決定其指數。一般而言，昇糖指數在70或以上屬於高度；在56～69 屬於中度；在55 或以下便屬於低度。

　　昇糖指數越高的食物，吃進肚子後，可以在小腸內越快被分解，使得體內血糖急遽上升，如此將會促使胰島素分泌快速增加以降低血糖。一般含糖較高或是消化較快的食物，昇糖指數會較高，例如：「精緻化醣類」（refined carbohydrates），像是白糖、白米、白麵粉類；反之，纖維素較多或較難消化的食物，昇糖指數則較低，例如：「複合性醣類（complex carbohydrates）」，像是如糙米、全麥等。

　　昇糖指數只與高醣食物有關，單純進食高脂肪或高蛋白食物不會影響到昇糖指數。此外，食物的質變、烹調和加工過程等，亦會改變昇糖指數。例如，未成熟的香蕉昇糖指數只有 43，因為當中 80～90%為澱粉，但是在熟透之後，這些澱粉會轉化成糖，成熟香蕉的昇糖指數就會上升至74；相似地，五穀類被磨碎後，其昇糖指數會比完整的穀粒為高。

　　目前昇糖指數被廣泛應用在控制糖尿病患者的膳食，因為吃昇糖指數高的精緻化醣類會促使胰島素瞬間大量分泌，長年下來容易導致胰臟的胰島素分泌耗竭，誘發糖尿病的產生；特別是已經罹患糖尿病的患者，更應該注意避免昇糖指數高的飲食。在蔬食中昇糖指數較高的食物，如表2-10。

　　近年來，昇糖指數也被用於運動員促進運動的表現，因為醣類在人體內的儲存量很有限，如果醣類儲備夠充足時，會有較多可作為供能的燃料。因此，運動員在比賽前的0.5～1小時之間不宜食用高昇糖指數食物，因為這樣會使血糖水平急遽上升，刺激胰島素大量分泌，而使在比賽開始時，血糖水平反而下降，同時亦壓抑了游離脂肪酸的使用，迫使身體只能使用肌醣作為燃料，造成疲勞的提前出現；反過來，在賽前食用低昇糖指數食物的話，只會緩慢地提升血糖水平，而

表 2-10 蔬食中昇糖指數（GI）較高的食物

食物名稱	昇醣指數（GI）	食物名稱	昇醣指數（GI）
法國麵包	93	玉米片	81
白吐司	91	鬆餅	80
巧克力	91	烏龍麵	80
甜甜圈	86	紅豆沙	80
米漿	86	馬鈴薯	78
洋芋片	85	紅豆飯	77
麻糬	85	餅乾	77
白米	84	培果	75
蛋糕	82	西瓜	72
草莓醬	82	爆米花	72

註：更多食物GI請參考：http://www.mendosa.com/gilists.htm

不致過度刺激胰島素分泌，且可增加脂肪酸作為燃料的比例，而降低運動時對醣類的倚賴。

同樣的邏輯，對於想維持身材和控制體重的人來說，亦適宜以低昇糖指數食物為主，因為這類食物能較穩定地維持一定的血糖濃度，可減少飢餓感；同時，低昇糖指數食物能下降低密度膽固醇（LDL）和總膽固醇的量，因為製造膽固醇也需要胰島素。

抗性澱粉

　　抗性澱粉（resistant starch, RS）是一類不易被人體小腸所消化分解的澱粉，所以有利於血糖的控制。一般膳食纖維可分為水溶性纖維和非水溶性纖維兩類，但是有學者將抗性澱粉視為第三種的膳食纖維。因為多數的澱粉在小腸中很快地被分解成葡萄糖吸收利用掉，但是抗性澱粉就像纖維一樣不易被消化，並且能提供飽足感，身體只好讓脂肪排上首位被燃燒用掉；抗性澱粉會經過小腸而旅行到大腸，為腸道內益生菌發酵過程提供養分。所以，抗性澱粉也可視為一種功能性纖維。

　　抗性澱粉可以分為四類：

第1類：身體無法消化的澱粉，存在於種子類、豆類、全穀類等未加工的食物。

第2類：生的、無法完全糊化的食物，例如：生的馬鈴薯、生香蕉和生玉米等。

第3類：烹煮過之後放冷、又老化後的澱粉，例如：隔夜冷飯、硬掉的麵包等。

第4類：經過人工化學改造過的修飾澱粉，但是這類在天然食材中並不存在。

　　多數人在減肥時非常害怕吃澱粉，怕它們轉變成脂肪儲存起來。事實上，在每天所吃的澱粉類中，如果含有5～6%抗性澱粉的食物，反而能達到減重的效果。例如：早餐所吃的一杯燕麥粥中，就含有0.7克的抗性澱粉，如果再灑上香蕉切片，就可再增加4.7克的抗性澱粉；而吃隔夜飯，也會比吃剛煮好的熱飯有較多的抗性澱粉。常見富含抗性澱粉的食物如表2-11：

表 2-11 含天然抗性澱粉較多的食物來源

食物種類	份量大小	抗性澱粉含量（g）
白豆	煮過半杯	9.8
香蕉	去皮中等1條	4.7
地瓜	5公分大小1顆	4.0
馬鈴薯	煮過放冷1個	3.2
糙米	煮過半杯	3.0
扁豆	煮過半杯	2.5
玉米	煮過半杯	2.0
義大利麵	煮過放冷1杯	1.9
大麥粒	煮過半杯	1.6
豌豆	煮過半杯	1.6
黑豆	煮過半杯	1.5
燕麥	煮過1杯	0.7
全麥麵包	2片	0.5

資料來源：National Starch Food Innovation Database of Resistant Starch

四、選用植物油有撇步

　　油脂在人體的功能包括提供熱量（1公克可產生9大卡熱量）、儲存熱量、隔絕及保護作用、運送油溶性維生素、合成細胞膜和荷爾蒙等。在食物的功能上，還可提供香味和飽足感，因為多數的香料都是油溶性，缺乏油脂的食物香味常不足，且油脂在胃中停留的時間較長，所以較易有飽足感。

　　飲食中的油脂以三酸甘油脂為主，占95%以上（其他包括膽固醇等），結構是一分子甘油與三分子脂肪酸結合而成。脂肪酸依據碳原子之間的鍵結是否含有雙鍵（C=C），或是全部都由單鍵（C-C）連接，可區分為「不飽和脂肪酸」或「飽和脂肪酸」。不飽和脂肪酸如果只有一個雙鍵者稱為「單元不飽和脂肪酸」；如果含有兩個或兩個以上雙鍵者稱為「多元不飽和脂肪酸」。

　　不飽和脂肪酸在常溫下多呈現液體狀態，對人體健康比較有益，但是品質比較不穩定，容易氧化劣變。相反地，飽和脂肪酸在常溫下則呈現固體狀態，對人體健康比較不好，但是穩定度高，不易變質。植物油多數都是不飽和油脂居多，在常溫（25℃）下呈現液態（如大豆油和葵花油等），但是椰子油、棕櫚油、可可油和植物性奶油例外。相反的，動物油因飽和脂肪居多，在常溫下多呈現固態（如：豬油和牛油等），但是魚油和清香油（由豬油提煉而得）例外。

　　飽和脂肪酸會提高心血管疾病的風險，主要是因為增加了血液內低密度膽固醇（LDL）的含量。最容易使膽固醇增加的飽和脂肪酸，包括肉荳蔻酸（主要來自椰子油和棕櫚油）、棕櫚酸（多來自豬油、牛油、肉類和乳製品）。

表 2-12 含飽和脂肪酸較高的油脂排序及組成（%）

油脂種類	飽和脂肪酸	單元不飽和脂肪酸	多元不飽和脂肪酸
椰子油	90.2	8.1	1.7
動物性奶油	73.0	24.4	2.6
植物性奶油	56.5	35.6	7.9
牛奶	54.2	43.7	2.1
棕櫚油	48.0	38.0	9.0
豬油	39.3	44.5	16.2
素清香（棕櫚油）	35.8	49.1	15.1
寶素齋（棕櫚油）	35.1	49.7	15.2
雞油	34.9	46.8	18.3
清香油（豬油）	26.0	55.6	18.1

資料來源：台灣衛生署公告食品營養成分表計算結果。

表 2-13 含單元不飽和脂肪酸較高的油脂排序及組成（%）

油脂種類	飽和脂肪酸	單元不飽和脂肪酸	多元不飽和脂肪酸
苦茶油	10.5	82.5	7.0
優質葵花油	10.3	80.0	9.7
青橄欖油	15.3	75.4	9.4
橄欖油	16.3	72.9	10.9
油菜籽油	7.9	61.5	30.6
芥花油	6.7	61.9	30.8

資料來源：台灣衛生署公告食品營養成分表計算結果。

表2-14 含多元不飽和脂肪酸較高的油脂排序及組成（%）

油脂種類	飽和脂肪酸	單元不飽和脂肪酸	多元不飽和脂肪酸
核桃油	10.4	10.5	79.1
薊花油	10.0	13.1	77.0
紅花籽油	11.2	18.4	70.3
葡萄籽油	11.4	19.4	70.0
葵花油	11.8	23.3	64.9
大豆沙拉油	15.7	22.7	61.6
辣椒油	15.8	23.8	60.4
玉米油	13.9	26.5	59.6
調合麻油	15.9	24.9	59.2
南瓜油	17.9	28.6	54.0
純芝麻油	15.6	40.7	43.8
純花生油	20.8	40.9	38.3
蓬萊米油	20.0	47.2	33.0

註：這類多元不飽和脂肪酸高的食用油，在開瓶使用後，應當避光且放在冰箱中保存，以避免氧化。
資料來源：台灣衛生署公告食品營養成分表計算結果。

油脂的建議攝取量

　　均衡的飲食中，油脂約占總熱量的25～30%；由於油脂的攝取量及種類與心血管疾病有密切的關係，所以美國之飲食指南及美國心臟學會建議從油脂所獲得的熱量不要超過總熱量的30%，並且建議如果油脂攝取量超過總熱量的30%，則其飲食應著重單元不飽和脂肪的攝取。美國心臟學會並建議每日攝取到的膽固醇量應該低於300毫克以下。值得注意的是，堅果類雖然富含油脂，同時也是蔬食者重要的蛋白質來源；近來的研究也證實多吃堅果可降低心血管疾病的風險。

表 2-15 蔬食中的油脂含量較多的食物來源

食物名稱	粗脂肪量（g）	食物名稱	粗脂肪量（g）
各種植物油	99.8～100	腰果	50.4
夏威夷火山豆	76.8	黑芝麻	47.2
植物性奶油	76.2	南瓜子	47.1
核桃	71.6	花生	43.2
松子	70.5	油條	42.5
椰子粉	66.3	葵瓜子	39.3
杏仁	57.5	洋芋片	38.6
開心果	55.2	白巧克力	35.9
白芝麻	53.3	西瓜子	34.4
杏仁	52.3	黑巧克力	33.3

註1：由100公克可食部分取樣分析所得。
註2：表中的各種植物油是指：市售的葡萄籽油、橄欖油、花生油、蓬萊米油、葵花油、玉米油、大豆沙拉油、芥花油、棕櫚油、椰子油、香油、苦茶油、芝麻油等。
資料來源：台灣衛生署公告食品營養成分表。

五、一次看懂必需脂肪酸

　　必需脂肪酸是人體自己無法合成的多元不飽和脂肪酸，只能從食物中獲得，例如：亞麻油酸（linoleic acid, LA）和 α-次亞麻油酸（α-linolenic acid, ALA）。這些必需脂肪酸是構成人體細胞膜的一部分，且是構成腦和神經系統脂質的部分；也會形成類似荷爾蒙的物質，調控身體的功能。

　　缺乏必需脂肪酸，將影響細胞的正常功能，使器官組織功能失調，也會導致膽固醇運送受阻，在動脈沉積而引起動脈粥樣硬化。嬰幼兒若缺少必需脂肪酸會生長不良，同時出現濕疹或皮膚炎等症狀；成年人若缺乏必需脂肪酸，輕者容易覺得疲倦、皮膚乾燥、髮乾沒有彈性、經常感冒、腰痠背痛、心跳速度加快、時有胸痛、情緒低迷、健忘、不想動等症狀，嚴重時則有高血壓、心臟病、關節炎及糖尿病的危險。可惜很少醫療人員注意到疾病與必需脂肪酸之間的關聯。

　　必需脂肪酸都是多元不飽和脂肪酸，多數存於植物性油脂，在動物性油脂中就少很多。對一般人而言，每天至少應該攝取必需脂肪酸達總熱量的3％。然而，現今飲食型態的改變，人們外食及速食的機會多，不好的油脂攝取比例也大幅增加，再加上必需脂肪酸保存和烹調安定性不佳，因此必需脂肪酸的攝取量容易出現不足。

　　總之，必需脂肪酸與飽和脂肪呈現相反效果，對於那些高血脂的人，可以預防動脈硬化還可降低血脂肪。儘管現今減肥風氣盛行，人人談油色變，而且營養學上常強調低油就等於健康，但是這並不包括必需脂肪酸，它可是維繫生命所不可獲缺的營養素呢！

亞麻油酸

亞麻油酸（Linoleic acid, LA）簡寫為C18:2，結構中有18個碳原子，和2個順式不飽和鍵，而第一個不飽和鍵出現在第六碳的地方，所以也稱為ω-6（Omega-6）或n-6脂肪酸。LA在常溫下呈現透明無色的液體，是人體及許多動物的必需脂肪酸，也是構成細胞膜及荷爾蒙的重要成分，只能從食物中吸收獲得，無法在體內自行合成。LA在體內可以轉變成γ次亞麻油酸（γ-linolenic acid,GLA），GLA有抗發炎作用，研究發現有減少青春痘及保濕的效果，目前已被應用在美容產品上；另外，LA也可轉化成花生四烯酸（arachidonic acid），進一步生成凝血及發炎反應有關的化合物。

LA常存在於植物油中，例如：葵花油、玉米油、大豆油及芝麻油等（表2-16）；其他如：穀類、堅果類、種子類、葉菜類中也有存在；而動物脂肪中的含量則很少，動物油中所發現的LA多是來自牠所吃的植物。由於現在已經很少以壓榨方法來取得天然的植物油，多數的烹調用油都是化學溶劑（正己烷）萃取得到粗油後，再以各種加工法精緻而得。讀者應盡可能從天然食材攝取LA，表2-17所示為天然食材中的LA含量。美國對LA的建議攝取量為成年男性（19～50歲）每日17公克，成年女性為每日12公克；而台灣目前並未對此必需脂肪酸提出建議攝取量。

表 2-16 亞麻油酸（LA）含量較高的植物油

植物油	含量（g）	植物油	含量（g）
葵花油	58	芝麻油	41
棉花籽油	54	米糠油	32
玉米油	51	花生油	29
大豆油	50	菜籽油	19
辣椒油	43	紅花籽油	13

註：由100公克取樣分析所得。

表2-17 亞麻油酸（LA）含量豐富的食材

名稱	含量（g）	名稱	含量（g）
核桃	41	花生	15
松子	31	杏仁	13
葵花子	28	黃豆／黑豆	10
西瓜子	25	茄子	5.8
山胡桃	23	小麥胚芽	5.7
巴西核果	23	榛果	5.2
芝麻	22	紫蘇籽	5.1
開心果	16	鷹嘴豆	3.0

註：由100公克可食部分取樣分析所得。
更多食物請參考：http://wholefoodcatalog.info/nutrient/linoleic_acid/foods/high/1/

α 次亞麻油酸

　　α次亞麻油酸（α-Linolenic acid, ALA）簡寫為C18:3，結構中有18個碳原子，及3個順式不飽和鍵，而第一個不飽和鍵出現在第三碳的位置，所以也稱為ω-3（Omega-3）或n-3脂肪酸。ALA在人體中可以被轉變為二十碳五烯酸（Eicosapentaenoic acid, EPA）及二十二碳六烯酸（docosahexaenoic acid, DHA），它們仍然同屬於n-3脂肪酸族。大約10克的ALA可以被轉變成1克的EPA及DHA。

　　EPA和DHA因為營養師及商業的推廣，如今已變得非常流行。因為EPA有防止血小板凝集和使血管舒張的作用，所以EPA有防治動脈粥樣硬化和減少心腦缺血性疾病的作用；DHA則會抑制發炎前驅物質的形成，具有消炎作用，且能降低血液中三酸甘油脂、膽固醇，以及預防血栓的形成。由於心血管疾病的死亡率在美國排名第一，因而EPA及DHA才會被大受重視；然而，國際間素食專家的看法傾向於：「素食者較少有心血管疾病，不必刻意強調這兩種脂肪酸的攝取；除非該素食者有心血管疾病，或者是嬰幼兒和懷孕哺乳婦女，才有需要去強調攝取量是否足夠。」

　　ALA含量豐富的植物油，包括墨西哥鼠尾草籽油（chia seed）含有57%、亞麻仁籽油（flaxseed或linseed）含有55%、芥花油（rapeseed或canola）含有10%、核桃油含有12.5%和大豆油含有8%等。在許多營養相關文章中，都強調深海魚油中含有很多EPA/DHA，實際上這些深海魚是靠食物鏈中大魚吃小魚、小魚吃微海藻（microalgae）而間接得到的。

　　某些種類的微海藻（Porphyridium cruentum, Nannochloropsis sp., Phaeodactylum tricornutum, Monodus subterraneus）中EPA含量特別多；另外某些種類的微海藻（Crypthecodinium cohnii, Chroomonas salina）則DHA含量特別多。所以目前很多的素食專用的EPA/DHA補充品，就是從微海藻中去提煉出來的；或者，也可以直接以綠藻或藍藻（螺旋藻）當食材來料理，這些微海藻中的胺基酸、多元不飽和脂肪酸、礦物質、維生素和膳食纖維等營養素含量都特別高。

　　美國官方（National Institute of Health）對ALA建議攝取量是成年男性（19～70歲）每日1.6公克，女性每日1.1公克；EPA/DHA每日0.65公克；加拿大官方的建議攝取量是ALA每天1.2～1.6公克；英國官方的建議量是ALA占總熱量的1%，EPA/DHA則占0.5%，例如：一位每日需求2,000大卡的成年男性，那他每日需要量就是2公克的ALA及1公克的EPA/DHA。目前台灣並未對此必需脂肪酸提出建議攝取量。

表2-18 α次亞麻油酸（ALA）含量較高的植物油

植物油	含量（mg）	植物油	含量（mg）
鼠尾草籽油	57,000	橄欖油	600
亞麻仁籽油	55,000	葵花油	430
芥花油	7,500	芝麻油	310
大豆油	6,100	花生油	210
米糠油	1,200	紅花籽油	210
玉米油	760	棕櫚油	190

註：由100公克可食部分取樣分析所得。
更多食物請參考：http://wholefoodcatalog.info/nutrient/linoleic_acid/foods/high/1/。

表2-19 α次亞麻油酸（ALA）含量豐富的食材

名稱	含量（mg）	名稱	含量（mg）
亞麻仁籽	22,500	菜豆	510
鼠尾草籽	17,500	辣椒	330
核桃	9,000	青椒／甜椒	290
黃豆	2,000	豇豆（黑眼豆）	270
抹茶	1,300	鷹嘴豆	250
茄子	1,200	咖哩粉	240

註：由100公克可食部分取樣分析所得。
更多食物請參考：http://wholefoodcatalog.info/nutrient/alpha-linolenic_acid/foods/1/

　　由於ALA與LA這兩種必需脂肪酸不僅會相互競爭在細胞膜中的位置，甚至LA會阻礙ALA合成EPA/DHA，因為它們兩者會相互競爭合成酵素。所以，現今營養學上都會考慮這兩種必需脂肪酸的飲食比例，世界衛生組織建議適當的LA：ALA的比例是5：1～10：1。

　　當LA：ALA越低時，就越能讓體內刺激合成較多的EPA/DHA。這個概念對蔬食者是有幫助的，當有特別需要EPA/DHA這些營養素時（心血管疾病者、嬰幼兒及懷孕哺乳婦女），除了營養補充品外，也可以考慮在烹調上選用低LA：ALA的食用油或食材。

　　以標準美國人的飲食來看（美國人的飲食通常不是很健康），他們的平均LA：ALA比例是9.8：1，主要是因為美國人較常食用玉米油和紅花籽油的緣故；所以他們會被建議適當地替換低比例LA：ALA的食用油（參考表2-20），例如亞麻仁籽油或芥花油等，或是選擇單元不飽和脂肪酸較高的橄欖油、苦茶油或芥花油等（也會讓此比例下降）。至於素食者適合何種比例？這看法眾說紛紜尚無定論，某些營養學者建議素食者適合的比例為2：1～4：1，這樣才能自行合成出較多的EPA/DHA；相對地，素食者LA：ALA比例也不被建議小於1，這是避免LA被ALA抑制反應的路徑，使得有助凝血功能的化合物合成受阻。

表 2-20 各種植物油中的亞麻油酸（LA）與 α 次亞麻油酸（ALA）含量比例

名稱	LA：ALA	名稱	LA：ALA
亞麻仁籽油	0.3：1	腰果	154：1
油菜籽油	2：1	南瓜子	179：1
芥花油	3：1	葡萄籽油	279：1
核桃油	5：1	紅花籽油	365：1
大豆油	7：1	純花生油	425：1
橄欖油	18：1	西瓜子	442：1
玉米油	58：1	花生醬	462：1
優質葵花油	87：1	葵瓜子	606：1
純芝麻油	136：1	葵花油	全部LA

註1：LA：ALA比例越低者，越容易刺激體內EPA/DHA的合成。

註2：適合素食者的比例為2：1～4：1，但非只能吃油菜籽油及芥花油，而是食用各種油的總和比例在此範圍，公認較為恰當。

資料來源：由台灣衛生署公告食品營養成分表資料計算而得。

六、非懂不可的反式脂肪

「氫化作用」是指不飽和脂肪酸去除不飽和鍵的加工過程，可以把液態的植物油轉換成固態的油脂，而得到植物性奶油（又稱氫化植物油），包括植物性烤酥油、乳瑪琳或白油（shortening），常用來製作餅乾、糕點、花生醬或沙拉醬等。這類油脂的優點是氧化安定性較高，可以讓產品保持較久的新鮮度，以及使用在高溫油炸物上也較穩定。

但是，氫化作用的過程也會將一部分的脂肪轉變為反式脂肪（trans fats）。反式脂肪的名字源自於它的化學結構，不飽和脂肪的分子結構因氫原子的方位不同，可分為順式鍵結與反式鍵結（見圖2-8）；多數的天然不飽和脂肪酸幾乎都是順式鍵結，而反式鍵結則發生在人工氫化過程中所不經意產生的副產品。然而，現在也有廠商開發出不含反式脂肪的植物性奶油產品，來符合消費者的健康訴求，這些產品多採用不同以往氫化加工法的生產方式。

圖 2-8 脂肪酸的鍵結

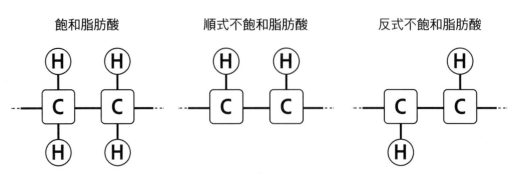

飽和脂肪酸　　　　　順式不飽和脂肪酸　　　　　反式不飽和脂肪酸

飽和脂肪每個碳原子以單鍵與2個氫原子連接　　　不飽和脂肪碳原子所連結的氫原子位在同方向　　　不飽和脂肪碳原子所連結的氫原子位在反方向

反式脂肪對健康並無幫助，其壞處完全不亞於飽和脂肪酸，它會使壞的低密度膽固醇（LDL）上升，而使好的高密度膽固醇（HDL）下降，引起血管梗塞，提高冠狀動脈心臟病的罹患率。2006年《新英格蘭醫學》期刊研究報告指出，只要攝取極低量的反式脂肪，就會大幅提高冠狀動脈心臟病的風險。每增加2%的反式脂肪熱量攝取，冠狀動脈心臟病的風險就會增加1.94倍。

此外，反式脂肪也容易增加糖尿病等其他疾病的風險。2003年的研究顯示，攝取反式脂肪與飽和脂肪酸會促進阿茲海默症的病情惡化；2007年的研究更指出，從反式脂肪攝取的熱量每增加2%，排卵障礙性不孕的風險將增加72%。所以，聯合國糧食及農業組織與世界衛生組織建議：「飲食中反式脂肪每天攝取量應低於總熱量的1%。」以一個每日消耗2,000大卡的成人為例，相當於每天攝取量不得超過2公克。

七、你有比牛奶更好的選擇

　　牛奶一直被視為能提供較全面營養的食品，但根據最近這二、三十年來的醫學研究報告，愈來愈多的醫學實證都明白指出：不論嬰兒、青少年、成人到老人各階段，飲用牛奶似乎都弊大於利。其主要原因包括：

1. 大於90%東方成年人無消化牛奶的乳糖酶，飲用時易腹瀉及腸胃不適。

2. 牛奶內已證實含有超過20種以上過敏原，易產生或加重很多急慢性過敏症，例如：過敏性鼻炎、過敏性結膜炎、氣喘、蕁麻疹等。

3. 在集約化的養殖下，乳牛健康出了問題，像歐洲及日本的狂牛症。

4. 牛乳不只要小心三聚氰胺，它還有被牛血、膿液或是農藥等汙染的潛在威脅。

5. 牛隻被餵食抗生素、生長激素，都使得牛乳成為人類抗生素及生長激素攝取的主要來源。

6. 牛乳及乳製品不含纖維，卻含有大量的飽和脂肪和膽固醇。

7. 飲用牛乳已被發現與過敏、便秘、肥胖症、心臟病、癌症等疾病有相關性。

　　愈來愈多的民眾想改喝其他飲品來取代牛奶，但是不喝牛奶又怕影響小孩的發育或自己的健康，因此，以下列出些許市面上營養可口的牛奶替代品，協助大眾作出明智的抉擇。

豆漿（奶）

介紹

　　來源為黃豆，含有豐富的膳食纖維、維生素A、B$_1$、E、鉀、鈣、鎂、磷、鐵等營養素。黃豆的蛋白質比瘦肉多1倍，比雞蛋多2倍，比牛乳多1倍。黃豆中豐富的卵磷脂含有人體必須的膽鹼磷脂質、肌醇磷脂質、腦磷脂與亞麻仁油酸，是孕婦和嬰兒發育不可缺少的營養素，也是最佳營養補給品。為一般人及素食者最

佳日常營養來源之一，尤其適合幼兒成長期間添加食用，或年長者滋補及康復者的營養補充。

市售產品列舉

純濃鮮豆奶、古早傳統豆奶、催芽黃豆漿、鮮純豆漿。

自製豆漿

1.材料：黃豆1包（500公克），糖400克，水若干。

2.做法：

　　a.先將黃豆洗乾淨，挑出品質差或飄浮在水面上的碎黃豆。

　　b.浸泡黃豆6小時，黃豆浸水後會膨脹變軟；水面要淹過黃豆，並隨時加水。泡軟的黃豆，果汁機比較容易攪細。

　　c.以一杯黃豆一杯水（可用浸黃豆的水）的比例，放入果汁機內攪至最細。

　　d.將孔洞較細的濾布洗乾淨備用，放在大鍋子上；把果汁機攪完的黃豆漿與渣倒入「過濾布袋」過濾，過濾出的豆漿即是生豆漿。

　　e.為了將豆渣內含的豆漿擠出，需雙手用力壓擠布袋，讓豆漿流入鍋內。

　　f.以一杯開水一杯豆漿的比例煮開生豆漿；先將開水煮開，放入生豆漿後轉小火並不停的攪拌。一定要不停的攪拌，否則鍋底會燒焦。

　　g.在起泡快速沸騰時先關火，放入糖後（可以酌量加糖或不加，依個人口味而定），再開小火繼續攪拌煮滾後熄火。

　　h.熄火後自然放涼，避免攪拌。攪拌會使掉落的細菌在豐富的蛋白質中得到充足的養分造成腐敗。

　　i.冷卻過程中，表面會浮出一層「豆腐皮」，可用筷子輕輕挑出放在盤中。

放涼後，可裝入洗淨的容器，再放入冰箱冷藏。

做剩的豆渣，一樣可以拿來利用做成美味佳餚。此外，也能自己DIY作豆皮，炒或煎、炸都很好吃喔！

注意事項

1.不要買有加防腐劑的市售豆漿。開封後須冷藏且不要久存，更不要用保溫瓶儲存豆漿。市溫下3～4個小時即可使豆漿酸敗變質而不適飲用。

2.用黃豆自製時一定要將豆漿徹底煮開，否則容易發生噁心、嘔吐、腹瀉等症狀

（生豆子中皂豆素的副作用）。

3. 豆漿中不能加入雞蛋。雞蛋蛋白會與豆漿裡的胰蛋白脢結合，產生不易吸收的物質。

4. 一般豆漿建議食用時間為清晨7～10點，無須添加糖。晚間8點後不建議飲用，此時腸胃蠕動慢，容易引起脹氣。

表 2-21 豆漿與牛奶比較表

	豆漿	牛奶
蛋白質	是優質蛋白。黃豆蛋白質中含有米麵蛋白中最缺乏的離胺酸，因此和米麵共食，會有胺基酸的互補效果，使攝取的蛋白質成為優質且完整的蛋白質。	是優質蛋白。牛奶中超過87%為酪蛋白，酪蛋白為動物蛋白，可能引起過敏並加重鈣流失。
礦物質	鉀、鈉、鎂都高於牛奶（可加入黑芝麻來強化豆漿的鈣）。	鈣、磷、糖高於豆漿。
維生素	維生素A、維生素B_1、維生素B_6、維生素E、維生素K含量高於牛奶。	維生素D含量高於豆漿。
膳食纖維	含有大量可溶性膳食纖維。	缺乏可溶性膳食纖維。
脂肪酸	所含油脂以人體必需的亞麻油酸及次亞麻油酸為主（ω-3、ω-6系列多元不飽和脂肪酸）。	缺乏多元不飽和脂肪酸。
其他	含大豆蛋白、大豆卵磷脂、大豆異黃酮、大豆皂素、大豆寡糖等豐富營養植化素。	缺乏植化素。

黑豆漿

介紹

黑豆又名烏豆，和黃豆的營養成分及維生素含量大致相同；但黑豆的蛋白質、鐵質及異黃酮素的含量較高，在營養價值上略勝黃豆一籌。因為黑豆除了和黃豆一樣含有完整的植物性蛋白質外，還含有多種酵素，且抗氧化能力也比黃豆強，所以國人喜歡用它製成各種食品，像是黑豆漿。不過黑豆蛋白質的消化率則比黃豆差。

市售產品列舉

純黑豆漿、新鮮黑豆漿、有機發芽黑豆漿、催芽黑豆漿等。

自製黑豆漿

做法跟煮豆漿相同，但材料由黃豆換成黑豆。

注意事項

1.不要買有加防腐劑的市售黑豆漿。

2.黑豆含鐵量比一般豆類高一倍。

3.黑豆能改善水腫，對病後虛弱的人也有滋補作用。

傳統花生（糙）米漿

介紹

米漿主要是用米及花生做成。米主要是碳水化合物，可以幫助食物營養的吸收，花生除含有維生素B_1、B_6、維生素 C、葉酸、泛酸、鐵、鈣外，更含豐富不飽和脂肪酸，可以預防腦溢血、高血壓、心臟病。另外，如果白米改成糙米，糙米的蛋白質、脂質、纖維及維生素B_1等含量均比白米高，且含有豐富的膳食纖維，可促進腸道蠕動並增加飽足感。所以糙米磨出來的米漿是最好的。

市售產品列舉

傳統花生米漿、多穀米漿、糙米漿。

自製傳統花生（糙）米漿

1. 材料煮熟白飯或糙米飯：花生粉：紅糖：開水之比例為1：1：1：1。喜歡濃一點、香一點，則水放少一點；喜歡淡一點，則水放多一點。同樣的，也可增減紅糖來決定甜度。

2. 做法：

    a. 將同比例的熱開水、煮熟的飯、紅糖、炒熟的花生倒入生機調理機（若是用現成的花生粉則先不要倒入，留待快完成時倒入，可以保留花生粉顆粒的口感）。

    b. 開動機器先用中速攪拌混合，再轉高速20～30秒（結束前5秒倒入花生粉）。

    c. 倒出即為可享用的熱米漿；放涼後，可裝入洗淨的容器，再放入冰箱冷藏。喜歡芝麻的人，每一杯可以加入10克白芝麻。另外尚可以變化成薏仁米漿或是胚芽之類的穀物米漿；作法相同，就是事先將所需材料都煮熟冷藏，要用時現打就能馬上喝。

注意事項

1. 不要買有加防腐劑的市售米漿。

2. 自製時，炒熟的花生千萬不要變成「燒焦的花生」，焦的東西易含有致癌物。

3. 由於花生本身含有豐富的植物性油脂，因此使得米漿熱量較高。

4. 米漿中的飯最好用糙米，因糙米含有維生素B群，有助於增強體力；另外其胚芽含維生素E，有助於抗氧化而延緩老化。

5. 糙米或其他添加的穀物含有纖維素，對消化系統更有幫助。

單一或綜合的穀奶（植物奶）

介紹

1. 單一穀奶（以杏仁奶為例）：杏仁含有豐富的植物性蛋白質（富含大量精氨酸。精氨酸具血管擴張效果，有助於心血管疾病的防治）、不飽和脂肪酸、維生素、礦物質（含有鈣、鉀、鎂、鋅、鐵、銅等人體易缺乏的礦物質）、膳食

纖維、植物固醇、多元酚類等。尤其含有豐富的維生素E（維生素E含量約是芝麻的13倍、南瓜的6倍），與單元不飽和脂肪酸（杏仁脂肪中約70% 是由單元不飽和脂肪酸構成，有利於增加高密度膽固醇與減少低密度膽固醇），具改善血脂肪的功能，是兼具美味與健康的食品。

2. 綜合植物奶： 通常富含數種或數十種穀物、豆類和營養添加物，例如：糙米、黑豆、黃豆、綠豆、燕麥、蕎麥、小麥、薏仁、小米、黑糯米、杏仁、燕麥初胚、燕麥糠萃取物、大豆蛋白（非基因改造）、大豆分離蛋白、大豆卵磷脂（非基因改造）、亞麻仁籽、啤酒酵母、小麥胚芽粉（含維他命E）、海藻鈣（易吸收的優質鈣）、菊苣膳食纖維、麥芽抽出物。

市售產品列舉

天然高鈣燕麥奶、百合杏仁粉、黑芝麻糙米燕麥、生機十穀營養奶、燕麥糙米豆漿、黑五穀豆漿、黑豆保健穀粉。

自製穀奶（三穀漿／五穀漿）

1. 材料大薏仁、小薏仁、蕎麥、燕麥、小米、綠豆、紅豆、糙米、黑芝麻、白芝麻、紫米等（可視需要與喜好在大賣場分別採購一包，製備時再靈活組合）；紅糖、水適量。

2. 做法：

   a. 先將材料用清水洗淨。

   b. 用電鍋以燉煮粥湯或稀飯的方式煮上1小時。

   c. 煮好後依個人口味適量加糖。

   d. 稍加冷卻後，放入調理機快速攪打約1分鐘。

   e. 放涼後，可裝入洗淨的容器，趁熱飲用，或放入冰箱冷藏。注意自製的穀奶沒有任何防腐劑，即使冷藏也不耐久存，越早飲用風味越佳。

表2-22 三穀漿的參考組合

名　稱	材　料
紅豆燕麥漿	紅豆、燕麥、小米
綠豆芝麻漿	綠豆、白芝麻、蕎麥
黑芝麻糙米漿	黑芝麻、糙米、蕎麥
燕麥薏仁漿	薏仁（大）、燕麥、糙米
紫米燕麥漿	紫米、小米、燕麥

表2-23 五穀漿的參考組合

名　稱	材　料
紅豆燕麥漿	紅豆、燕麥、小米、薏仁、糙米
綠豆芝麻漿	綠豆、白芝麻、燕麥、蕎麥、小米
黑芝麻糙米漿	黑芝麻、糙米、蕎麥、小米、燕麥
燕麥薏仁漿	薏仁（大或小）、燕麥、糙米、蕎麥、小米
紫米燕麥漿	紫米、糙米、燕麥、小米、薏仁

注意事項

　　「植物奶」是相對於動物性的牛奶或羊奶而言，是植物性的健康飲品；一般適合作為成人或幼兒的營養補充品。但如果要作為1歲以內「嬰兒配方奶粉」的替代品，必須指定是「嬰兒配方豆奶」，因為此時期兒童除了母乳外，必須選用專家特別為嬰兒營養需求調配的「嬰兒配方豆奶」或「嬰兒配方奶粉」，不宜以一般牛奶、羊奶、豆奶、杏仁奶、蔬菜奶或米漿等作主食，以免營養失衡。

參考文獻
1.《救命飲食》：柿子文化，2007 年。　2.《關鍵飲食》：博雅書屋，2010年。
3.《牛奶，謊言與內幕》：商周出版，2007 年。　4.《牛奶真的能讓你喝出一身病》：商周出版，2007 年。
5.「飲食新起點」——基督復臨安息日會。http://www2.hkedcity.net/sch_files/a/lkc/lkc-tyl/public_html/food/food41.
　　htm　6.一番有機：http://ichiban.webdiy.com.tw/
7.維基百科，自由的百科全書。　8.感謝鄭海倫小姐提供三穀漿（五穀漿）的作法。

八、正確選擇營養補充品

　　根據衛生署統計，國內超過半數以上的人有吃維他命的習慣，台灣保健食品的市場一年高達600億元。許多親友也常詢問：「某某健康食品好不好？蔬食者需不需要吃？對某疾病有沒有幫助？」等問題。本章節希望能淺顯的說明「保健食品」的正確觀念，並列出蔬食者最常問到的一些營養補充品，希望讀者們都能吃得安心、健康久久。

　　依據國內健康食品管理法第二條的法規，所謂「健康食品」，係指提供特殊營養素或具有特定之保健功效，特別加以標示或廣告，而非以治療、矯正人類疾病為目的之食品。所以，些許標榜有特殊療效、醫病的「健康食品」，皆屬「非法的」健康食品。

　　判斷是否為合法「健康食品」或「健康補助食品」的第一道防線，就是查看有沒有「衛生署健字標章」或「健康食品協會DNA標章」。例如：「本產品經衛署食字第99099168字號查驗登記認定為食品」。消費者可依此標章作辨別。這些是消費者該知道的第一道防線。

　　養成選用「健康食品」的正確觀念非常重要，更能趨吉避凶，健康久久。以下就介紹五大正確觀念，並介紹幾種常見的「健康食品」。

1.健康食品不是「有病治病、無病強身」

　　藥理學中有一句名言：「萬物皆藥，萬藥皆毒。」就以大家認為最安全且可以安心長期服用的「綜合維生素」為例，很多人都希望藉此強身去病，甚至延年益壽。但是丹麥哥本哈根大學一項新研究指出，有些營養補充劑不但對身體沒好處，甚至可能縮短性命；美國醫學會期刊也發表一項長達7年的研究報告指出：高劑量維他命E誘發心臟病！

美國每年有超過3萬多個兒童發生維他命中毒現象，因為他們的母親以為維他命沒有副作用而大量給小孩吃。所以美國衛生部已廣發小冊子宣導：「服用過多的維他命C時，血液的鐵質會上升，很容易得到心臟病和癌症； 過多的維他命E會造成關節炎；過多的維他命D會造成肝的受損；過多的維他命B_{12}也會造成中央神經系統的損壞等。」

因此生病或特殊狀況時，適度補充消耗量增加的維生素有助康復，但沒病吃太多維生素反而有害無益。對健康的蔬食者而言，只要維持營養均衡的食物，是完全不需要吃健康食品，更不能抱持「有病治病、無病強身」的心態。

2.健康食品不是特效藥

對於患有慢性疾病或重大疾病的人，常常在面對「健康食品」的誘人廣告或親友的強力推薦下，都很容易誤將這些健康食品當作特效藥。例如，有些市售的保健食品宣稱能提神、抗疲勞、抗氧化、增進腦力、調和交感神經等，很多其實是「心理作用大於食品真正的作用」，且「治標不治本」，尤其功效比不上其昂貴的價格。所以對營養不良或生病的人而言，健康食品或許有益恢復健康，但絕對不是特效藥。

3.健康食品不是多多益善、種類愈多愈好

有人以為健康食品吃越多功效越大，事實上反而可能干擾正常生理作用與藥物代謝。國內曾報載有女性「鑽石級」保健食品直銷商，因長期每日服用5種健康食品，結果導致藥物性肝炎喪命。國外研究也報告一週服用綜合維他命7次以上者，會增加侵襲性攝護腺癌的發生；另外吃多種維生素3年以上者，罹患乳癌風險也明顯上升。因此建議保健食品要間歇和輪流服用，如果同時或長期吃健康食品，應告知醫師，必要時也要作血液和肝腎功能的監測。

4.健康食品和西藥併用也可能「相剋」

　　西藥中有很多藥物的血中治療濃度範圍很窄（太低無效、太高則會中毒）。例如，抗凝血藥Warfarin可以防治腦中風，但如果服用Warfarin又吃改善循環的保健食品「銀杏」，可能會造成大出血；但如果吃Warfarin又服用維生素K，因維生素K的作用是幫助凝血，反而可能抵消Warfanin的療效。

5.天然食物比濃縮、純化、含添加物的保健食品好

　　身體細胞修護需要均衡的營養，而不是昂貴或稀有的營養素。許多天然抗氧化劑或是微量元素都存在自然藥材或是新鮮的當地蔬果中，因此無農藥和重金屬殘留的新鮮農產品，才是健康好食物。

　　例如，許多國人一窩瘋搶購用來防治退化性關節炎的葡萄糖胺（glucosamine），已被科學證實對退化性關節炎「無效」。專家建議，比起花大錢購買「維骨力」，不如多吃「綠色花椰菜」，因為這類十字花科蔬菜富含的「蘿蔔硫素」，有助保護關節及骨骼不被酵素破壞，且花菜內含少量的硒元素具抗癌效果，更有助預防心臟病與關節炎等症狀。

綜合維生素（Vitamin Complex）

功效與適合族群

1.維生素是人類在成長和健康上不可缺少的有機物質，由多種元素結合而成，維生素之一般功能包括促進生長、促進正常生殖、維持健康和活力。
2.在特殊生理（例如：小孩生長發育、懷孕婦女營養需求增加或老人營養不足時）或疾病情況下使用（例如：有多種維生素缺乏時）。最好在醫師診斷維生素缺乏時才使用。

成分與來源

1.包含26種成分，可分為水溶性及脂溶性兩大類維生素。

2.維生素成分可以從動物、植物或化學合成而得到。

服用時注意事項

1.綜合維生素適合飯後補充，較容易吸收。

2.不建議因為養生保健的因素而長期服用。注意服用劑量，不是吃愈多愈好。

3.維生素無法取代蛋白質、脂肪、碳水化合物或礦物質，光是服用維生素而不好好進食三餐，是無法獲得健康的。

4.維生素B群和維生素C是水溶性維生素，攝取太多會隨尿液排出體外；而維生素A、D、E、K則屬脂溶性維生素，過剩的部分會囤積在肝臟和脂肪組織中，因此不宜攝取過量，以免引起不適症狀。

選購時注意事項

1.由於此類產品良莠不齊，應先考慮品質、成分標示及來源。建議以衛生署核准及通過FDA（美國藥物食品檢驗局）檢驗或醫學中心選用者為宜。

2.很多成分有可能來自動物成分，例如：維生素A、維生素D、維生素E、維生素B$_{12}$及鈣大多是來自動物成分。蔬食者購買時一定要選擇素食者專用之綜合維它命。

維生素A（Vitamin A）

功效與適合族群

1.維生素A是脂溶性維生素，對骨骼鈣化、促進骨骼和牙齒生長有很大的幫助。另外，也可防止夜盲症、視力減退和強化免疫系統。

2.眼睛乾澀、長期配戴隱形眼鏡和經常使用電腦工作的人士、兒童與青少年、孕婦與授乳婦女及腸胃吸收功能不佳者，特別需要攝取足夠的維生素A。

成分與來源

1.來自植物最常見的是 β-胡蘿蔔素（β-carotene），來源多為黃綠蔬菜和黃色水果。

2.來自動物的維生素A，包括：視網醇（retinol）、視網醛（retinal）和視網酸（retinoic acid）三種，其來源包括：蛋、肝臟、雞肉、鰻魚、小魚乾、魚肝油、牛奶和乳製品等。

服用時注意事項

1.飯後補充較容易吸收。

2.維生素A攝取過量或長期服用須留意中毒現象，可能會導致牙齦或傷口出血、胃痛、腹瀉、嘔吐、厭食、關節痛、骨折、頭痛、肝臟肥大和視力模糊等症狀。

3.正在使用口服避孕藥的女性不可大量服用維生素A補充品。

選購時注意事項

1.維生素A對氧及光敏感，所以在有氧、光照的情況下很容易被破壞（故須存放陰涼處）。

2.脂溶性維生素，如維生素A、D、E，坊間許多的原料供應商在製造過程中需將不易溶於水的成分溶解於「動物性明膠」，再做成粉末，提供給廠商使用，故蔬食者須選擇植物性來源之 β 胡蘿蔔素外，購買時一定要選擇有特別標示「全素」可食用的才安心。

維生素D（Vitamin D）

功效與適合族群

1.維生素D是骨骼代謝成長不可欠缺的維生素，可使食入之鈣和磷有效地被人體利用。體內如果沒有足夠的維生素D，就算吃再多鈣片，身體也無法吸收。維生素D可以預防佝僂症、促進兒童正常生長，尤其是骨骼和牙齒。

2. 居住在陽光照射不足地區的居民、不常外出的老人、病人、婦女、嬰幼兒、及發育中的小孩與需求量增加的人（如懷孕、哺乳婦女），或營養不足的老人較適合補充。

成分與來源

1. 人體可由皮膚內的去氫膽固醇（7-dehydrocholesterol）透過光能催化轉換而成膽鈣醇（D_3；cholecalciferol），是少數人體可以自行合成的維生素，因此又稱「日光維生素」。

2. 至於由食物供應的維生素D又分為：麥角鈣醇（D_2；ergocalciferol）與膽鈣醇（D_3；cholecalciferol）兩種。麥角鈣醇（D_2）由植物性食品（如菇類）轉化而來；膽鈣醇（D_3）則來自動物性食品（如肝臟、蛋黃、魚肝油、乳製品）。

3. 無論來自食物或皮膚合成的維生素D都沒有活性，必須經過肝臟處理，然後在腎臟活化，變成活性維生素D（active D_3；calcitriol）之後，才能對鈣的代謝產生作用。

服用時注意事項

1. 飯後補充較容易吸收。

2. 攝取太多維生素D補充劑可能引起噁心、疲勞、嘔吐、下痢、腹部絞痛、頭痛、頭昏、血鈣上升等副作用；孕婦過量服用可能也會造成胎兒發育異常。

選購時注意事項

1. 雖然現在製藥業能用人工合成的方式合成D_2、D_3及活性D_3，不少食品或營養補充劑所添加的維生素D_3主要來自羊毛。

2. 植物性來源維生素D_2，不溶於水，也不易溶於植物油。坊間許多的原料供應商在製造過程中需將不易溶於水的成分溶解於「動物性明膠」，再作成粉末，故蔬食者須選擇植物性來源（D_2）或人工合成之維生素D外，購買時最好要選擇有特別標示「全素可食」的較安心。

維生素E（Vitamin E）

功效與適合族群

1. 維生素E有強大的抗氧化作用，能清除自由基，且能維持生殖器官的正常機能。

2. 失智症患者、嚴重灼傷與靜脈曲張者建議補充維生素E。另外懷孕、哺乳及更年期婦女，也建議補充維生素E。

成分與來源

1. 維生素E屬於脂溶性維生素，是生育醇（tocopherol）與三烯生育醇（tocotrienol）的總稱。

2. 日常飲食中維生素E的主要來源是植物油，動物性食物（包括牛奶、雞蛋、肝臟等）的含量極低。市場上有很多維生素E產品，有些是天然的，有些是化學合成的。天然維生素E通常由植物油提煉，但仍有些許是來自動物性食品，蔬食者要小心。

服用時注意事項

1. 飯後補充較容易吸收。

2. 無機鐵（硫酸亞鐵）會破壞維生素E，所以不能同時服用。如果服用含有硫酸亞鐵的鐵質補充品，應隔8小時後再服用維生素E。

3. 如果服用過量的維生素E，容易導致頭昏、暈眩、噁心、疲勞等副作用。嚴重時甚至會造成出血、免疫力及性功能減退，並影響甲狀腺、腦下垂體和腎上腺荷爾蒙的代謝。

選購時注意事項

1. 天然維生素E的售價通常比較昂貴，但效力較強，也比較容易被人體吸收。

2. 消費者可以從標籤來辨識維生素E的來源，天然維生素E的標示應為d-α-tocopherol，而合成者則為dl-α-tocopherol。

3. 蔬食者在選購時，除了須確認「合成的」或來自植物性「天然的」維生素E（雖然90%天然的維生素E來自植物）外，更須留意是否用動物性之「明膠」當其膠囊外殼。

維生素B$_{12}$（Vitamin B$_{12}$）

功效與適合族群

1. 維生素B$_{12}$也稱鈷氨素，是造血的原料。也可預防神經受損、維持生育能力、促進正常的生長與發育。

2. 成長中的青少年、生理期女性、孕婦、哺乳婦女、老年人、接受腸胃道手術或長期酗酒與吸菸者，可能引起維他命B$_{12}$的缺乏，建議適量補充。

成分與來源

1. 維生素B$_{12}$的主要來源是動物性食物，但植物裡也擁有維生素B$_{12}$的類似物：例如紫菜、海帶、海藻、泡菜、各種發酵的豆製品（味噌湯、豆腐乳與豆豉）和酵母衍生物（如健素糖和無酒精啤酒）等等。

2. 市面上的B$_{12}$營養補充品，主要是取自動物性食品。但目前市面上有已有植物性來源的B$_{12}$營養補充品。

服用時注意事項

1. 飯後或進食中服用。

2. 維生素B$_{12}$可以口服、舌下含服、經鼻噴霧或者肌肉注射。胃液中的內在因子是吸收口服維生素B$_{12}$的必要因素。所以如果胃部切除或因遺傳因素導致無法產生內在因子者，須用注射方式來補充。

3. 維生素B$_{12}$大部分係由小腸吸收，所以服用長效型錠劑的效果較佳。維生素B$_{12}$需要結合鈣質，才能有利人體機能活動。

4. 另外，服用抗痛風藥、抗凝血劑及鉀離子補充品，均可能阻礙消化道內維生素B$_{12}$的吸收。蔬食者如果沒有均衡攝取食物，也可能缺乏。

選購時注意事項

1. 最理想的維生素B$_{12}$補充品是綜合維生素B群。

2. 蔬食者須選擇素食專用之維它命B$_{12}$。

鈣片（Calcium）

功效與適合族群

1. 除了維持骨骼與牙齒正常生長外，更廣泛參與身體內非常多的合成及代謝反應，例如：血液凝固及心臟、肌肉收縮力、神經傳導等。
2. 適合生長發育的嬰幼兒與青少年，及懷孕、哺乳婦女、經期中與停經後女性與骨質疏鬆症患者。

成分與來源

市面上的鈣片或鈣質補充品有從植物性萃取出來的或化學合成（例如：檸檬酸鈣、碳酸鈣、葡萄糖酸鈣）。另外，市面上也有不少鈣片從蛋、蝦、蟹殼、動物骨頭（牛骨、魚骨）或貝殼珊瑚中萃取，素食者不宜服用（例如：磷酸鈣及天然碳酸鈣）。

服用時注意事項

1. 飯後或兩餐間服用。鈣必須在足夠的胃酸之下才能溶解，飯後胃酸分泌增加，有利於鈣片溶解和消化。把鈣片先嚼碎再吃下去，也有助於鈣的溶解。
2. 人體單次吸收鈣的上限約為500毫克，一次補充太多的鈣可能會引起不適，但分成2～3次來吃，便能減輕不適反應。
3. 另外要注意補充維生素D，每天幾分鐘適度日晒，即可增加鈣的吸收率。
4. 攝取過量的鈣，可能會引起食慾不振、高血壓、肌肉或骨骼疼痛、多尿、口渴、口乾、心律不整等副作用。

選購時注意事項

1. 蔬食者要避免選用珠貝鈣、牡蠣鈣、珍珠鈣、珊瑚鈣等動物來源的鈣片，市面上有些產品是強調素食可用的。
2. 鈣含量的多少並不能作為判斷鈣片品質的標準，消費者還應該考慮吸收率的問題。例如：碳酸鈣的含鈣量最高，但卻很難被人體吸收。此外，雖然碳酸鈣可化學合成，天然碳酸鈣多為牡蠣殼和骨粉等動物來源。
3. 吸收率較佳的鈣質補充品應該是螯合鈣，例如：檸檬酸鈣、葡萄糖酸鈣、乳酸鈣。

4. 檸檬酸鈣是比較新一代的產品，因為不需要胃酸活化，吸收率最佳，又無碳酸鈣產生二氧化碳導致胃脹氣的缺點，且檸檬酸會搶奪結石成分中的鈣，因此多了預防結石的功能。

葡萄糖胺（Glucosamine）

功效與適合族群

1. 一般民眾把所有以葡萄糖胺為主要成分的產品，習慣叫作「維骨力」。葡萄糖胺是人體可自行合成的物質，存在於軟骨與其他結締組織中。它可以修護受損的軟骨組織，改善關節退化、摩擦所引起的腫脹、發炎與酸痛症狀。
2. 葡萄糖胺是針對關節軟骨的部分。而骨質疏鬆症，是由於骨骼結構不良與鈣質流失，跟軟骨無關，也跟葡萄糖胺無關。
3. 適用於有退化性關節炎疼痛的患者。

成分與來源

1. 成分為葡萄糖胺，市面上的商品主要從動物（例如：蝦、蟹殼或鯊魚軟骨）中提煉出來。另外葡萄糖胺也可以化學合成而得到。
2. 市面上的維骨力保健食品很多會添加「軟骨素」、「幾丁質」或甲硫基化合物。
3. 目前在國內外除了被民眾廣泛使用外，醫院也已有處方藥物供治療使用。

服用時注意事項

1. 飯後或進食中服用。
2. 有些葡萄糖胺產品含有鈉鹽或鉀鹽，心血管疾病及腎臟病患者，必須諮詢醫師使用。
3. 懷孕期的婦女最好不要吃。
4. 根據《新英格蘭醫學雜誌》的研究報導，葡萄糖胺已被證明對膝關節痛沒有顯著療效。關節痛患者應該先就醫尋求正確的診斷和治療。

選購時注意事項

　　市面上葡萄糖胺常會再加上「軟骨素」（Chondroitin）、「幾丁質」（Chitin，又名甲殼素）或甲聚醣（Chitosan，又名幾丁聚醣），以產生相輔相成的作用。但「軟骨素」或「幾丁質」通常是來自蟹腳或蝦殼等動物性原料，素食者不宜服用。購買時須指明化學合成的素食維骨力外，更須留意不能添加「軟骨素」或「幾丁質」。

鐵劑（Iron）

功效與適合族群

1. 鐵是造血原料，也是人體必需的一種微量元素，參與非常廣泛的生理反應，缺鐵時容易出現疲倦、暈眩、心跳加快、缺乏體力、注意力不集中和免疫力下降等症狀。
2. 長期偏食者、老年人、女性經血過多、懷孕或授乳婦女、肝硬化或脾腫大患者、胃切除或胃酸缺乏者易發生缺鐵性貧血，建議適量補充鐵劑。

成分與來源

1. 目前市面上的鐵劑主要分為口服製劑及注射鐵劑兩種。口服製劑有硫酸亞鐵（ferrous sulfate）、葡萄糖酸亞鐵（ferrousgluconate）、有機焦磷酸亞鐵（ferrous fumarate）三種。食用硫酸亞鐵較容易有腸胃不適、噁心、腹瀉或便秘。有機焦磷酸亞鐵較無前述副作用，葡萄糖酸亞鐵則含鐵量較低。
2. 食品中有兩種形式的鐵：血基質鐵（heme iron）和非血基質鐵（non-heme iron）。非血基質鐵來源是植物性食物，通常顏色愈深，含鐵量愈高，如海菜類、深綠色蔬菜、豆類、穀類、堅果類、葡萄乾、黑棗等；血基質鐵來源是動物性食物，例如：肝臟、牡蠣、貝類、內臟、瘦肉。
3. 市面上的鐵劑營養補充品，主要是取自大自然礦業再化學合成。但有少部分特別強調取自動物性之血基質鐵。

服用時注意事項

1. 飯前使用吸收較佳，但如腸胃不適時，可先減半劑量服用，一陣子後再加劑量到正常。

2. 如需飯後服用，可和富含維它命C的水果一起食用，以增加吸收；適量的油脂也可促進腸道細胞吸收鐵質。但與鈣片、制酸劑、咖啡、茶一起服用會妨礙鐵的吸收。

3. 服用鐵劑時，可能會造成便秘，或出現黑色大便。這與胃出血的黑便不太一樣，胃出血的黑便是黑黑糊糊的。

4. 急性鐵中毒會出現腹痛、噁心嘔吐、腹瀉黑便，甚至休克。長期高劑量補充鐵劑，容易在肝、脾有大量鐵沉著，可造成肝硬化、骨質疏鬆、軟骨鈣化、皮膚灰暗，甚至胰島素分泌減少導致糖尿病。對青少年還可使生殖器官的發育受到影響。

5. 利用天然食物進行鐵質補充時，鐵質的攝取並不會過量而產生毒性。

選購時注意事項

1. 不是所有的貧血都是缺鐵造成，須先檢查後對症補充。

2. 鐵劑需服用三週以上才能產生實際之補充作用。

3. 蔬食者購買時要注意有標示「全素可食」的鐵劑，或是主動洽詢廠商諮詢部門。

Omega-3（EPA, DHA, ALA）

功效與適合族群

1. Omega-3脂肪酸，包括：EPA、DHA及ALA；體內可把攝取的ALA轉化成EPA及DHA。Omega-3脂肪酸有益心臟及血壓健康，還可改善憂鬱症、癌症、糖尿病、老人失智症；類風濕性關節炎等。

2. 適合成長中兒童、孕婦、生病體弱、老年人、類風濕性關節炎患者營養補充用。

成分與來源

　　ALA來源，包括：堅果、胡桃、核桃、蕎麥、酪梨、大豆或大豆油、紫蘇油、亞麻籽油、橄欖油等；EPA，DHA有植物性來源的海帶和海藻；也有動物性來源的深海魚。

服用時注意事項

1. 一般為飯後口服。

2. 孕婦、幼兒、血友病患及肝功能不全者須留意劑量。

3. 不宜和西藥抗凝血劑共同使用。

選購時注意事項

　　植物性來源的Omega-3（EPA, DHA, ALA）較健康安全，因為魚類來源之Omega-3（EPA, DHA）易含重金屬汙染且有膽固醇。

胺基酸（ Amino acid；蛋白質補充品）

功效與適合族群

1. 胺基酸是構成蛋白質的基本物質，而蛋白質又是促進生長與修復細胞的重要營養素。

2. 人體在生長發育期、懷孕或哺乳中、生病或受傷治療中、手術後恢復期間、長期營養失衡或消化不良，以及老年人均可適當補充。

成分與來源

市面上的蛋白質補充品，可分為動物性蛋白質（如魚、瘦肉、牛奶、蛋等抽取物）及植物性蛋白質（如大豆、穀物）兩大類。

服用時注意事項

1.一般口服劑型是在飯後服用。注射劑須由醫師指示使用。

2.常見的副作用為腹脹、腹瀉。對蛋白質過敏者禁止服用。

3.服用時也須同時補充其他幫助新陳代謝的維生素，例如：維生素C、C_6、 C_{12}等等。

選購時注意事項

1.人體中大約含有25種胺基酸，其中人體內不能自行合成，必須從膳食補充者共有9種，又稱為必需胺基酸，包括：甲硫胺酸（Methionine）、纈胺酸（Valine）、白胺酸（Leucine）、異白胺酸（Isoleucine）、苯丙胺酸（Phenylalanine）、 丁胺酸（Threonine）、色胺酸（Tryptophan）、離胺酸（Lysine）和組胺酸（Histidine）。 另外，精胺酸（Arginine）和酪胺酸（Tyrosine）雖可人體合成，但較易不足，屬於半必需胺基酸。

2.植物可合成各種不同的胺基酸，包含所有的必需胺基酸，因此選購蛋白質補充品時，除了看必需或半必需胺基酸的組成是否完全外，選擇植物性蛋白質，不但營養充足，又可避免動物性蛋白致癌與鈣質流失的疑慮。

3.有些補充性胺基酸或蛋白質完全是動物性來源，蔬食者須留意，例如：牛磺基酸（L-taurine）及乳清蛋白（whey protein）。

卵磷脂（Lecithin）

功效與適合族群

1.人體細胞的細胞膜有一大部分是由卵磷脂構成；在膽汁中，卵磷脂會幫助脂肪與脂溶性維生素的消化吸收。卵磷脂最重要的功能之一，是在血中進行脂肪與膽固醇的代謝。卵磷脂也能增強體力，有助於修護被酒精傷害的肝臟。

2.可作為成長中兒童、孕婦、疾病虛弱、老年人和長期酗酒者營養補充之用。

成分與來源

　　卵磷脂是一個結合了磷脂質、醣脂質、碳水化合物和三酸甘油酯的複合天然物。天然的卵磷脂主要來自大豆或蛋黃提煉而得。

服用時注意事項

1.飯後食用。

2.日常飲食中正常食用豆類食品者不需服用。

3.高熱量的脂肪酸是卵磷脂的重要成分之一，因此若大量攝取卵磷脂，可能帶來肥胖的副作用。

選購時注意事項

1.「磷脂醯膽鹼」（phosphatidyl choline）為卵磷脂中最重要，也是主要的有效成分。一般來說，市面上就以磷脂醯膽鹼代表純的卵磷脂。通常市面上所販賣的並不是純的卵磷脂，購買時須注意卵磷脂純度。

2.整體而言，大豆卵磷脂的生理活性會比蛋黃卵磷脂好。再加上大豆卵磷脂較易製備，產品品質和經濟效益也較佳，所以目前不論在醫藥製劑或健康食品上，天然卵磷脂大多為大豆萃取。但仍有不少是由蛋黃萃取而得。故蔬食者在購買時，如果成分中只標示卵磷脂，則須進一步和廠商確認。

冬蟲夏草 （Cordyceps）

功效與適合族群

　　冬蟲夏草是一種古老的中國補養藥材，一向被用來消除疲勞、增進活力與補益肺腎。研究顯示，冬蟲夏草可提升體內的抗氧化力。

成分與來源

　　冬蟲夏草是由蟲草菌（麥角菌科真菌）寄生於高山土中蝙蝠蛾科的幼蟲，接著使蟲體僵化，經過一個冬天，到第二年春天來臨，菌絲開始生長，夏天時長出地面的子實體，外觀像是一根小草，因此「冬蟲夏草」實為幼蟲軀殼與菌絲共同

組成的複合體。目前市面上來源有三種：

1. 天然冬蟲夏草：不同的蟲草菌寄生在不同的寄主身上，就形成顏色、型態各異的冬蟲夏草，當然其功效亦有所不同。

2. 人工培育冬蟲夏草菌絲體：蟲草菌的無性生殖階段，利用生物技術篩選優質菌種並分析幼蟲體內所含有的成分，作成營養源，採用大量發酵的方式，培養出大量的菌絲體，再萃取出其中之有效成分，加工製造出各種不同的冬蟲夏草產品。

3. 人工培育冬蟲夏草子實體：蟲草菌的有性生殖階段，需要較高的生物技術，模擬高原上冬蟲夏草的生長環境，配合適當的營養源，通過嚴格的控管，使菌絲體繼續成長，培育出蟲草的子實體，此時蟲草的有效成分已完全合成，多數有效成分甚至高出天然的冬蟲夏草。

服用時注意事項

1. 飯後或兩餐間使用。

2. 過量服用會產生口乾、潮紅、腹瀉、呼吸抑制等現象。

3. 與單胺氧化酶抑制劑（MAO inhicitor）、抗凝血劑與支氣管平滑肌鬆弛劑併服可能會產生藥物不良反應。

選購時注意事項

「蔬食」者可選購人工培育冬蟲夏草的菌絲體或子實體。

參考文獻
1. 黃鶴群碩士，《保健食品與天然藥草》2003。
2. 謝明哲，營養博士教你：保健食品這樣吃最健康，2007年08月29日。
3. 謝明哲，《保健營養學》。
4. 《康健雜誌》，81期，2005。
5. 衛生署官方網站：http://food.doh.gov.tw/FoodNew/info/InfoHealthFoodList.asp
6. 優活健康網：http:www.uho.com.tw
7. 健健康康網：http://www.jjkkusa.com
8. Am J Clin Nutr,2010；91:1268-72.
9. J Natl Cancer Inst,2007；99:754-64
10. 《家庭醫學會春季學術研討會手冊》，2011。
11. http://udn.com/NEWS/HEALTH/HEA1/5660812.shtml
12. 《食尚小玩家親子月刊》，2010年11月號。
13. 今日新聞網：http://www.nownews.com/ 2010/09/20 /
14. BMJ,2010:341: C4675

看圖吃營養蔬食

一、維生素A

維生素A的建議攝取量

表 2-24 每日維生素A的建議攝取量

台灣	美國
0～9歲：600μg RE 9～18歲（男）：500～700μg RE 9～18歲（女）：500μg RE 19歲以上（男）：600μg RE 19歲以上（女）：500μg RE 懷孕三期：增加100μg RE 哺乳期：增加400μg RE	成年男性1,000μg RE 成年女性800μg RE 哺乳期前6個月：增加500μg RE 哺乳期6個月後：增加400μg RE

註1：1μg RE（retinol equivalent視網醇當量）= 1μg retinol（1微克視網醇）= 3.33 IU（international unit；國際單位）視網醇＝6μg（微克）β胡蘿蔔素。
註2：維生素A的每日上限攝取量為3,000μg RE。

　　維生素A是油溶性維生素，能與視網膜的色素結合形成視紫素，是維持視網膜正常的必需營養素，也是具有抗氧化功能的維生素。它以視網醇（retinol）、視網醛（retinal）和視網酸（retinoic acid）三種形式存在於體內；而以類胡蘿蔔素（carotenoid）的形式存在於植物中。對維持正常上皮生長和分化，及抑制癌症方面都有重要的作用，同時還協助骨骼有機膠原和硫酸軟骨素的合成，對骨骼鈣化有很大的幫助。全世界仍然有將近300～1,000萬兒童缺乏維生素A，而造成每年25～30萬人的失明問題。

表 2-25 維生素A含量較豐富的蔬食

食物名稱	含量（μg RE）	食物名稱	含量（μg RE）
胡蘿蔔	9,980	地瓜葉	1,269
川七	3,341	九層塔	1,264
紅刺蔥	2,410	香椿	1,223
皇宮菜	2,353	芫荽	1,033
薄荷	2,263	南瓜	874
紅鳳菜	1,919	麥片	839
昭和草	1,905	芥藍	718
紅莧菜	1,690	聖女番茄	717
地瓜	1,520	山芹菜	664
油菜花	1,420	萵苣葉	648

註：由100公克可食部分取樣分析所得。
資料來源：台灣衛生署公告食品營養成分表。

圖 2-9 維生素A含量較豐富的蔬食

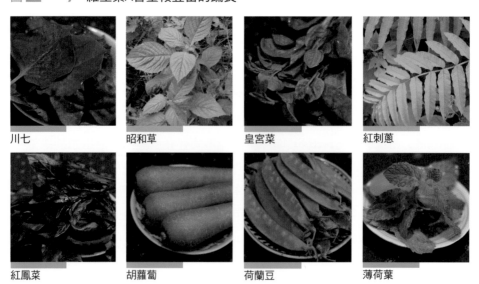

川七　　昭和草　　皇宮菜　　紅刺蔥

紅鳳菜　　胡蘿蔔　　荷蘭豆　　薄荷葉

　　來自植物的維生素A最常見的是 β 胡蘿蔔素（beta carotene或 β -carotene），是維生素A的前驅物質，在腸道內可分解為視網醛被人體所吸收。來源多為黃綠蔬菜和黃色水果，如胡蘿蔔、地瓜、南瓜、芒果、芥藍、綠花椰菜等；不過，蔬菜水果的顏色深淺並非是含維生素A多寡的絕對指標。從植物來的胡蘿蔔素，不具毒性也沒有過剩問題；但是食用過量動物來源或人工合成的維生素A，例如：肝臟或魚肝油時，可能會累積在肝臟中而出現中毒症狀。

您可能不知道

1. 某些動物性食物（例如：肝臟）所含的維生素A雖高，但熱量和膽固醇含量也高，甚至累積抗生素和人工藥劑，因此營養學家建議多由水果蔬菜來攝取維生素A。以一根中型大小（100公克）的胡蘿蔔為例，其中含有9,880 μg RE的 β 胡蘿蔔素，卻完全不含脂肪，只有35卡熱量，不但沒有維生素A過量的毒性，還有抗氧化、抗癌、降低有害膽固醇等效益。

2. 一般人的維生素A可在肝臟儲存兩年，並不需要每天補充；缺乏維生素A幾個月後才會有症狀。目前正常國人各年齡層很少有發生維生素A缺乏的情形。

3. β 胡蘿蔔素若攝取過多，會使皮膚、眼睛和汗漬呈現黃色，但無立即性傷害，只要減少攝取量即可恢復。

二、維生素B群

維生素B群的建議攝取量

表 2-26 台灣每日維生素B群的建議攝取量

維生素	每日建議量	上限攝取量	缺乏症
B₁ 硫胺素	男性1.3 mg 女性1.0 mg	沒有訂定	神經炎、腳氣病、魏尼凱氏失語症、便秘、消化不良、注意力不集中、健忘、情緒不穩定、容易疲倦等
B₂ 核黃素	男性1.3 mg 女性1.1 mg	沒有訂定	脂溢性皮炎、口腔炎、長青春痘、頭髮分叉斷裂、指甲斷裂、眼睛布滿血絲
B₃ 菸鹼素	男性16 mg 女性13 mg	35 mg	癩皮病、皮膚炎、癡呆、腹瀉、失眠、焦慮、幻覺
B₅ 泛酸	5.0 mg	沒有訂定	憂鬱、焦慮、肌肉容易抽筋、失眠、容易疲倦、頭髮容易枯黃斷裂、食慾不振、消化不良、十二指腸潰瘍、手腳末梢有麻刺感
B₆ 吡哆醇	1.5 mg	80 mg	貧血、肌肉痙攣、過敏性濕疹、暴躁易怒、經前癥候群、皮膚炎、情緒不穩定
B₇ 生物素	30 μg	沒有訂定	皮膚炎、腸炎、口角炎、少年白髮、掉頭髮、掉頭皮屑
B₉ 葉酸	400 μg	1,000 μg	巨球性貧血、流產、胎兒發育缺陷
B₁₂ 鈷胺素	2.4 μg	沒有訂定	惡性貧血、巨球性貧血、脊髓神經功能障礙、神經病變、記憶力減退、月經不調、肌肉無力、胃腸障礙、食慾不振、體重減輕

維生素B群常見的有8種，包括維生素B_1（硫胺素thiamin）、維生素B_2（核黃素riboflavin）、維生素B_3（菸鹼素niacin）、維生素B_5（泛酸pantothenic acid）、維生素B_6（吡哆醇pyridoxine、吡哆醛pyridoxal、吡哆胺pyridoxamine）、維生素B_7（生物素biotin）、維生素B_9（葉酸folic acid）及維生素B_{12}（鈷胺素cobalamins）等。雖然這些維生素的結構和生理功能差異很大，但是它們常伴隨共同存在，且都屬於水溶性，所以常被以B群來概稱之。

維生素B群含量較豐富的蔬食

圖2-10 維生素B群含量較豐富的蔬食

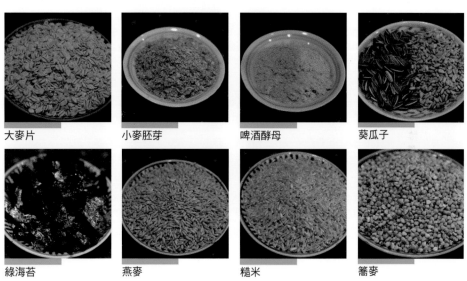

大麥片　　　小麥胚芽　　　啤酒酵母　　　葵瓜子

綠海苔　　　燕麥　　　糙米　　　蕎麥

表2-27 維生素B群含量較豐富的蔬食

維生素	食物及維生素含量
B₁ 硫胺素 （mg）	小麥胚芽（2.41）、大麥片（1.42）、花生（1.27）、白芝麻（1.05）、米豆（1.00）、黑芝麻（0.84）、綠豆（0.76）、黃豆（0.71）、腰果（0.71）、開心果（0.56）、冷凍毛豆（0.52）、燕麥（0.50）、蕎麥（0.49）、核桃（0.47）、糙米（0.43）
B₂ 核黃素 （mg）	大麥片（4.15）、柳松菇（1.01）、白鳳菜（0.85）、甜豌豆（0.77）、乾海帶（0.73）、玉米筍（0.70）、小麥胚芽（0.34）、紫菜（0.40）、黑芝麻（0.25）、油菜花（0.33）、猴頭菇（0.26）、葵瓜子（0.22）、燕麥片（0.12）、草菇（0.26）、皇宮菜（0.20）
B₃ 菸鹼素 （mg）	曼特寧咖啡豆（36.6）、麥片（34.2）、花生（7.7）、葵瓜子（7.1）、金針菇（6.2）、小麥（5.8）、柳松菇（5.7）、大麥（5.2）、南瓜子（5.2）、黑芝麻（5.1）、小米（5.1）、白芝麻（4.8）、胚芽米（4.4）、蕎麥（4.1）、乾海帶（3.9）
B₅ 泛酸 （mg）	糙米（2.0）、裸麥（1.5）、西瓜（1.5）、全麥麵粉（1.2）、裸麥胚芽（0.75）、小麥胚芽（1.0）、芹菜（0.5）、豆類（0.5）、草莓（0.4）、蔬菜（0.2）、柳橙（0.2）
B₆ 吡哆醇 （mg）	大麥片（2.09）、開心果（1.64）、小麥胚芽（1.52）、葵瓜子（1.26）、腰果（0.98）、生栗子（0.83）、黑豆（0.67）、紅豆（0.66）、松子（0.64）、豆腐皮（0.62）、蕎麥（0.43）、小米（0.33）、小麥（0.27）、黑糯米（0.25）
B₇ 生物素 （μg）	黃豆（58.8）、杏仁（22.8）、核桃（33.3）、花生（33.3）、燕麥（20.0）、糙米（12.5）、蘋果（10.0）、四季豆（7.1）、全麥麵粉（6.3）、香蕉（6.3）、裸麥麵粉（5.0）、柳橙（2.0）、番茄（4.0）
B₉ 葉酸 （μg）	啤酒酵母（4,000）、烘焙酵母（1,000）、球芽甘藍（533.3）、黃豆（266.7）、雪蓮豆（200）、海軍豆（142.9）、深綠色蔬菜（100）、綜合堅果（88.9）、綜合水果（40）
B₁₂ 鈷胺素 （μg）	乾綠海苔（63.9）、乾紫海苔（32.3）、三多燕麥植物奶（1.0）、三多紅薏仁植物奶（0.8）、啤酒酵母（0.35）、味噌（0.08）、天貝（0.08）、泡菜（0.02）

註：由100公克可食部分取樣分析所得。
資料來源：台灣衛生署公告食品營養成分表。
美國USDA營養成分資料庫。
Biesalski &grimm（2005）Pocket Atlas of Nutrition
Journal of Agricultural and Food Chemistry 2007;47:2341-3.
The Korean Journal of Nutrition 2008;41:439-47.

　　動物與人類有著類似的生理代謝，人體自己無法合成的維生素，通常動物也一樣是無法自己合成。許多的營養書籍寫著動物來源的食物中含有維生素B，事實上這些動物也是靠吃植物或靠牠腸道裡的微生物，才能夠獲得和累積這些維生素。人類吃動物的話，也只是藉由間接的方式來取得這些維生素，然而動物體中的所累積的抗生素、荷爾蒙、農藥及環境汙染物也一併被吃進人體中。因此，只有從植物中來獲取的各種維生素，才是最直接又安全的來源。由於維生素B群之間在生理上常會協同作用，所以一起攝取全部的維生素B群，要比分別攝取的效果要好得多。所幸天然維生素B群大多數都存在一起，例如：堅果類，或穀類的麩皮及胚芽中，因此過度精緻化的白米或白麵粉就損失了很多維生素B群。

您可能不知道

維生素B$_1$（硫胺素）

1. 維生素B$_1$的需求量是根據熱量的攝取量而定的，大約每1,000大卡熱量就需要0.5毫克的維生素B$_1$，越是激烈勞動或體能訓練者，就越需要增加攝取量，因為它參與了眾多能量代謝的反應。它的上限攝取量未被訂定，因為尚未有任何過量副作用的發現。

2. 維生素B$_1$十分怕熱，在加熱過程中極易遭到破壞，國人愛吃熱、熟食的飲食習慣較容易缺乏維生素B$_1$。並且維生素B$_1$易溶於水，烹調時也容易流失掉，在食物的製備過程中，大約會流失掉30%。

3. 穀物的胚芽和麩皮含有豐富的維生素B$_1$，所以應該少吃白米，而改吃糙米、胚芽和全麥麵包，如果再加上適量的豆類食物，便可攝取足量的維生素B$_1$。不習慣吃糙米的人，可以將一半白米和一半糙米混合；擔心烹調時損失維生素B$_1$，也可以在吃飯時，灑上一些小麥胚芽來補充。

維生素B$_2$（核黃素）

1. 維生素B$_2$較為耐熱、耐酸和耐氧化，但是怕光（尤其是紫外線）和鹼性物質，保存的方式就是放置在不透明的容器裡。

2. 維生素B_2廣泛地存在各類食物中，其中穀類的胚芽和麩皮含量就相當豐富，但是在精緻加工的過程中會損失掉2/3。

3. 維生素B_2在生理功能上，扮演了60多種酵素輔酶的角色，是成長發育所需的營養素。除此之外，在皮膚和頭髮健康方面，也扮演重要的角色，它還能強化脂肪的代謝作用，因此是減重族不可缺少的維生素！

維生素B_3（菸鹼素）

1. 菸鹼素包括菸鹼酸（nicotinic acid）和菸鹼醯胺（nicotinamide），在人體中這兩種化合物的數量和性質相似，可以互相轉換。它們參與了200種以上醣類、脂肪酸及胺基酸代謝的酵素反應。

2. 由於1毫克菸鹼素可以從60毫克色胺酸（tryptophan）這種胺基酸轉換而來，所以有學者認為菸鹼素並非必需維生素，但是這個先決條件是體內色胺酸的含量要充足，否則色胺酸會優先作為蛋白質合成使用。一般而言，2,000大卡的飲食中最少含有60公克的蛋白質，從這裡就可提供約10毫克的菸鹼素，其餘的菸鹼素還可以從食物中獲得，所以缺乏的機會並不高。

3. 菸鹼素是少數在食物中相對穩定的維生素，即使經過烹調和儲存也不會有大量流失，反而有時候要靠烘烤或鹼處理，菸鹼素才會釋放出來。例如：生咖啡豆中含有豐富的甲基菸鹼酸，但是要透過烘烤後才能釋放出菸鹼素，所以一杯熱咖啡中就含有1～2毫克的菸鹼素；另外，墨西哥人在做玉米薄烙餅（tortilla）時，會添加些許鹼來處理，這也有助於提高菸鹼素的吸收率。

4. 菸鹼素存在於全穀類食物中，可惜的是在精緻加工過程中會被去除掉。例如：全麥原來100公克中含有5毫克菸鹼素，結果做成白吐司後只剩下1毫克。

維生素B_5（泛酸）

1. 泛酸就如同它的名字一樣，廣泛地存在於各種食物中，特別是全穀類、蔬菜和水果。即使部分食物中所含的泛酸量不多，但是總累積量也很可觀。

2. 泛酸缺乏的症狀只有在實驗的情況下才見得到，臨床病例並不多見，即使攝取量每日低於1毫克也不會有缺乏的症狀出現。通常會出現泛酸缺乏的族群是青少年，這是因為他們大多愛攝取速食或精緻的食物。

3. 泛酸即使攝取到每日5公克的高劑量，也無副作用的出現，所以迄今也未制定上

限攝取量。

4.食物加熱、食品加工、罐頭加工、咖啡因、酒精、磺胺藥劑、安眠藥、動情激素等，都會對泛酸造成破壞。

維生素B$_6$（吡哆醇）

1.維生素B$_6$是個集合名詞，它包含吡哆醇、吡哆醛、吡哆胺和它們的磷酸化代謝物，共6種形式；然而，它們卻多被轉變成吡哆酸，從尿液中排泄掉。在植物性食物中，例如全穀類、豆類和蔬菜，多是以吡哆醇的形式存在。

2.維生素B$_6$的需求量是依照蛋白質的攝取量而定，因為它參與了體內胺基酸的代謝反應，平均每公克蛋白質需要20微克，也就是蛋白質攝取量越高者，維生素B$_6$的需求量就越高。然而，相較於其他維生素B而言，維生素B$_6$具有較高的慢性毒性，如果數個月每日攝取量超過150毫克，就會出現周邊神經病變，造成行走上的問題、反應力受損或感覺能力不正常。

3.長期貯存、食品加工、罐頭加工、酒精、烘烤或燉煮或光照都會破壞維生素B$_6$。例如：罐裝蔬菜的維生素B$_6$會降低50%以上含量。

維生素B$_7$（生物素）

1.人體腸道內的微生物會幫忙製造生物素，因此生物素的營養缺乏症並不常見；過量攝取生物素的副作用也從未在人體被發現，所以它的上限攝取量迄今尚未制定。

2.生物素曾被稱為維生素H，如今已被列為維生素B群之一。

維生素B$_9$（葉酸）

1.葉酸最早是在1941年從菠菜中所發現。葉酸含量較多的食物，包括深綠色蔬菜、豆類、番茄、酵母、胚芽等。

2.葉酸對於孕婦是很重要的維生素。孕婦若缺乏葉酸易導致胎兒神經發育缺陷或流產，所以準媽媽最需要補充的維生素就是葉酸。懷孕初期攝取足夠的葉酸，腦畸胎和胎兒脊椎發育不正常的機率將會減少；哺乳時多攝取葉酸含量多的食物，可以促進乳汁分泌並增強嬰幼兒的抵抗力。

3.葉酸怕光又怕熱，葉酸補充劑應置於不透光的容器內存放，以免變質破壞。

4.近年來，合併使用葉酸、維生素B$_6$及維生素B$_{12}$作為預防動脈硬化症之用，

因為這三種維生素可以減少甲硫胺酸代謝時產生多餘的同型半胱胺酸（homocysteine），同型半胱胺酸已知是造成動脈硬化的原因之一。

維生素B₁₂（鈷胺素）

1. 維生素B_{12}是唯一含有礦物質鈷的維生素，由於呈現紅色，所以又稱為紅色維生素。人體對維生素B_{12}的需求量極少，由於能貯藏在肝臟內很久，缺乏維生素B_{12}也要5年以上才會出現症狀。

2. 在自然界中，嚴格說起來只有微生物才有合成維生素B_{12}的能力，所有的動物和高等植物都無法製造維生素B_{12}，所以動物體內的維生素B_{12}多是靠牠們腸胃中的微生物所共生製造的，人類也不例外，因此即使嚴格的純素食者，維生素B_{12}缺乏的現象也很少見。然而，維持腸道的健康很重要，如果有胃腸切除、腸道寄生蟲（如條蟲），或長期服用抗生素等，造成這些腸道益生菌的減少，就可能發生維生素B_{12}的缺乏症。

3. 維生素B_{12}在一般陸地上的植物中含量都極少，例如：花椰菜、蘆筍及綠豆芽100公克中含量少於0.1微克；茶葉中被發現含量較高，發酵程度越高含量越多，例如：每100公克綠茶0.1～0.5微克、半發酵茶（包種／烏龍）0.5～0.7微克及紅茶0.3～1.2微克。然而，含量最多的食物存在於水中的海苔和微海藻，還有微生物及其發酵食品，例如：啤酒酵母、味噌、天貝、泡菜等。其中天貝（tempeh）為一種印尼的傳統發酵食品，係將黃豆去皮煮熟後接種真菌（以Rhizopus oligosporus最常用）發酵而成。日本科學家發現天貝發酵過程中會提高維生素B_{12}可達100倍以上。

4. 有特別需要靠飲食來補充維生素B_{12}的人，除了有腸道疾病和吸收障礙者外，就是懷孕及哺乳的婦女，因為維生素B_{12}會影響嬰兒的神經發育。

5. 過去許多中文營養書常強調：「純素食者無法或很難攝取到維生素B_{12}，即使從海藻或微生物發酵食品中取得，不僅含量很少，而且只是些沒有活性的B_{12}類似物。」像是，市售螺旋藻（Spirulina sp.）雖然含高量B_{12}（127～244微克），但是其中因為83%都是B_{12}類似物，真正的B_{12}只占17%，這些高比例的假B_{12}不僅難以吸收，並且還會阻礙真B_{12}的代謝功能；同樣的情況也發生在各地產的藍綠藻

（cyanobacteria）產品，這些B_{12}類似物是微生物自己能用的維生素，但是人類卻無法利用。

然而，近十年來日本鳥取大學研究發現，從日本平常吃的乾綠海苔（Enteromorpha sp.）及紫海苔（Porphyra sp.）中，分別測得每100公克含63.6及32.3微克B_{12}，其含量遠高於雞蛋的1.0微克及牛奶的0.6微克，並且已證實這些B_{12}都是具有生理活性。此外，國立首爾大學也調查了韓國的百歲人瑞，發現他們的飲食少油少肉，多穀物和蔬果；而他們的維生素B_{12}食物來源，多來自海苔和發酵食品（doenjang, chungkookjang,gochujang,ganjang, kimchi），並且也沒有吃B_{12}補充劑。由此顯示，純蔬食者只要飲食得宜，仍然不至於發生維生素B_{12}缺乏症狀。

6. 如果實在還是擔心維生素B_{12}攝取不足，可以服用市售的維生素B_{12}補充劑，另外還有很多加工食品也有特別添加維生素B_{12}；不過，單純補充維生素B_{12}的吸收效果並不佳，服用綜合維生素B群才更能有效吸收。

三、維生素C

維生素C的建議攝取量

表 2-28 每日維生素C的建議攝取量

台灣	美國
0～3歲：30～40 mg 4～9歲：50～60 mg 10～15歲：80～90 mg 19歲以上：100 mg 懷孕期：增加10 mg 哺乳期：增加40 mg	成人60 mg 妊娠和哺乳期70～95 mg

註1：1mg（毫克）＝10^{-3}公克。
註2：維生素C的每日上限攝取量為2,000 mg。

維生素C又稱為抗壞血酸（ascorbic acid），具有良好的抗氧化作用，防止自由基的破壞，可以抗衰老、防癌、預防黑斑及雀斑，且能美白肌膚，增加皮膚對紫外線的抵抗力，對美容及防老化很有效，是美容防老的聖品，用吃的比塗抹在皮膚表面更有效。因為維生素C對人體膠原蛋白的形成有重要影響，組織、血管、骨骼、牙齒和牙齦的成長及修復都少不了它，能預防及治療壞血症。由於維生素C是水溶性的維生素，體內多餘的維生素C通常2～3小時就會排出體外，無法長期累積在體內。

維生素C含量較豐富的蔬食

表 2-29 維生素C含量較豐富的蔬食

食物名稱	含量（mg）	食物名稱	含量（mg）
香椿	255	龍眼	88
綠豆芽	184	奇異果	87
辣椒	141	野苦瓜	87
曼特寧咖啡豆	128	芭樂	81
紅刺蔥	117	甜柿	79
釋迦	99	木瓜	74
甜椒	94	花椰菜	73
油菜花	93	聖女番茄	67
柳橙	92	榴槤	66
球莖甘藍	89	草莓	66

註：由100公克可食部分取樣分析所得。　　資料來源：台灣衛生署公告食品營養成分表。

圖 2-11 維生素C含量較豐富的蔬食

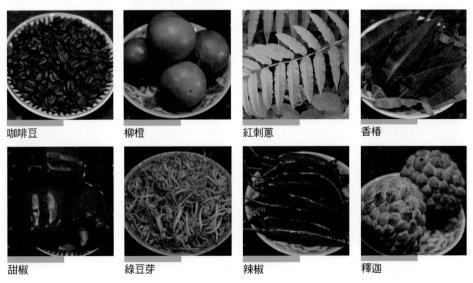

咖啡豆　　柳橙　　紅刺蔥　　香椿

甜椒　　綠豆芽　　辣椒　　釋迦

　　維生素C普遍存在於蔬菜水果中，在動物性食材中則很少有，並且很容易受到烹調、加熱、光照、氧氣、抽菸和一氧化碳的破壞，所以生食蔬菜水果較易攝取到維生素C。由於國人普遍不習慣生食蔬菜，所以吃水果就變得非常重要，每天至少要吃兩種以上不同的水果。最好以吃天然的蔬果來獲得維生素C，不建議以長期吃維生素C補充錠來獲得，因為長期服用過量的人工維生素C，可能會導致草酸及尿酸結石，但是這種現象較不會發生在吃天然的蔬果上。

您可能不知道

1. 維生素C會幫助鐵質的吸收，所以吃飯時同時，吃水果，可以吸收到較多的鐵質，有助於預防缺鐵性貧血。
2. 維生素C能抑制胃中胺類與亞硝酸鹽合成致癌物亞硝胺。
3. 蔬果在儲存時維生素C會漸漸損失，所以食用宜趁新鮮。例如，豌豆放在冰箱中，維生素C每天平均損失4%；如果放在室溫則每天損失12%。
4. 長期吸菸者，血漿中的維生素C量會較低，因為抽菸導致自由基形成，增加維生素C的損耗。

四、維生素D

維生素D的建議攝取量

表 2-30　每日維生素D的建議攝取量

台灣	美國
0～12個月：10 µg 1～50歲：5 µg 51歲以上：10 µg 懷孕和哺乳期：增加5 µg	成人5～10 µg（200～400 IU ）

註1：維生素D是以維生素D$_3$為計量標準，1 µg（微克；10^{-6}公克）= 40 IU（international unit；國際單位）維生素D$_3$。
註2：維生素D每日上限攝取量為50 µg，1歲以下為25 µg。維生素D的上限攝取量僅限於補充劑來源，陽光照射產生的維生素D並無過量之虞。

　　維生素D是油溶性維生素，是少數人體能自行合成的維生素，當皮膚經陽光照射便可製造維生素D，當然也能從食物中獲得。維生素D主要的生理作用為調節血鈣與細胞內的鈣質；另外，研究顯示維生素D可能也可預防高血壓、第一型糖尿病和某些癌症。維生素D能促使鈣和磷有效地被人體吸收利用，它是骨骼代謝成長不可缺少的維生素。

表 2-31　維生素D含量較豐富的蔬食

食物名稱	含量（μg）	食物名稱	含量（μg）
乾白木耳	970	生鮮杏鮑菇	1.8
乾黑木耳	435	各種香料（註2）	1.4～1.9
乾香菇	16.8	蠔菇	1.1
口蘑	6.0	鮑魚菇	1.0
真姬菇	4.0	柳松菇	0.9
生鮮松茸	3.6	冬菇	0.9
酵母	2.8	生鮮洋菇	0.6
生鮮香菇	2.1	滑菇	0.4

註1：由100公克可食部分取樣分析所得。
註2：各種香料是指：茴香、月桂葉、肉桂、丁香、蒔蘿、大蒜、薑、芥末、荳蔻、洋蔥、胡椒、迷迭香、鼠尾草。
資料來源：美國USDA營養成分資料庫及2011 WholeFoodCatalog.info。

圖 2-12　維生素D含量較豐富的蔬食

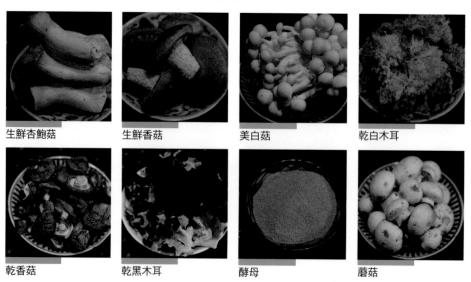

生鮮杏鮑菇　　生鮮香菇　　美白菇　　乾白木耳

乾香菇　　乾黑木耳　　酵母　　蘑菇

　　天然維生素D的食物來源無論是葷素食都非常少，主要是菇類和特定的魚油，即使是乳製品或蛋黃中含量也很少。菇類中所含的維生素D是維生素D_2，雖然這和人體自行合成的維生素D_3有點不同，不過近來的研究顯示D_2與D_3的臨床療效相同。菇類中所含的維生素D_2是來自麥角固醇（ergosterol）經過紫外線照射後所形成，它的含量會受到品種、季節及受紫外線照射多寡而有所差異。所以，在食用菇類前可以將它們放置在太陽底下曝晒，有利於維生素D的增加，這對怕晒黑而希望美白的女性而言，有助於從這些食物中增加天然維生素D的補充。

　　台灣位居亞熱帶，日照充足，全年應該都可由皮膚合成維生素D，所以多數民眾的維生素D來源主要還是日照而來，但不一定要直接曝晒在太陽底下，其實靠太陽光反射或餘蔭，也是會產生維生素D。

您可能不知道

1. 母奶可以提供少量的維生素D，然而因母乳中的維生素D活性較高，以母乳哺育的嬰兒發生佝僂症的機率較低。
2. 皮膚較深的人，因為皮膚中的黑色素量較多，會競爭紫外光，阻擋維生素D的合成，所以需要較多的光照來產生維生素D。
3. 市售的防晒乳液，當防晒係數8，就會阻擋95%的皮膚產生維生素D；而防晒係數15的乳液，就可阻擋99%的皮膚合成維生素D。

五、維生素E

維生素E的建議攝取量

表 2-32 **每日維生素E的建議攝取量**

台灣	美國
0～3歲：3～5 mg 4～12歲：6～10 mg 13歲以上：12 mg 懷孕期：增加2 mg 哺乳期：增加3 mg	成人8～10 IU

註1：食物中含有不同型態的維生素E化合物，營養學家通常以重量單位（mg）作測量；而科學家則喜歡用國際單位（IU）。兩者的換算方式如下：1 mg（毫克）維生素E = 1.5 IU（international unit；國際單位）。

註2：維生素E的每日上限攝取量為1,000 mg。

維生素E是在1922年的研究中被發現，老鼠若食用不含脂肪的加工食品會出現無法生育的情況；而餵食富含維生素E的小麥胚芽油之後，便可恢復繁殖能力，所以維生素E又被稱為生育醇（tocopherol）。自然界共有8種不同化學結構的維生素E化合物，其生理活性也不同，其中以甲型生育醇（α-tocopherol）的作用最強。

它在人體中最大的功能就是抗氧化作用，可以防止自由基破壞細胞膜的脂肪酸，不但能抗衰老，保持青春活力，在對抗癌症和預防心血管疾病方面也可能扮演重要角色。維生素E也被用於治療婦女不孕症，維持生殖器官的正常機能，使卵巢重量增加，促進卵泡成熟；還可抑制黃體素氧化，增強黃體素的作用，對治療習慣性流產和早期流產有幫助。

維生素E含量較豐富的蔬食

表 2-33 維生素E含量較豐富的蔬食

食物名稱	含量（mg）	食物名稱	含量（mg）
五香粉	54.9	純花生油	13.8
芡實	39.6	大豆油	12.6
葵花油	32.2	葡萄籽油	12.5
葵瓜子	25.7	小麥胚芽	12.2
芝麻醬	25.0	咖哩粉	12.0
蓬萊米油	24.8	杏仁果	11.7
紅花籽油	21.0	辣椒油	10.5
棕櫚油	18.1	松子	10.4
青橄欖油	16.9	麥片	8.6
玉米油	14.0	芥花油	8.2

註：由100公克可食部分取樣分析所得。
資料來源：台灣衛生署公告食品營養成分表。

圖 2-13 維生素E含量較豐富的蔬食

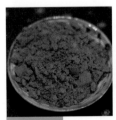
五香粉

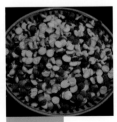
欠實

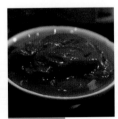
芝麻醬

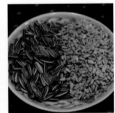
葵瓜子

　　維生素E為油溶性維生素，多含於植物油中，因為只有植物才可合成維生素E，尤其以植物油、堅果和種子類較多，以生食方式（如涼拌）最能有效攝取；動物性食材含量則極低，最多的則是烏魚子（6.2 mg）、紅蟳（4.3 mg）和鹹鴨蛋黃（4.0 mg），但是相較植物性食材顯然少很多，這是因為動物中的維生素E也是來自牠們所吃的植物而得。維生素E抗熱性較強，即使加熱到100℃也幾乎不受影響；但若油炸的溫度過高，仍然會被分解。維生素E接觸空氣就會氧化，紫外線也會促使其氧化，冷凍也會損壞維生素E。

您可能不知道

1. 維生素E跟其他脂溶性維生素不太一樣，維生素E在體內貯存時間較短，每天攝取的維生素E，其中有60～70%會隨排泄物排出體外。
2. 人體維生素E嚴重缺乏極為少見，且並非單純的攝取不足所引起，多半是因為特殊的生理疾病才會發生。但是根據國民營養健康狀況變遷調查結果顯示，國人對維生素E的攝取量是偏低的，男性成人攝取量僅為建議量的65%，女性僅為建議量的61%，因此可以多食用甲型生育醇含量較多的堅果類食物來補充。

六、礦物質：鐵

鐵質的建議攝取量

表 2-34 每日鐵質的建議攝取量

台灣	美國
0～5個月：7 mg 6個月～9歲：10 mg 10～18歲：15 mg 19歲以上男性：10 mg 10～50歲女性：15 mg 51歲以上女性：10 mg 懷孕三期及哺乳期：增加30 mg	成人10～15 mg 妊娠期婦女 30 mg 哺乳期婦女 15 mg

註：由100公克可食部分取樣分析所得，維生素E總效力以α生育醇當量（mg）來表示。
資料來源：台灣衛生署公告食品營養成分表。

　　鐵是造血的原料之一，人體中70%以上的鐵質都存在於血紅素中，可負責氧氣的運送。缺鐵會導致血紅素運送氧氣的效率降低而發生貧血。對於女性而言，生理期血液的流失較容易發生缺鐵性貧血。台灣對懷孕及哺乳婦女的每日鐵質建議攝取量（45 mg）明顯高於美國的建議量（30/15 mg），是否有必要補充到如此高的劑量，目前仍有爭議，因為通常人體在缺鐵的情況下，會自動地增高鐵質的吸收率。

鐵質含量較豐富的蔬食

表 2-35 鐵質含量較豐富的蔬食

食物名稱	鐵含量（mg）	食物名稱	鐵含量（mg）
紫菜	90.4	豆鼓	12.2
黑糖	49.2	紅莧菜	12.0
髮菜	33.8	麥片	11.1
花生	29.5	薄荷	11.0
黑芝麻	24.5	山粉圓	10.1
紅刺蔥	23.9	紅豆	9.8
洋菜	19.0	花豆	9.0
梅乾菜	14.6	甜豌豆	8.5
皇帝豆	14.1	魚腥草	8.4
南瓜子	12.2	烘烤黑豆	8.0

註：由100公克可食部分取樣分析所得。　資料來源：台灣衛生署公告食品營養成分表。

圖 2-14 鐵質含量較豐富的蔬食

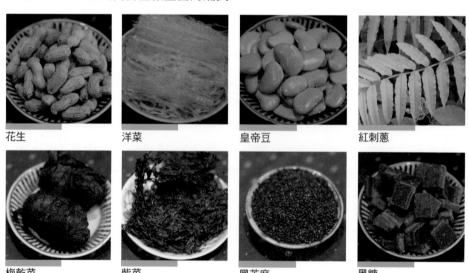

花生　　　　　　洋菜　　　　　　皇帝豆　　　　　紅刺蔥

梅乾菜　　　　　紫菜　　　　　　黑芝麻　　　　　黑糖

將表 2-35 對比葷食中含鐵最多的鴨血（19.8 mg）和豬血糕（13.2 mg），再與牛肉條（2.8 mg）、豬里肌肉（0.6 mg）、羊肉（0.6 mg）、鴨肉（3.8 mg）和雞胸肉（0.4 mg）作比較，是否覺得一般蔬食中的鐵質高更多呢！在動物性食物中只有在血中才有較多的鐵質，一般肉中的鐵質含量都很少。

您可能不知道

1. 一般人認為動物性鐵的吸收率（10～25%）較高，而植物性鐵的吸收率（3～8%）較低，卻忽略了動物性食物中鐵含量並不多的事實。如果以女性成人每日需求15毫克鐵來計算，若吃動物性鐵中含量最高的鴨血（以吸收率17.5%估算），需要吃到433公克；吃牛肉則需要高達3,061公克（吃豬肉則要14公斤以上）；而吃紫菜（以吸收率5.5%估算）卻只需要302公克即可達到。

2. 水果中的維生素C、蘋果酸及檸檬酸能增加人體對鐵的吸收率，研究發現維生素C可提高6倍的蔬食鐵質吸收率，甚至高過動物性鐵的吸收率。維生素C能使三價鐵轉變成二價鐵有利於吸收；還能防止植物裡的植酸（phytic acid）螯合鐵質而抑制吸收。所以建議在攝取鐵的同時，一起食用富含維生素C的水果，這對蔬食者是很有幫助的飲食方式。然而，植酸也不是全然壞的物質，近來發現植酸具有抗氧化的功能，還能夠抑制癌細胞增生。

3. 咖啡或茶這些多酚類含量高的飲料會阻礙鐵質的吸收。平均而言，一杯咖啡（150克）會降低60%的鐵質吸收率；而一杯茶（200克）就能減少75～80%的鐵質吸收率。然而，茶中的多酚類物質也有其他的健康效益，如抗氧化、防癌及預防心血管疾病的功效。

4. 鈣也會抑制鐵的吸收，當食物中含300～600 mg鈣質時，會造成鐵質吸收極大的抑制作用，所以避免與高鈣食物或鈣質補充劑同時食用，才能保持鐵質有效的吸收。

七、礦物質：鈣

鈣質的建議攝取量

表 2-36 **每日鈣質的建議攝取量**

台灣	美國
0〜2個月：200 mg 3〜5個月：300 mg 6〜9個月：400 mg 1〜3歲：500 mg 4〜6歲：600 mg 7〜9歲：800 mg 10〜12歲：1,000 mg 13〜18歲：1,200 mg 19歲以上男女：1,000 mg 懷孕及哺乳期：無需增加	0〜6月：400 mg 6〜12月：600 mg 1〜10歲：800〜1,200 mg 11〜24歲：1,200〜1,500 mg。 成人：1,000 mg 65歲以上：1,500 mg 更年期女性：1,500 mg 妊娠和哺乳期：1,200〜1,500 mg

註1：1 mg（毫克）＝10^{-3}公克。
註2：鈣的每日上限攝取量為2,500 mg。

　　人體中99%的鈣質都是儲存於骨骼和牙齒中，以磷酸鈣的形態存在；其餘的1%儲存於血液、神經和組織中，作為神經傳導、肌肉收縮和促進凝血的功能。血液和骨骼中的鈣質是呈現動態平衡，血液中的鈣質濃度是受到甲狀腺（降鈣作用）和副甲狀腺（升鈣作用）所拮抗調控，所以測量血鈣濃度是不能作為鈣質是否攝取足夠的判定指標。依據飲食調查的結果，台灣民眾無論男女每天平均只攝取約500毫克的鈣質，明顯地低於建議量1,000毫克。長期鈣質不足，對成長中的兒童及發育中的青少年，會造成生長遲緩或軟骨症；對更年期婦女和老年人，會造成骨質疏鬆症現象。

鈣質含量較豐富的蔬食

表 2-37 鈣質含量較豐富的蔬食

食物名稱	鈣含量（mg）	食物名稱	鈣含量（mg）
黑芝麻	1,456	楊桃乾	414
髮菜	1,263	無花果	363
山粉圓	1,073	野莧	336
乾海帶	737	干絲	287
紅刺蔥	721	五香豆干	273
愛玉子	714	梅乾菜	259
小方豆干	685	高麗菜乾	254
香椿	514	芥藍	238
麥片	468	黃豆	217
黑糖	464	三角油豆腐	216

註：由100公克可食部分取樣分析所得。
資料來源：台灣衛生署公告食品營養成分表。

圖 2-15 鈣質含量較豐富的蔬食

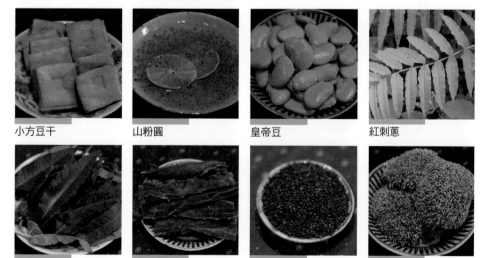

小方豆干　　山粉圓　　皇帝豆　　紅刺蔥

香椿　　乾海帶　　黑芝麻　　愛玉子

　　對照全脂鮮乳（111 mg）的含鈣量，再與牛肉條（6 mg）、羊肉（8 mg）、豬里肌肉（1 mg）、鴨肉（4 mg）和雞胸肉（1 mg）等作比較，就會發現乳製品並非唯一、更非最好的鈣質來源，而光靠吃肉也很難達到每日1,000 mg的需求量，反而有許多蔬食的鈣含量遠超過肉和奶。此外，肉類和乳製品通常含有大量的磷會干擾鈣的吸收，而動物性蛋白質也會增加鈣的流失。實際上，來自植物的鈣比乳製品裡的鈣要好吸收得多，所以天然蔬食才是補充鈣質的最佳來源。

　　依據《北美素食者新飲食指南》建議，每日攝取富含鈣質的食物8份，像是豆腐、天貝（發酵黃豆製品）、杏仁、芝麻、黃豆、白菜、甘藍、芥菜、秋葵及加鈣飲料等。由於豆類及堅果同時含有豐富的蛋白質及鈣質，每天只要吃5份這類食物（蔬食者通常吃超過5份，可能達8份之多），再從其他類食物補充3份即可。

您可能不知道

1. 在選擇補鈣食物時，除了注意食物中的鈣含量之外，還應該考慮鈣的吸收率。舉例來說，一杯300毫升牛奶的鈣含量約為300毫克，但人體對乳製品中的鈣吸收率只有32%，所以一杯牛奶實際上只能為人體提供96 mg的鈣。一杯水煮的綠花椰菜中鈣含量雖然只有178 mg，但人體對其中鈣的吸收率卻高達53%，所以一杯綠花椰菜可以為人體提供94 mg的鈣，與一杯牛奶相差無幾。

2. 骨質疏鬆的關鍵，不是鈣質攝取不夠，而是骨質鈣流失太多。每攝取1公克的動物性蛋白質，就會從尿液中流失2毫克的鈣，因此必須再多攝取6毫克的鈣來彌補。動物性蛋白質攝取比例最高的婦女，骨折機率是攝取比例最低婦女的3.7倍，鈣流失的速度也是她們的4倍。

3. 我們的祖先沒聽過奶粉，骨質疏鬆症在18世紀卻仍罕見；現代人類攝取鈣質前所未有的多，骨質疏鬆症卻更普遍發生，此與乳製品中動物蛋白的危害有關。

4. 每天少吃一隻雞腿（50公克動物蛋白質），就能減少50毫克鈣流失，鈣質需要量可以降低300毫克；每天少吃3～5克食鹽，就能減少20毫克鈣流失，鈣質需要

量就再降低100毫克；每天多吃蔬果（鉀的攝取量5.4克），就能減少64毫克鈣流失，鈣質需要量也再減少300毫克。

5. 維生素D可以幫助鈣質的吸收，所以適度地晒太陽有助於鈣質吸收率的增加。

6. 抗性澱粉中的果寡糖（oligofructose）及菊糖（inulin）皆有利於鈣質的吸收。

7. 草酸（oxalate）會與鈣質結合成草酸鈣，而抑制鈣質吸收。在菠菜及甜菜中草酸含量較高，使得鈣質吸收率只剩5%。在強調補充鈣質的飲食中，應避免這類草酸較多的蔬菜。

八、礦物質：鋅

鋅的建議攝取量

表 2-38 每日鋅的建議攝取量

台灣	美國
0～9個月：5 mg 1～12歲：10 mg 13歲以上女性：12 mg 13歲以上男性：15 mg 懷孕及哺乳期：增加3 mg	成人為12～15 mg

註1：1mg（毫克）＝10^{-3}公克。
註2：鋅的每日上限攝取量為35mg。

　　鋅是人體的必需礦物質，主要扮演了人體中數百種酵素的催化劑；鋅也是抗氧化劑，能抑制活性氧作用，減緩老化速度，強化免疫系統，具有防癌、抗衰老的功能。人體中85%的鋅都存在於骨骼和肌肉中，其餘的才分布於皮膚、血液及內臟。鋅缺乏時，細胞分裂會暫停，影響傷口的癒合及兒童與青少年的成長發育，也會產生毛髮掉落、腹瀉、性功能障礙和食慾不振等症狀。

　　鋅含量高的蔬食來源，多數集中於全穀類、堅果類、豆類和海藻類等。雖然鋅是必須礦物質，但是每日攝取量也不可超過2公克，以免產生毒性，出現昏睡、嗜睡、書寫困難、不安、大量嘔吐，以及脫水等症狀。

表 2-39 鋅含量較豐富的蔬食

食物名稱	鋅含量（mg）	食物名稱	鋅含量（mg）
洋菜	59.8	花生	4.3
小麥胚芽	14.9	腰果	4.1
南瓜子	7.8	米豆	3.9
葵瓜子	7.4	紅豆	3.8
松子	6.4	黃豆	3.4
腰果	5.6	小麥	3.4
黑芝麻粉	5.1	薏仁	3.4
黃豆粉	4.6	髮菜	2.7
紫菜	4.4	核桃	2.7
杏仁	4.3	開心果	2.6

註：由100公克可食部分取樣分析所得。　資料來源：台灣衛生署公告食品營養成分表。

圖 2-16 鋅含量較豐富的蔬食

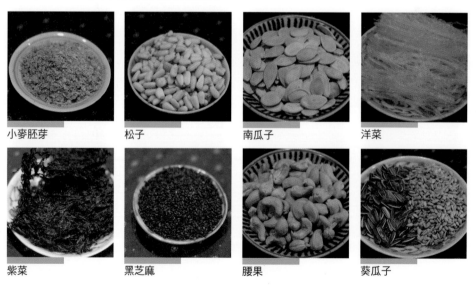

小麥胚芽　　　　松子　　　　　　南瓜子　　　　　洋菜

紫菜　　　　　　黑芝麻　　　　　腰果　　　　　　葵瓜子

您可能不知道

1. 酗酒者、糖尿病人或攝護腺疾患要增加鋅的攝取量。肝硬化、慢性肝炎和腸道吸收功能不良的人，也應適量補充。

2. 鋅是男性精液的重要成分，與攝護腺的正常作用有關，對性能力的維持也很重要。男性缺鋅會出現精液缺乏、勃起不全或性徵發育遲緩；女性缺鋅則可能月經不順、流產、胎兒發育不全和分娩障礙。

九、礦物質：鉀

鉀的建議攝取量

表 $2-40$ **每日鉀的建議攝取量**

台灣	美國
無訂定	成人2,000 mg

註：1mg（毫克）＝10^{-3}公克

　　鉀和鈉一起共同維持細胞內滲透壓、水分和酸鹼平衡。當鉀和鈉的平衡失調，會損害神經和肌肉機能。鉀與鈉在體內會有互相消減的作用，當體內鈉含量多時，鉀的排泄量就多，反之亦然。鉀離子很容易被腸道吸收，多餘的鉀主要會隨尿液排出體外。雖然鉀是體內重要的礦物質，但是也不可吃太過量，尤其是慢性腎衰竭或洗腎病人，過量的鉀可能造成心律不整、四肢麻痺、血壓降低、抽搐，甚至危及生命。

鉀含量較豐富的蔬食

　　鉀廣泛存在於天然蔬食中，以海藻類、豆類和穀類含量最高；水果中鉀含量相較之下僅能算普通，其中以龍眼乾、葡萄乾、黑棗、紅棗、柿餅、榴槤、釋迦、香瓜、芭蕉等屬於鉀含量略多的水果（香蕉僅290 mg）。其他如低鈉鹽、蔬菜湯汁含鉀量亦高，在限鉀飲食時須留意。

圖2-17 鉀含量較豐富的蔬食

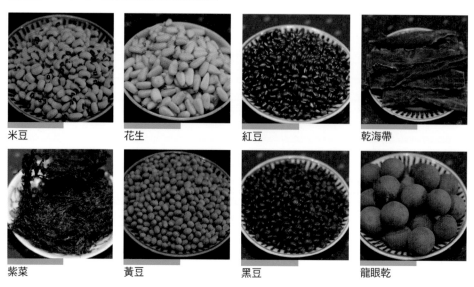

米豆　　　　　花生　　　　　紅豆　　　　　乾海帶

紫菜　　　　　黃豆　　　　　黑豆　　　　　龍眼乾

表2-41 鉀含量較豐富的蔬食

食物名稱	鉀含量（mg）	食物名稱	鉀含量（mg）
乾海帶	6,032	西瓜子	779
紫菜	3,054	麥片	773
黃豆/黑豆	1,763	椰子粉	742
龍眼乾	1,300	葡萄乾	710
米豆	1,033	腰果	631
花生	1,006	黑棗/紅棗	600
紅豆	988	柿餅	557
開心果	979	榴槤	420
小麥胚芽	845	釋迦	390
地瓜	790	芭蕉	320

註：由100公克可食部分取樣分析所得。
資料來源：台灣衛生署公告食品營養成分表。

您可能不知道

1. 如果常食用多量的鈉，而鉀的攝取不足，則可能導致心血管疾病。

2. 大量喝咖啡的人常感覺容易疲勞，其原因就在體內的鉀不足；同樣地，經常喝酒和愛吃甜食的人，體內的鉀都較少。

3. 以不吃碳水化合物來減肥的方法，雖然可以減輕體重，但體內的含鉀量也會跟著下降，隨之體力會跟著減弱，反射能力也可能變得較遲鈍。

十、礦物質：鎂

鎂的建議攝取量

表 2-42 **每日鎂的建議攝取量**

台灣	美國
0～5個月：30 mg 6個月～3歲：75～80 mg 4～9歲：120～165 mg 10～12歲女性：240 mg 13歲以上女性：315 mg 10～12歲男性：230 mg 13～15歲男性：325 mg 16～18歲男性：380 mg 19歲以上男性：360 mg 女性懷孕期：增加35 mg	成人250～350 mg 懷孕及哺乳期：300～350 mg

註1：1 mg（毫克）＝10^{-3}公克。
註2：鎂的成人每日上限攝取量為700 mg，兒童上限為275～580 mg之間。

　　鎂是人體含量很多的礦物質，有一半以上的鎂會與鈣和磷結合，成為鎂鹽存在於骨骼中，其餘的鎂則存在於體液和軟組織中。鎂是構成骨骼和牙齒的重要成分，而且還影響新陳代謝、核酸與蛋白質合成，從造骨、心跳，到糖分的能量轉換都跟鎂有關係。但是，體內鎂鹽如果過多的話，反而會抑制中樞和周圍神經，出現肌肉無力、嗜睡、口渴等現象，引起運動機能障礙，腎功能不全者要特別留意。食物來源的鎂不容易造成過量，上限攝取量的訂定主要是針對營養補充劑。台灣成年男女每日平均鎂的攝取量均未達到建議量；在美國，素食者鎂的攝取量可達建議量的95%，葷食者只有83%。

鎂含量較豐富的蔬食

表 2-43　鎂含量較豐富的蔬食

食物名稱	鎂含量（mg）	食物名稱	鎂含量（mg）
乾海帶	599	松子	243
葵花子	445	髮菜	242
南瓜子	444	黑豆	231
西瓜子	418	黃豆	219
白芝麻	379	蕎麥	189
黑芝麻	318	野莧	186
小麥胚芽	281	紫菜	181
腰果	280	薏仁	169
花生粉	254	小麥	138
杏仁	250	椰子粉	105

註：由100公克可食部分取樣分析所得。　資料來源：台灣衛生署公告食品營養成分表。

圖 2-18　鎂含量較豐富的蔬食

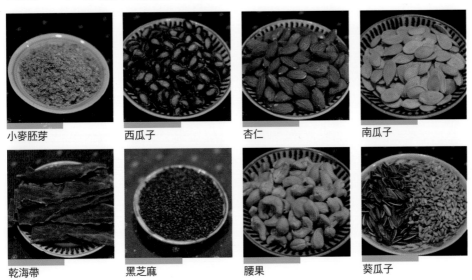

小麥胚芽　　　西瓜子　　　杏仁　　　南瓜子

乾海帶　　　黑芝麻　　　腰果　　　葵瓜子

　　鎂含量高的蔬食來源，多數集中於堅果、五穀類、豆類及海藻類等。對比於葷食的牛肉條（19 mg）、豬里肌肉（23 mg）、羊肉（14 mg）、鴨肉（27 mg）、雞胸肉（28 mg）、雞蛋（蛋白7 mg / 蛋黃10 mg）、吳郭魚（33 mg）、鮮乳（全脂9 mg / 低脂10 mg）等，應該不難發現蔬食中鎂含量驚人地豐富吧！所以，蔬食比葷食更容易達到鎂的建議攝取量。

您可能不知道

1. 西方飲食因為肉食較多，鎂含量普遍低於東方飲食，大部分的美國人無法由食物中獲取足量的鎂，尤其是女性常常缺鎂。
2. 孕婦如果缺鎂，易得妊娠毒血症而導致早產；停經後的婦女特別容易缺鎂，可能發生血液不當凝結，導致心臟病及中風。體內鎂含量不足，容易增加女性心臟病的罹患率，還會引起骨質疏鬆症。
3. 酗酒的人體內鎂含量通常偏低，所以酗酒容易增加罹患心臟病和骨質疏鬆症的機率。
4. 鎂與鈣互有拮抗性，鈣的攝取量過多，鎂的吸收率就會降低。人體必須攝取均衡的鎂和鈣，才能維持心血管的健康。鎂的攝取不足，血鈣濃度就會增高，造成在組織和血管壁累積沉澱，容易引發狹心症、心肌梗塞和腦中風等心血管疾病，也容易引發腎結石和膽結石。

十一、礦物質：磷

磷的建議攝取量

表 2-44 每日磷的建議攝取量

台灣	美國
0～5個月：150～200 mg 6個月～3歲：300～400 mg 4～9歲：500～600 mg 10～18歲：800～1,000 mg 19歲以上：800 mg 懷孕及哺乳期：無需增加	9～18歲：1,250 mg 9歲以下兒童： 500 mg 成人：700 mg

註1：1mg毫克＝10^{-3}公克。
註2：磷的成人每日上限攝取量為4,000 mg，9歲以下兒童為3,000 mg。

　　磷會和鈣以2：1的比例結合成磷酸鈣，是構成骨骼和牙齒的主要成分，磷還能形成高能磷化合物（ATP）參與熱量的代謝功能。磷很容易被人體吸收，日常吃的食物中（無論葷素）幾乎都有磷的存在，加工食品中的添加物也大多含磷，尤其是汽水、沙士、可樂等碳酸性清涼飲料，應當節制飲用（美國人每日平均攝取量約1,500 mg以上），以免攝取過多的磷而消耗體內鈣質，增加罹患骨質疏鬆症的機率。磷的攝取過量還可能中毒，出現抽搐、心律不整、呼吸急促等症狀。

磷含量較豐富的蔬食

　　磷廣泛存在於各種食物中，天然的食材中以豆類、堅果類和全穀類最多，蔬菜和水果中則含量略少。缺乏磷的現象很少見到。

表 **2-45** 磷含量較豐富的蔬食

食物名稱	磷含量（mg）	食物名稱	磷含量（mg）
小麥胚芽	1,054	杏仁	538
南瓜子	981	糙米	536
西瓜子	902	麥片	524
葵瓜子	726	腰果	522
蓮子	667	薏仁	506
白芝麻	666	黃豆	494
花生	649	紅豆	493
松子	620	綠豆仁	486
黑芝麻粉	576	乾海帶	428
黃豆粉	563	燕麥	424

註：由100公克可食部分取樣分析所得。
資料來源：台灣衛生署公告食品營養成分表。

圖 2-19 磷含量較豐富的蔬食

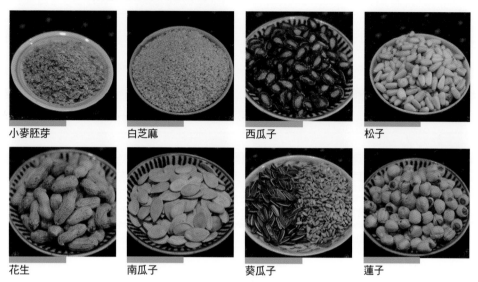

小麥胚芽　　　　白芝麻　　　　西瓜子　　　　松子

花生　　　　　　南瓜子　　　　葵瓜子　　　　蓮子

您可能不知道

1. 雖然鈣和磷的攝取是否足量，對於骨骼與牙齒健康有直接的影響，但是磷的攝取太過量，反而會造成鈣的不足和骨質流失。因為血液中磷的濃度如果升高，人體就會將儲存在骨骼中的鈣釋出，以保持鈣磷比例的平衡。長期下來，就會引發骨質疏鬆症的問題。

2. 40歲以上的人，應當逐漸增加蔬菜和水果類的攝取（屬於低磷食物，平均僅50mg），而要減少食肉量（牛肉、魚類和海鮮等都屬於高磷食物）和牛奶（1,100 mg）；餅乾、起士、汽水和巧克力等甜點和飲料加工品更要減少。因為過了40歲之後，腎臟排出多餘磷的能力下降，容易導致鈣不足和骨質疏鬆。然而，穀類和豆類中的磷是以肌醇六磷酸（inositol hexaphosphate, IP6）形態結合，吸收率很低，無需擔心過量。

3. 高脂肪飲食會促進磷的吸收，要小心節制。

十二、礦物質：鈉

鈉的建議攝取量

表 2-46 **每日鈉的建議攝取量**

台灣	美國
無訂定	無訂定

註：台灣目前無鈉的每日上限攝取量。

　　雖然鈉是人體中第三多的陽離子（僅次於鈣和鉀），是維持滲透壓及神經傳導的重要礦物質；但是，依據美國國家研究協會（National Research Council）評估，健康成人每日應攝取0.5公克的食鹽（氯化鈉），這個建議量和一般人平日攝取量相比是相當少的，並且建議食鹽的上限攝取量為5.8公克（等於鈉2.3公克），如果一天攝取14公克以上的食鹽，可能產生水腫、昏迷等現象；經常攝取過量的鈉容易導致高血壓。美國（2003年）平均95%男性及70%女性，都超過每日鈉的上限攝取量；台灣民眾每日平均攝取量約8.75公克食鹽（等於鈉3.5公克），也是超過了建議的上限攝取量。

鈉含量較豐富的蔬食

　　在天然的食物中鈉的含量並不高，每100公克的食材中鈉含量常不到100毫克；鈉鹽攝取過多的原因，都是吃了添加食鹽的加工品。一般人根本不必擔心鈉的攝取不足，反而要注意鈉的攝取是否過量。經常攝取大量的鈉容易引起高血壓，對患有高血壓及腎臟病的人，尤其要小心控制鈉的攝取。

表2-47 鈉含量較豐富的蔬食

食物名稱	鈉含量（mg）	食物名稱	鈉含量（mg）
梅乾菜	7,890	雞絲麵	3,013
豆豉	6,706	麵線	2,878
辣椒醬	4,823	榨菜	2,167
樹子	4,336	紫菜	2,132
高麗菜乾	3,854	鹹菜	1,955
味噌	3,781	素肉鬆	1,563
醃漬冬瓜	3,690	西瓜子	854
麻油辣腐乳	3,675	花生	661
蘿蔔乾	3,279	葵瓜子	637
乾海帶	3,078	海帶	606

註1：由100公克可食部分取樣分析所得。　註2：1mg為毫克＝10^{-3}公克。
註3：1公克食鹽含0.4公克鈉。　資料來源：台灣衛生署公告食品營養成分表。

圖2-20 鈉含量較豐富的蔬食

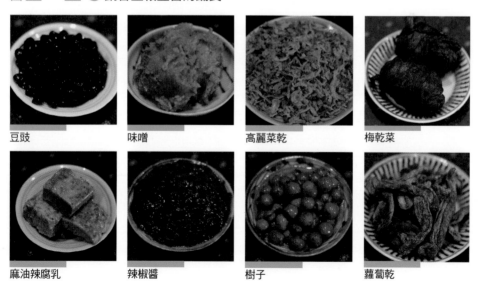

豆豉　　味噌　　高麗菜乾　　梅乾菜

麻油辣腐乳　　辣椒醬　　樹子　　蘿蔔乾

您可能不知道

1. 飲食中的鈉從小腸幾乎可完全吸收，過量的鈉需由腎臟排泄，如此也造成了腎臟的負擔。

2. 加工食品中有許多的食品添加物也是鈉的化合物，例如：味精、檸檬酸鈉、磷酸氫鈉和品質改良劑等。

3. 市售的許多醬油、醬料、調味料、醃製品、速食麵等加工品，都添加了許多的食鹽，在使用時應當減少使用量。

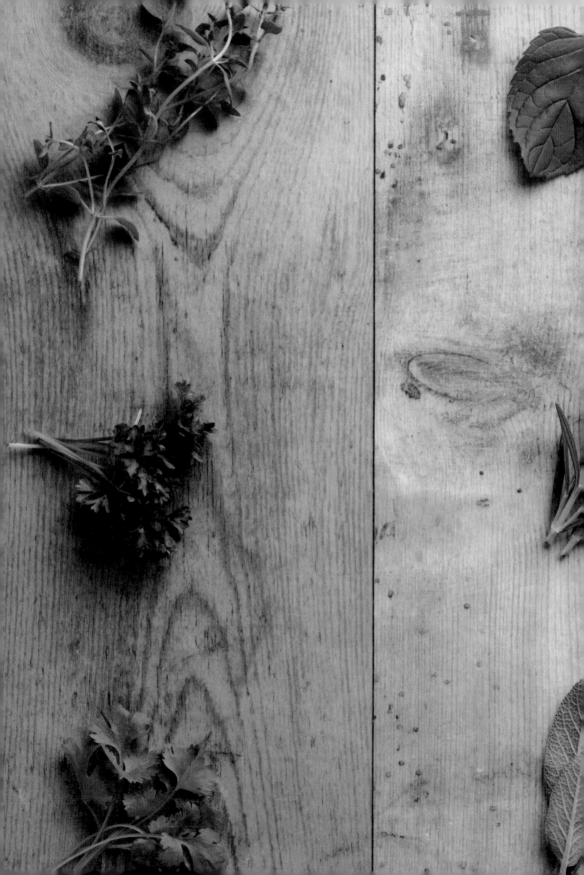

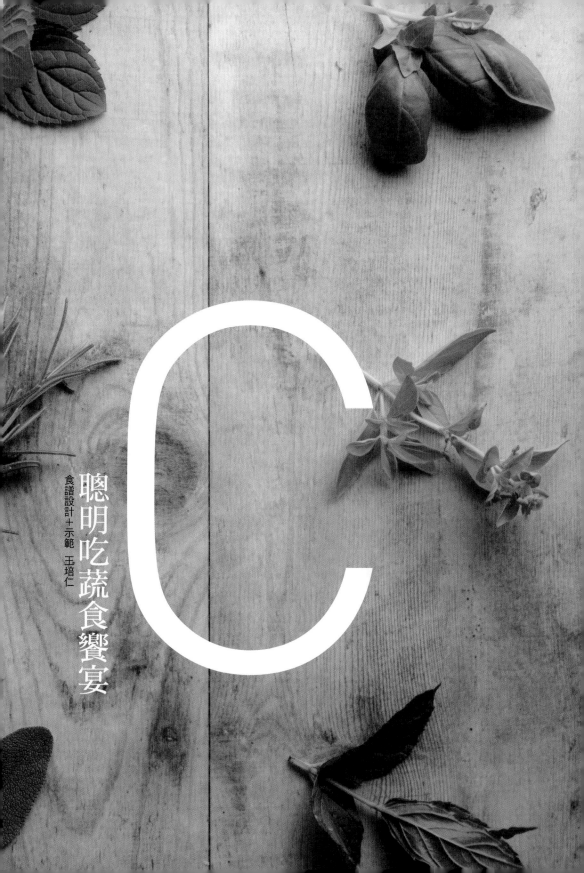

C

聰明吃蔬食饗宴

食譜設計＋示範　王培仁

外食族蔬食指南

註：在台灣許多大街小巷都可見蔬食餐廳或小吃店，傳統市集或夜市中更不乏各具特色的蔬食餐點；本表僅列舉非蔬食專賣店中可能有的蔬食品項，實際內容請外食族向商家洽詢。

便利商店
蔬食微波簡餐（品名舉例）
7-11便利超商
7-select香菇筍包
7-select 蔬食香椿炒飯
7-select 蔬食什錦炒麵
7-select 蔬食什錦香菇羹
7-select 鹽味毛豆
OK便利商店
天恩素排便當

一般西式餐廳（含異國風味）
蔬食義大利麵
蔬食鐵板麵
蔬食披薩
生菜沙拉
蔬食套餐
菇排
蔬食鐵板燒
蔬食印度咖哩飯
蔬食日本壽司／御飯糰
蔬食懷石料理
創意蔬食料理
素食歐式自助餐

西式早餐店
蔬食三明治
蔬菜捲餅
烤（厚片）土司
素漢堡
法式麵包
蔬食貝果
薯條
蔬食手捲
蔬食春捲

台鐵／高鐵
鐵路養生蔬食便當
養生素食燉飯
紫米素食便當
高鐵
香椿裸麥麵包

速食店

摩斯漢堡連鎖店
杏鮑菇珍珠堡

達美樂披薩連鎖
義式番茄蔬菜披薩
（全素者不塗底部披薩醬、不要cheese）

必勝客披薩連鎖
彩蔬鮮菇披薩（全素者須提醒不要cheese）
山野青蔬披薩（全素者須提醒不要cheese）

（有標示「全素」者，為素食者可食；
若未標明，則有可能含動物性成分，例如
涼麵、壽司或飯糰等）

中式早餐店

燒餅油條
素菜包／小籠包／水煎包
饅頭
芋頭糕
香椿煎餅
蔬食鹹粥／醬菜
蔬食水煎包
麥仔煎
蔬食鍋貼
素飯糰
蔬食涼麵
素碗粿
蔬食潤餅捲
素肉丸／素涼丸
豆沙包
素湯包
素黑輪餅

一般中式餐廳

蔬食炒（湯）麵／米粉／冬粉／飯
蔬食拉麵
蔬食烏龍麵
蔬食麵線羹
蔬食炒（燴）（燉）飯
蔬食春捲
蔬食壽司
素粽（圓）
蔬食炒（燙）青菜
蔬食火焗
蔬食簡餐
蔬食石鍋拌飯
炸杏鮑菇
素滷味
素滷肉飯
素粿仔條
素甜不辣
素蚵仔煎
蔬食自助餐

01

宅蔬食 DIY──早餐

五穀米飯糰＋核桃芝麻薏仁糊

五穀米飯糰（1 人份）

材　料　五穀米飯 1 碗／炒酸菜 2 大匙／素肉鬆 1 大匙／生菜 1 片／紫菜 1 片

做　法　取一個中碗，放上一張保鮮膜再疊上一片紫菜，鋪一半的飯，加酸菜、素肉鬆，再鋪上另一半飯，捏成飯糰形狀，再包上生菜 。

炒酸菜（6 人份）

材　料　酸菜 600g／乾香菇 12g／素肉粒 50g／薑末 1 大匙／紅椒丁 1 大匙

調味料　油 3 大匙／醬油 1 大匙／糖 3 大匙／鹽少許／胡椒粉少許

做　法　❶ 酸菜洗淨切碎（若酸菜太酸要用水沖洗一下）。 ❷ 乾香菇泡軟切丁。 ❸ 素肉粒用滾水泡軟後，另用清水沖洗乾淨，擰乾水。 ❹ 油加熱，放入薑末、紅椒丁炒香，加入香菇丁炒香，再加入素肉粒炒香，加醬油、糖炒乾，加入切碎酸菜，加入糖、鹽用小火炒到汁收乾，撒少許胡椒粉即可。

補　充　酸菜若太酸、太鹹，可以先泡水，或切碎用水一沖即可，酸度可依個人喜好調整，若覺得不夠酸，可加醋補強。可用酸菜做刈包，再加一塊素排及適量的香菜、花生粉；或是煎塊豆包配酸菜夾在刈包內，也很好吃。

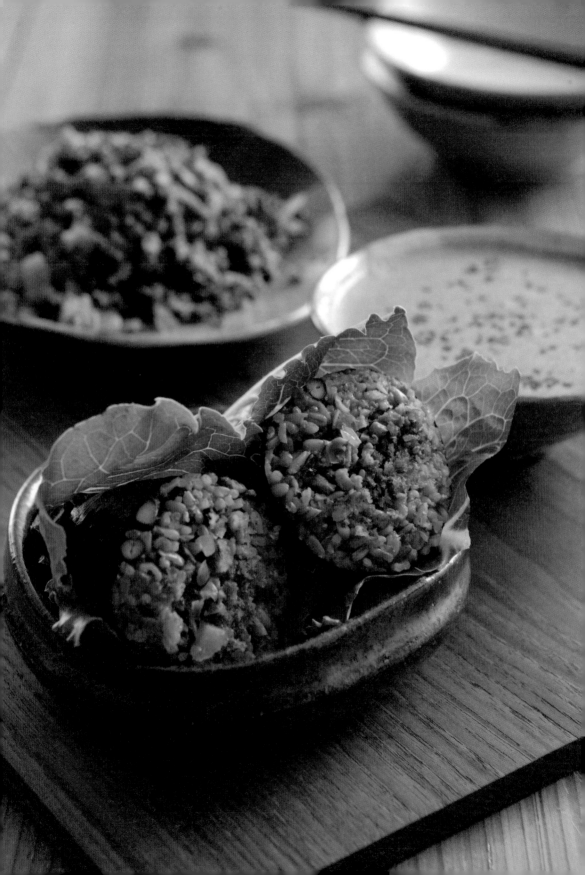

核桃芝麻薏仁糊（4 人份）

材　料　烤熟核桃 60g／烤熟黑芝麻 60g／煮熟薏仁 150g／黑糖 40g／水 3½ 杯
（600g）

做　法　將全部材料放入果汁機中打成泥後，倒入鍋中煮滾即可。

補　充　核桃可改用腰果或美國杏仁。濃稠度可增減水量來調整。

三明治＋黑芝麻黑糖豆漿

三明治（4 人份）

材　料　全麥吐司 8 片／生菜 8 片／番茄 4 片／蘋果 4 片／嫩豆包 4 片／沙拉
醬／豆腐美乃滋（做法可參考宴席菜中的豆腐美乃滋 ）

調味料　油／鹽少許

做　法　❶ 鍋中放油，將嫩豆包兩面煎黃，撒少許鹽，備用。　❷ 取一片吐
司，抹上豆腐美乃滋後，依序放上一片生菜、一片豆包，抹上沙拉
醬，再加上一片生菜、一片番茄、一片蘋果，最後蓋上一片抹了豆腐美
乃滋的吐司，對半切開。

補　充　嫩豆包可用燕麥粥中的豆包蘿蔔乾代替。豆腐美乃滋可用花生醬或番茄
醬代替。吐司可換成刈包或饅頭，再加些酸菜更好吃。

黑芝麻黑糖豆漿（4 人份）

材　料　煮熟黃豆 200g／炒熟黑芝麻 20g／黑糖 50g／老薑 16g／滾水 5 杯

做　法　將全部材料放入果汁機中打成泥，再倒入鍋中煮滾。

補　充　果汁機馬力要強，一般果汁機要過渣。600g 黃豆煮熟後約 1,200～
1,300g，可依家中人數分袋冷凍，每次取出一袋使用；每一杯約用 50g
的煮熟黃豆。可依個人喜好加入堅果。

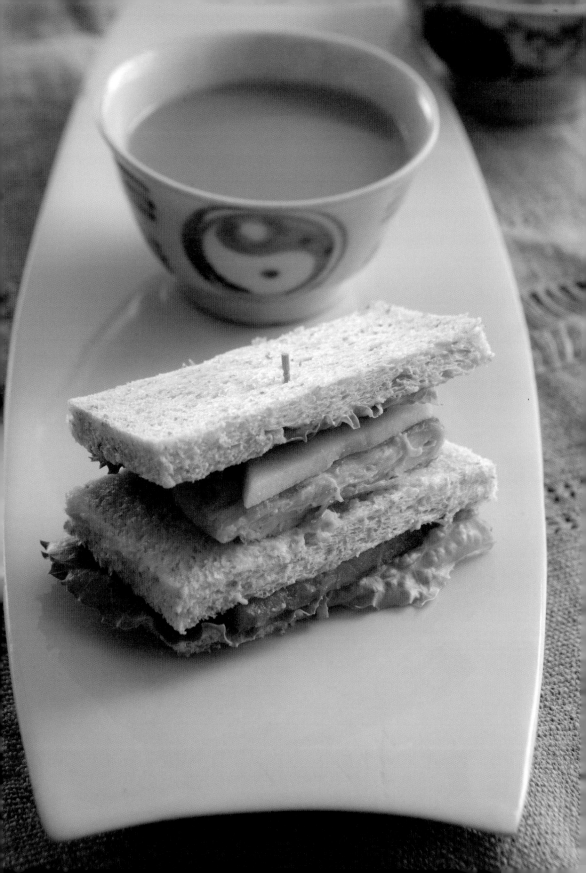

麻油麵線＋味噌湯 （4人份）

麻油麵線

材　料	蕎麥麵線4把（160g）／薑末少許／海苔酥（或紅毛苔）少許／青花椰菜300g／小番茄 8 個
調味料	香油 1 匙／醬油 1 茶匙／胡椒粉少許／鹽少許
做　法	❶ 湯鍋加水煮滾，放入蕎麥麵加水煮軟後取出。 ❷ 青花椰菜切小塊入滾水汆燙後取出。 ❸ 海苔酥撕碎、小番茄每個切成4瓣。 ❹ 炒菜鍋中先加入香油和薑末炒香，加入醬油煮滾熄火，再加入麵線、青花椰菜、小番茄、海苔酥、胡椒粉和少許鹽一起拌勻。
補　充	麻油可改用苦茶油。

味噌湯

材　料	嫩海帶芽 8g／嫩豆腐 1/2 塊／番茄 1 個 （150g）／杏鮑菇切片 50g／白味噌30g（加水調勻）／蔥末少許／胡椒粉少許／薑絲少許
做　法	❶ 鍋中放入 5 碗水，加入杏鮑菇片和薑絲、嫩豆腐、番茄，煮滾約 5分鐘。 ❷ 加入嫩海帶芽續滾 1 分鐘，再加入白味噌，一滾即熄火，最後加入蔥末和胡椒粉拌勻。
補　充	味噌不可久煮，也可用赤味噌。嫩豆腐也可改用豆腐皮。

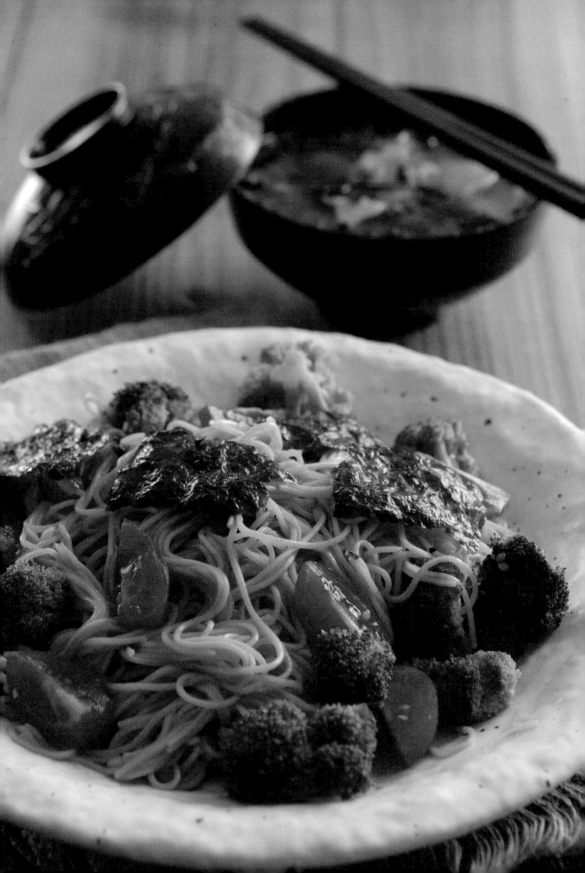

燕麥粥＋炒豆包蘿蔔乾

燕麥粥（4人份）

材　料　即溶燕麥片（或五穀米飯）$\frac{1}{2}$ 碗／高麗菜絲 80g／胡蘿蔔絲 30g／新鮮香菇片切絲 40g／薑絲／海帶芽 $\frac{1}{2}$ 大匙

調味料　油少許／鹽少許／醬油少許

做　法　油加熱後先入薑絲，將香菇絲炒香後加少許醬油，再和胡蘿蔔絲拌炒一下，接著加入高麗菜絲及水 5 杯煮滾 3 分鐘，最後放入海帶芽以及燕麥片煮滾 2 分鐘，加鹽調味即可。

補　充　高麗菜絲可改為筍絲，再加些紅蔥頭、胡椒粉。晚上的剩菜剩飯加水煮鹹燕麥粥也很好吃。

炒豆包蘿蔔乾（6人份）

材　料　嫩豆包 300g／蘿蔔乾 150g／香椿（或九層塔） 1.5 大匙／薑末 1 匙

調味料　油 1 大匙／鹽適量／糖 1 茶匙

做　法　❶ 嫩豆包用手撕成條，再切小丁。 ❷ 蘿蔔乾泡水洗淨、切碎。 ❸ 油加熱後，先放薑末炒香，再加蘿蔔乾炒香後，接著加入豆包丁及糖一起炒到豆包丁微黃（不要炒太乾），最後加入香椿末（或切碎的九層塔）和鹽拌勻。

補　充　這道菜也可搭配其他三道早餐，加入三明治、飯糰或拌入麻油麵線中皆可。

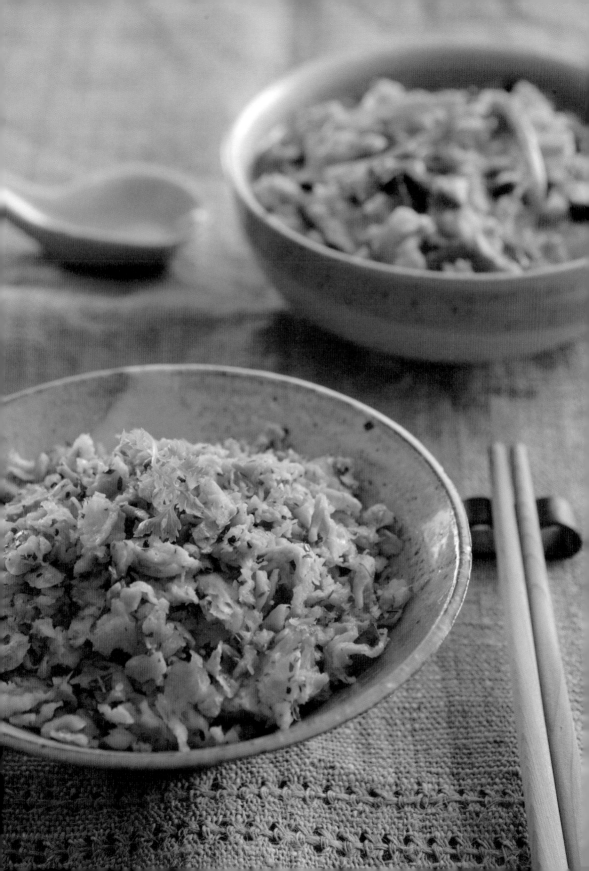

02

宅蔬食 DIY——中餐

咖哩飯＋ 糖醋大頭菜

咖哩（6 人份）

材　料　白花椰菜 150g／馬鈴薯 600g／胡蘿蔔 200g／蘋果 1 個／煮熟埃及豆（雪蓮子）1 杯／腰果 50g／香茅 2 根／新鮮香菇 200g／水 400g／咖哩粉 2 大匙／月桂葉 3 片

調味料　油 3 大匙／鹽適量／糖適量／醬油 1 大匙

做　法　❶ 馬鈴薯去皮切大塊、胡蘿蔔切小塊、香茅切段。　❷ 蘋果去皮切塊、白花椰菜洗淨切小塊。　❸ 埃及豆 $\frac{1}{3}$ 米杯，加腰果、蘋果及 1 杯水，用果汁機打成泥。　❹ 油 3大匙加熱，先入馬鈴薯、胡蘿蔔煎至微黃後加入香菇，再加入咖哩粉、月桂葉、香茅段炒香，加醬油煮滾，再加水 500cc.煮一會兒。　❺ 加入做法❸及白花椰菜，煮到馬鈴薯軟熟呈濃稠狀，再加鹽、糖及餘下 $\frac{2}{3}$ 杯埃及豆煮滾。

補　充　也可多加些高麗菜、青花椰菜、甜豆等。不要用麵糊或太白粉勾芡，改用富含蛋白質的堅果或豆類打成泥較營養也不易胖。香茅可加也可不加，超市都有賣。

糖醋大頭菜

材　料　大頭菜 400g／胡蘿蔔絲少許／薑末 1 大匙　**調味料**　鹽少許／糖 2 大匙／梅汁 2 大匙（或檸檬汁、白醋）／香油少許

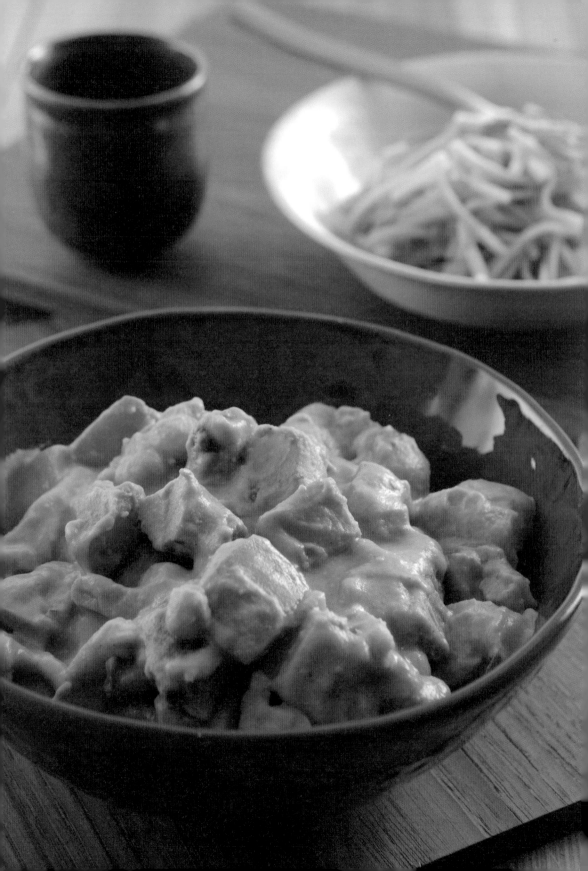

做　法　❶ 大頭菜去皮，先切 0.8 公分厚的薄片，再切絲。　❷ 將大頭菜絲和胡蘿蔔絲加少許鹽抓醃10分鐘，去除鹽水。　❸ 將醃過的做法❷加入其餘調味料拌勻，放至冰箱冷藏，約 6 小時後食用為佳。

補　充　大頭菜可切絲或切片。也可以改為麻辣口味。可依個人口味加些香菜。

· ·

翡翠炒飯＋涼拌大白菜心

翡翠炒飯（6人份）

材　料　青江菜 600g／玉米 1 支／胡蘿蔔 150g／薑末少許／乾香菇 100g／松子少許／白飯 6 碗　調味料　鹽／油 2 大匙／胡椒粉少許

做　法　❶ 青江菜洗淨，放入滾水中汆燙取出，剁細擠乾。玉米洗淨，削下玉米粒。　❷ 乾香菇泡軟、剁細；胡蘿蔔切成玉米粒 $\frac{1}{3}$ 大的小丁。　❸ 鍋中放油，先把薑末炒香，加入香菇拌炒，再加鹽、胡蘿蔔丁及玉米粒炒熟。　❹ 加入白飯及青江菜一起炒均勻，加鹽調味，再加胡椒粉拌勻，裝盤後撒上松子。

補　充　青江菜也可改用菠菜，綠綠的飯非常好看，不愛吃菜的人無形中也就吃下許多菜。

涼拌大白菜心

材　料　大白菜心1個（約400g）／香菜適量／滷豆干 3 片／胡蘿蔔絲適量／熟花生適量／冬粉 1 把　調味料　香油 1 大匙／糖 1 大匙／醋 1 大匙／鹽 $\frac{1}{2}$ 小匙／醬油適量

做　法　❶ 大白菜心洗淨切細絲。　❷ 滷豆干先切薄片，再切成細絲。　❸ 冬粉用滾水煮軟，取出泡冷開水後切小段。　❹ 將調味料拌勻。　❺ 將做法❶❷❸加入香菜、胡蘿蔔絲一起拌勻，食用時淋上調味料，再撒上搗碎的花生粒。

補　充　這是一道好吃的北方涼拌菜，若口味太淡不是很好吃，但是醬油不能多放，黑黑的就不好看了，甜、酸、鹹要剛好。吃的時候再拌上調味料，以免出水變軟影響外觀。

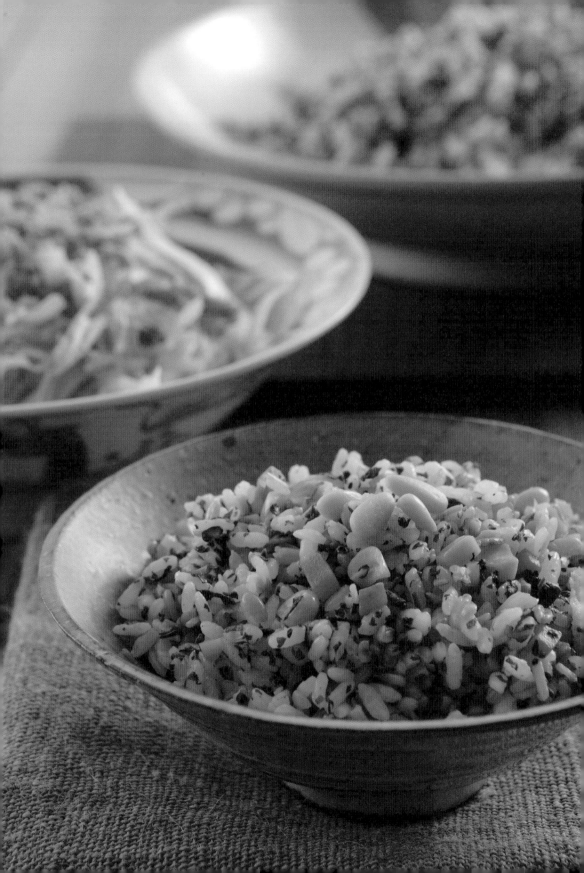

素肉燥飯＋糖醋白蘿蔔

素肉燥（**10人份**）

| 材　料 | 乾素肉粒 150g／乾香菇 50g／香料油（做法見後）1.5 杯　調味料　醬油　3/4杯／冰糖 3 大匙／鹽 $\frac{1}{2}$ 小匙　綜合香料油材料　八角 15g／花椒 22g／小茴香 10g／山奈12g／桂枝 10g／草果 2 個／丁香 10～15顆／陳皮 8g／甘草 5 片／肉桂 3g／月桂葉 4 片／白荳蔻 3g／老薑切片（0.1～0.2 公分）150g／油 2.5 杯（米杯） |

香料油做法　全部材料一起下鍋，大火煮滾馬上轉小火，慢慢熬至薑片捲起微乾，再轉大火 1 分鐘逼出材料的香味，全程約需 25～30 分鐘，香料濾掉留下油（濾掉的香料可留做素滷湯之材料）。

補　充　香料只要炸焦了就不可使用。香料的材料通氣又健筋骨，濾下的香料可用來滷豆干或煮紅燒湯。香料的材料可到中藥店配。

素肉燥做法　❶ 素肉粒煮軟，沖冷水，擠乾水分。 ❷ 乾香菇泡軟、切碎。 ❸ 香料油中先放入切碎的香菇，以中火炒到微乾，再將做法加入拌炒，到素肉粒微乾。 ❹ 將調味料加入做法❸中，再加 2 杯泡過香菇的水，一起用小火慢慢熬煮到湯汁剩一半，分袋冷凍。

補　充　香料油的研發成功是老天爺給的配方，希望藉此機會與大家共享，有益身心健康的天然好味道，絕對不輸葷的肉燥。

糖醋白蘿蔔

材　料　白蘿蔔 300g／胡蘿蔔 100g／小黃瓜 100g／乾酸梅 10 個　調味料　鹽 1 茶匙

做　法　❶ 白蘿蔔、胡蘿蔔去皮、切條，再切滾刀塊。 ❷ 小黃瓜切長條，再切滾刀塊（或菱形）。 ❸ 全部材料混合加鹽，放在塑膠袋中，用重物壓一晚去水。 ❹ 加入乾酸梅醃一天。

補　充　若不加乾酸梅可改用醋、糖、鹽或梅子汁。

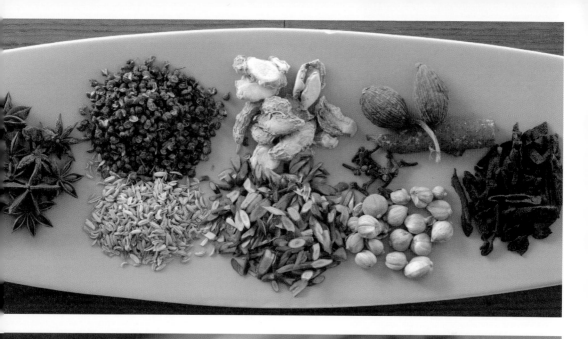

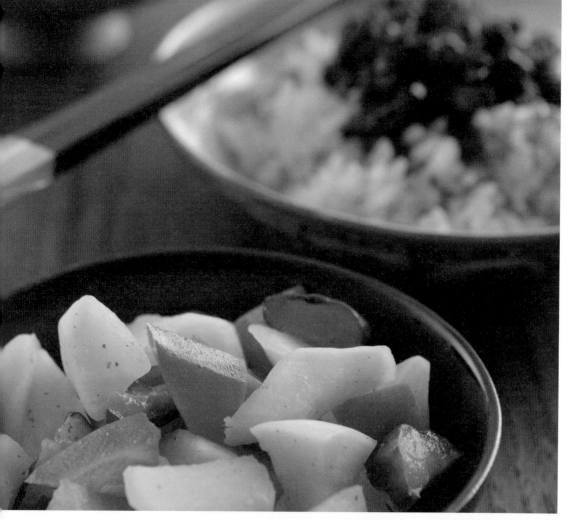

紅燒茄汁麵＋涼拌干絲

紅燒茄汁麵（8人份）

材　料　白蘿蔔 600g／紅蘿蔔 1條（200g）／高麗菜 300g／番茄 500g／新鮮香菇　200g／薑適量／乾素肉塊（或其他蛋白質製品）100g／麵 300g青江菜 200g

調味料　醬油 100g／鹽適量／冰糖 2大匙／香料油濾下的香料（參看上文素肉燥飯中香料油的做法）

做　法　❶ 乾素肉塊放入冷水中煮滾，5分鐘後熄火。沖冷水，擠乾水分。❷ 白、紅蘿蔔削皮切塊，高麗菜洗淨撕大片，番茄洗淨切塊，香菇洗淨切片。　❸ 取一個湯鍋，將調味料全部放入鍋中，再加水2,000cc.用中火煮20分鐘後熄火，取出香料，就成為香料高湯。　❹ 將做法❶❷及薑片放入香料高湯中，以中小火煮約1小時，加鹽調味，即是紅燒茄汁湯。❺ 麵煮熟，加上紅燒茄汁湯及一些燙青菜。

補　充　用香料油濾下的香料煮出的高湯，若太濃可分兩次用，以免香料味太重。蛋白質製品可用蒟蒻代替。香料高湯也可用來滷豆乾、海帶。若不用香料高湯，單純的蔬菜紅燒湯也很好喝，加2個八角就可以。

涼拌干絲（4人份）

材　料　干絲600g／芹菜300g／胡蘿蔔100g　調味料　鹽1茶匙／糖1茶匙／香油1.5大匙　／麻辣油1茶匙／胡椒粉少許

做　法　❶ 芹菜洗淨切段，胡蘿蔔切絲。　❷ 鍋中放半鍋水煮滾，放少許鹽，加入胡蘿蔔絲，再加入芹菜絲，煮一下取出放涼。　❸ 將干絲放入鍋中，煮3分鐘取出放涼，再弄芹菜絲及胡蘿蔔絲混合，最後加入全部調味料拌勻即可。

補　充　干絲煮太久會太軟，沒有嚼勁。

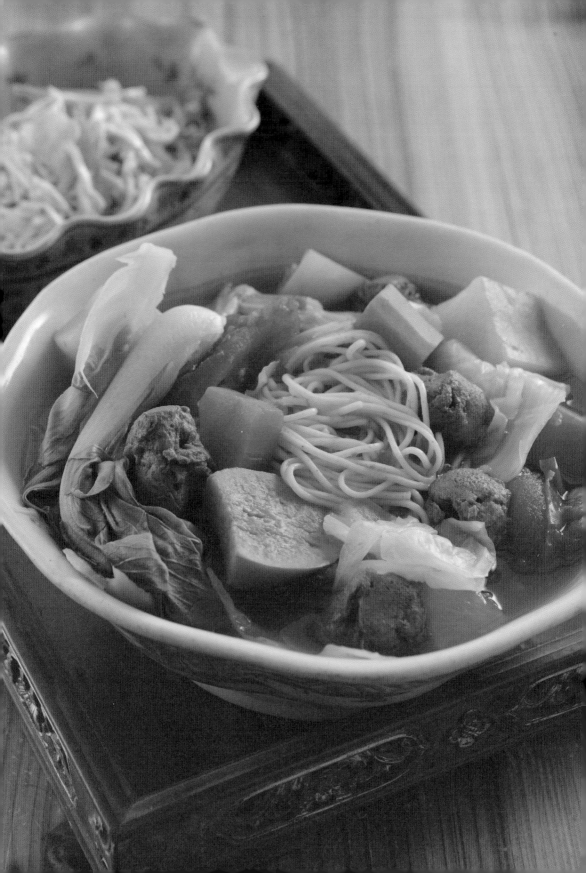

03

宅蔬食DIY——晚餐

薑黃粉菜飯（4人份）

材　料　米2杯／青江菜300g／新鮮香菇100g／胡蘿蔔絲少許／薑黃粉1大匙／薑
　　　　絲適量　調味料　油1大匙／鹽少許

做　法　❶ 米洗淨。青江菜洗淨切小段。香菇切片。 ❷ 鍋中放油，先放薑絲爆
　　　　香，再加香菇片和胡蘿蔔絲炒香，倒入薑黃粉翻炒兩下，再加入鹽和青
　　　　江菜翻炒。 ❸ 倒入電鍋中，加入洗好的米和2杯的水拌勻，按下開關煮
　　　　飯即可。

補　充　青江菜可改用筍絲或筊白筍，黃黃的飯很有異國風味。薑黃粉有八角的
　　　　藥性，常吃對身體有益。

紅燒佛手百頁結（4人份）

材　料　百頁結450g／佛手瓜2個／乾海帶1條 （17g）／胡蘿蔔適量／香菇少許
　　　　／八角1個／薑片適量　調味料　油2匙／醬油3大匙／糖少許

做　法　❶ 佛手瓜去皮切大塊。 ❷ 胡蘿蔔切塊。 ❸ 乾海帶洗一下，剪成小長
　　　　條。 ❹ 鍋中放油，加入薑片，再加入香菇及八角拌炒一下，接著加冰
　　　　糖、醬油拌炒。 ❺ 加鹽，再將百頁結、佛手瓜、紅蘿蔔、海帶全部放
　　　　入鍋中，加兩杯水，煮到佛手瓜和海帶軟透，即可熄火。

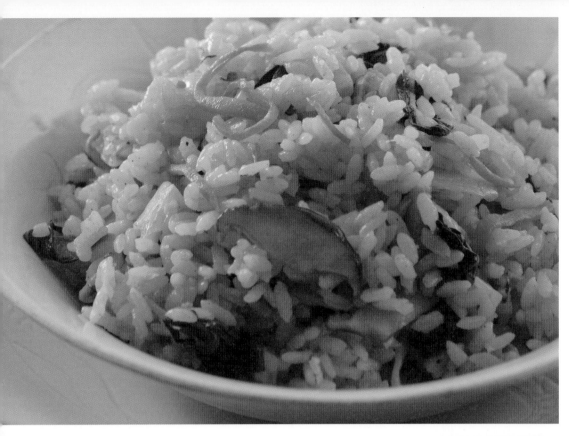
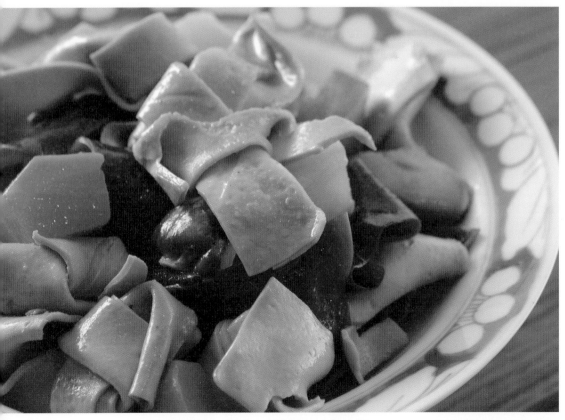

補　充　紅燒的菜吃來幸福又開胃。沒有佛手瓜也可用白蘿蔔或馬鈴薯代替。百
　　　　頁結可用其他豆製品代替。

....

涼拌龍鬚菜（4人份）

材　料　龍鬚菜600g／金針菇1包（約190g）

調味料　香油1大匙／鹽少許／胡椒粉少許／ 薑末少許

做　法　❶ 龍鬚菜去老梗，摘小段洗淨。金針菇去頭切成4段。　❷ 鍋中放水，
　　　　加少許鹽，水滾放入龍鬚菜和金針菇汆燙取出，放入盤中，加入調味料
　　　　拌勻即可。

補　充　夏天放入冰箱冰一下更好吃。同樣的青菜，用油炒或汆燙、涼拌，滋味
　　　　完全不一樣。

豌豆仁湯（4人份）

材　料　豌豆仁200g／杏鮑菇絲80g／薑少許

調味料　油1大匙／鹽少許

做　法　❶ 將豌豆仁和杏鮑菇絲加薑及水600cc.煮滾到豌豆仁變軟後熄火。
　　　　❷ 用果汁機打成泥。　❸ 倒回鍋中加油和鹽煮滾即可。

補　充　加些青花椰菜或是其他蔬菜進去，味道也不錯。豌豆仁最好買新鮮的，
　　　　冷凍的豌豆仁味道差太多，吃當令的食材才是首選。

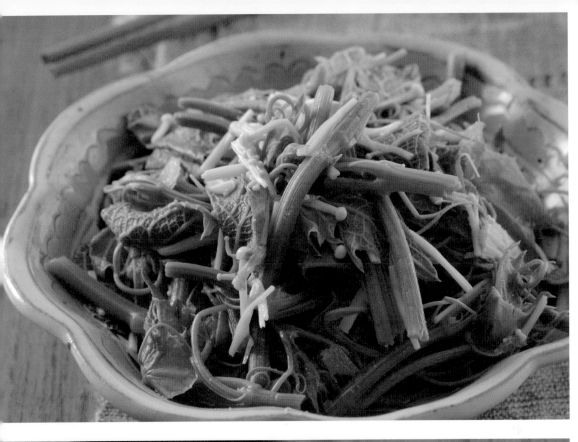

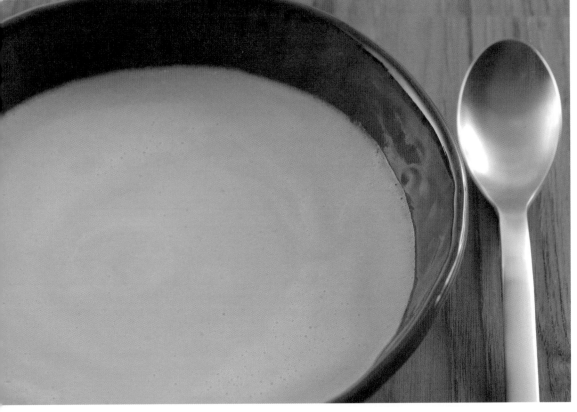

精緻蔬食小點

燕麥糕 （8人份）

材　料　燕麥1杯（米杯）／水2.5杯／紅糖0.8杯／蓮藕粉0.5杯／龍眼乾適量／熟芝麻適量

做　法　❶ 燕麥洗淨，泡水2小時。　❷ 加2.5杯水放入果汁機中打成泥（不要太細），再加紅糖、蓮藕粉打均勻。　❸ 將做法倒入模型中，加入龍眼乾拌勻。　❹ 將做法放入蒸籠中，蒸15分鐘取出放涼，上面撒一層芝麻。❺ 吃時切塊。

補　充　燕麥糕放涼了吃，可加些果醬，或是上面加一層杏仁果凍，非常好看。

杏仁果凍（8人份）

材　料　杏仁120g（泡水3小時）／水600g（米杯3.5杯）／吉利T 10g／糖60g

做　法　❶ 將泡好的杏仁加水600g用果汁機打碎，去渣、留汁。　❷ 將杏仁汁放入鍋中煮滾，約3分鐘熄火，降溫到85℃左右，將吉利T加糖混合倒入拌勻，然後倒入模型中放涼。

補　充　杏仁以南杏、北杏混合使用較佳，烤熟味道較好。杏仁凍也可倒在燕麥糕上成雙色糕。杏仁凍倒入高腳杯中，上面加果醬。吉利T（又稱Jelly T）是萃取自海藻等植物的凝固劑。吉利丁（又稱明膠或魚膠）是從動物的骨頭提煉出來的，購買時請辨明清楚。

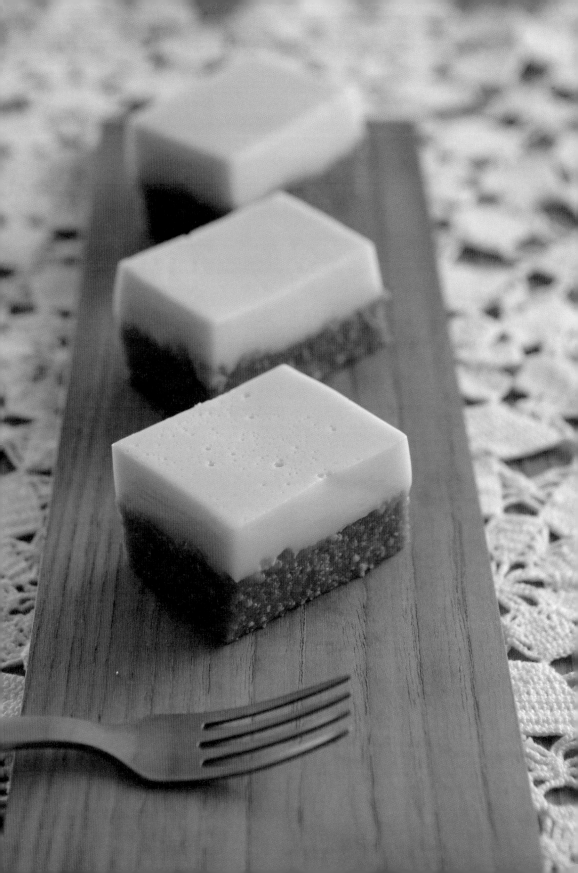

地瓜芋泥球（4人份）

材　料　地瓜（黃）或芋頭、南瓜各200g／果醬適量（金棗、橘子、桑葚或紅豆泥）／蔓越莓乾少許

調味料　鹽少許／糖2大匙／油0.5大匙／薑少許

做　法　❶ 地瓜或芋頭、南瓜去皮切片，入蒸籠蒸軟，趁熱壓成泥。芋頭要加調味料中的鹽、糖、油拌勻。 ❷ 地瓜泥則加少許薑即可。 ❸ 果醬必須用沒有湯汁的，最好自己熬製，例如金棗，需用刀背拍開，加冰糖、鹽，煮到汁變濃稠即可熄火。取一球地瓜泥或芋頭泥、南瓜泥（約20g），內包一個金棗，上面放一粒蔓越莓。

補　充　宴席時用各種顏色的丸子當甜點，賞心悅目又易做。本食譜中銅鑼燒的紅豆泥也可以當內餡。平常只要做一種食材即可。地瓜、芋頭、南瓜，要選購品質鬆軟的，並用手工壓成泥。用調理機打成泥口感就不對。

綠豆糕（8人份）

材　料　綠豆300g／冰糖180g／吉利T15g

做　法　❶ 綠豆泡軟。 ❷ 綠豆加水5杯煮軟。 ❸ 煮好的綠豆加水總重約1,500g，放入果汁機中打成泥，倒入鍋中煮滾，熄火降溫到85℃。 ❹ 將冰糖與吉利T混合倒入鍋中拌勻，然後將綠豆泥倒入盒中，待涼了放入冰箱，吃時切塊。

補　充　吃塊綠豆糕和喝碗綠豆湯是不同等級的享受，麻煩一點是有代價的。

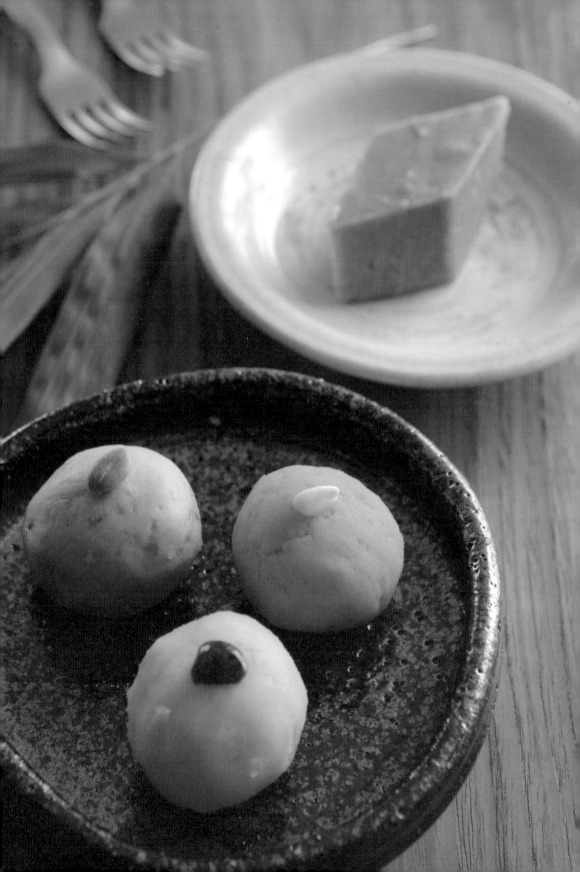

銅鑼燒（4人份）

材　料	有機無糖豆漿300g／腰果30g／油40g／有機黑糖70g／泡打粉6～7g／中筋麵粉150g
做　法	❶ 將有機無糖豆漿、腰果、油、有機黑糖放入果汁機中打勻，倒入盆中。 ❷ 將泡打粉、中筋麵粉放入做法❶的盆中，拌勻成麵糊。 ❸ 平底鍋加熱後轉中小火，挖1大匙麵糊放入鍋中，約直徑8公分，到表面出現小洞後再翻面煎成黃色即可取出。
補　充	火不要太大。鍋要熱。豆漿的濃稠度會影響麵糊的濃稠度，所以要目測增減麵粉。銅鑼燒可夾紅豆泥。
紅豆泥做　法	❶ 紅豆2杯，泡水4小時。 ❷ 泡好的紅豆加3杯水煮滾，加蓋燜1小時。 ❸ 將做法❷放入電鍋中，外鍋加2杯水蒸煮。 ❹ 煮熟的紅豆加100g紅冰糖拌勻放涼。
補　充	若太稀則倒入炒菜鍋中拌炒至濃稠，冷卻後會比較硬。不要炒太乾。

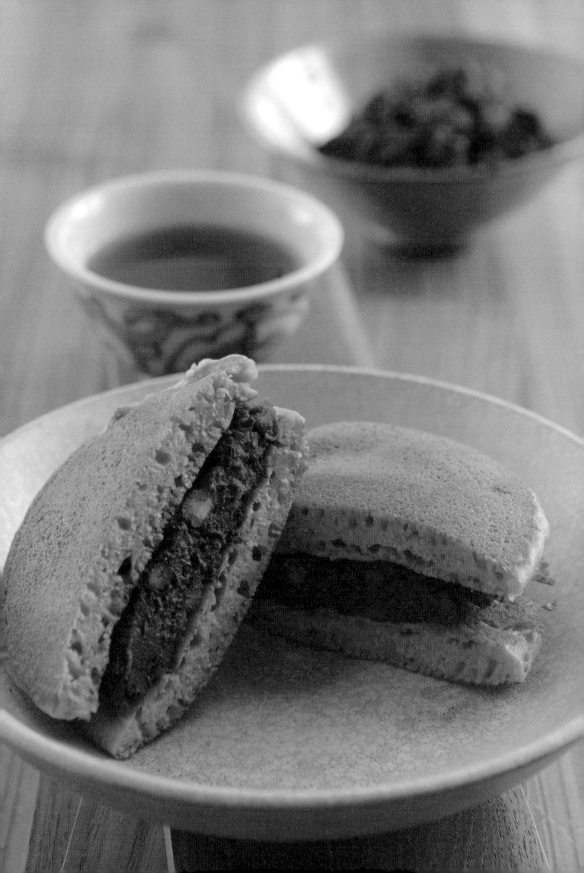

絲瓜南瓜煨麵（4人份）

材　　料　絲瓜500g／南瓜400g／薑4片／新鮮香菇80g／番茄乾麵240g／胡蘿蔔絲40g

調味料　鹽1大匙／香油少許／胡椒粉少許

做　　法　❶ 絲瓜去皮切厚片，南瓜切塊，香菇洗淨切片。　❷ 鍋中加入薑片、香菇略炒，再加水1,500cc.。　❸ 加入南瓜、絲瓜和胡蘿蔔絲煮5分鐘，再加入麵條煮約10分鐘，最後加入鹽、香油、胡椒粉調味後熄火。

補　　充　絲瓜可換成青江菜或莧菜。尤以莧菜最好吃。

燕麥餅乾

材　　料　即溶燕麥片3杯（米杯）／橄欖油60g／蔓越莓70g（1杯）／去籽椰棗90g／檸檬汁（半顆檸檬）

做　　法　❶ 把材料全部放入調理機打勻（不要太碎），如果用德國機器調至級數6，打6秒即可。　❷ 放入模型中壓成形。

補　　充　這款餅乾不需要烤，簡單易做又營養。可以壓成派皮，做成蘋果派或南瓜派等。

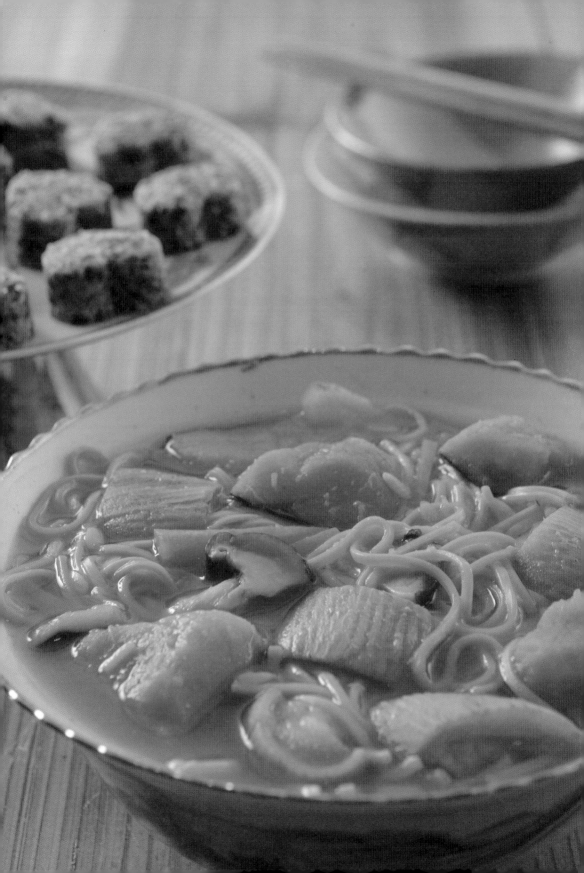

我也會做宴席菜

生菜沙拉＋豆腐美奶滋

生菜沙拉（4人份）

材　料　美生菜300g／紅甜椒30g／秋葵4條／酪梨半個／小粒紅番茄8個／小黃
　　　　瓜1條／ 胡蘿蔔絲少許／白木耳1大朵／黑木耳2大朵／黃玉米1條／蘋果
　　　　4片（切成8片半圓）

做　法　❶ 美生菜洗淨撕成塊。　❷ 紅甜椒切條。　❸ 酪梨去皮，切成條。　❹ 小
　　　　黃瓜洗淨切片。　❺ 黑白木耳泡水，撕成小塊。　❻ 黃玉米蒸熟，用刀將
　　　　玉米整片削下來。　❼ 將秋葵和黑白木耳放入滾水中汆燙，再放入冰水
　　　　中再取出。❽ 將每一種材料依序排入盤中，再淋上豆腐美奶滋（做法見
　　　　後）。

補　充　在上面撒些堅果和葡萄乾更佳。生菜和水果可依個人喜好而準備。

豆腐美奶滋

材　料　有機白色大豆干2塊／橄欖油2大匙／糖4.5大匙／檸檬汁3大匙（或梅
　　　　汁、百香果汁）／鹽1.5茶匙

做　法　將所有材料放入果汁機中打均勻即可。

補　充　豆腐美乃滋較濃稠，用來抹麵包較佳。

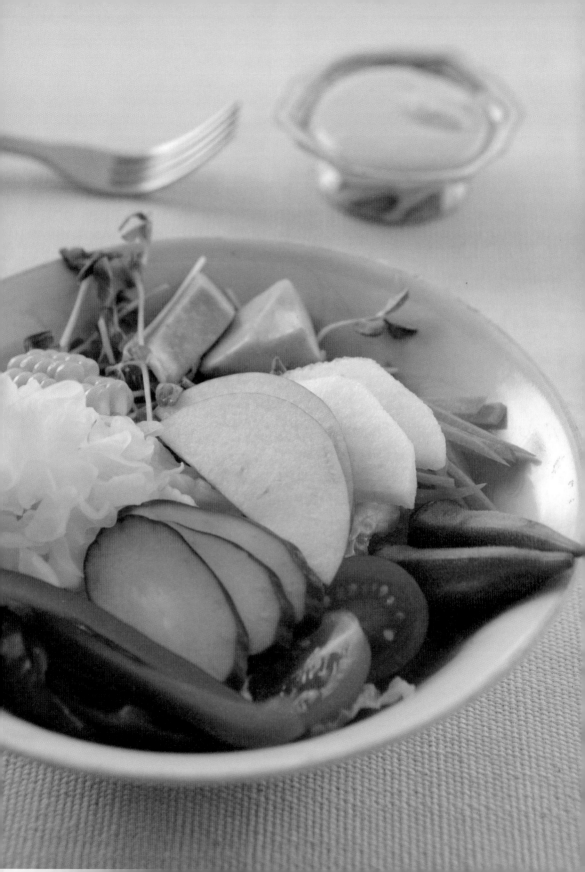

豆腐沙拉醬

做　　法　❶ 豆腐美乃滋再加160g鳳梨打成泥後比較稀，用來配生菜吃較適合。

　　　　　❷ 檸檬汁可用其他果醋或果汁（梅汁、百香果汁）代替。

・・・

烤杏鮑菇＋糖醋紅黃椒

烤杏鮑菇（8人份）

材　　料　杏鮑菇　4支／九層塔一些

調味料　熟芝麻2大匙／白味噌1大匙／冷開水1大匙／油1大匙

做　　法　❶ 杏鮑菇洗淨，剖成兩半，在切開的部分劃斜線交叉成菱形小格子（或用刀背拍鬆）。　❷ 九層塔剁碎。芝麻打細（使用磨豆機或手工磨細）。　❸ 將調味料全部放入碗中，攪拌均勻，加入九層塔拌勻。　❹ 將醬料抹在杏鮑菇有菱形格紋的那一面，放入烤箱以190℃烤20分鐘。　❺ 將糖醋紅黃椒（做法見後）放在盤中，上面放烤好的杏鮑菇。

補　　充　杏鮑菇要選結實大條的，含水量較多烤起來才肥嫩多汁。不切菱形紋，整條抹醬也可以。

糖醋紅黃椒

材　　料　紅椒 3個／黃椒1個

調味料　檸檬汁2大匙／糖2大匙／鹽 $\frac{1}{2}$ 茶匙

做　　法　❶ 紅黃椒洗淨，每個用手撕成6片。　❷ 烤箱預熱190℃，放入做法❶烤約30分鐘取出，剝掉皮切條。　❸ 將調味料混合拌入做法❷中。

補　　充　也可將生的紅、黃椒切成條狀，直接拌入調味料，或用乾梅子一起醃2天再食用。

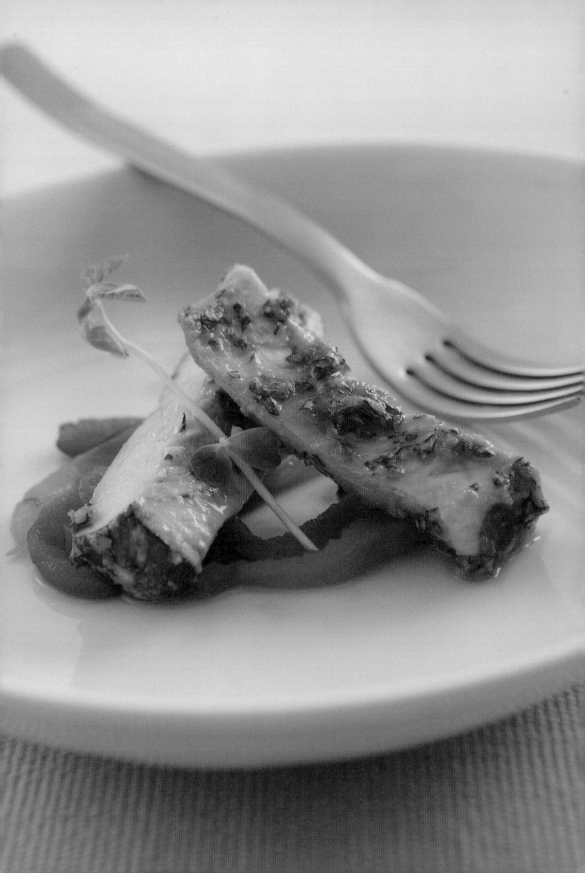

蒸荔枝（8人份）

材　料　荔枝16個／香菇丁 $\frac{1}{2}$ 杯／胡蘿蔔細丁 $\frac{1}{2}$ 杯／荸薺6個／薑末1大匙／五穀米飯半杯／芒果 2個／薄荷葉適量

調味料　油2大匙／醬油 $\frac{1}{2}$ 大匙／糖1茶匙／胡椒粉適量／太白粉適量

做　法　❶ 荔枝去皮，用剪刀從頂部剪開成 5 瓣，去籽。 ❷ 油加熱，放入薑末，再加香菇丁、胡蘿蔔細丁一起炒香，再加醬油、糖、胡椒粉拌炒均勻，即可熄火。 ❸ 五穀米用刀背碾成泥（不要太細）。 ❹ 荸薺去皮用刀背拍一下，略切（不要太細）。 ❺ 將做法 ❷ ～ ❹ 混合均勻。 ❻ 將做法 ❺ 搓成像乒乓球大小的圓球，裹層太白粉，放入荔枝中像握壽司一樣握緊。 ❼ 將做法 ❻ 放入蒸籠，蒸 8 分鐘。 ❽ 芒果去皮取肉後打成泥，倒入盤中，將蒸好荔枝擺在上面，放片薄荷葉裝飾。

補　充　沒有荔枝時可用竹笙代替。

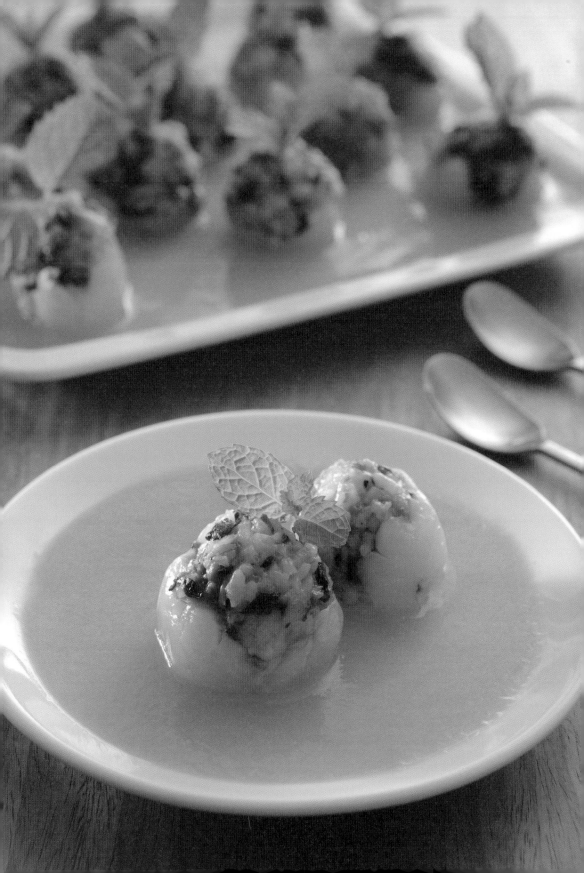

素排＋蘑菇醬（洋菇醬）

素排（8人份）

材　　料　乾猴頭菇100g／素肉片　（或乾小麥條）100g／中筋麵粉5大匙／地瓜粉 1大匙

調味料　油5大匙／鹽1茶匙／糖1大匙／胡椒粉1茶匙

做　　法　❶ 乾猴頭菇用水煮滾洗淨，重複3次，擠乾水分，撕成小條。❷ 素肉片（或乾小麥條）用水煮滾洗淨，擠乾水分，放入調理機打成纖維狀。❸ 將做法❶❷加入調味料及麵粉、地瓜粉一起拌打4分鐘，取出壓成一個個餅狀，直接用油煎，或是蒸熟後再用油煎皆可，上面淋蘑菇醬（做法見後）。

補　　充　可以加洋蔥丁、馬鈴薯絲或牛蒡絲一起拌勻。多做一些可冷凍保存，也可夾在漢堡或三明治中食用。若嫌處理乾猴頭菇麻煩，可以買商店處理好的猴頭菇，只要洗淨調味即可。乾猴頭菇、小麥條或素肉片在食品店或素料行都有賣。擺盤裝飾時可加放些小紅番茄與酪梨。

蘑菇醬（洋菇醬）

材　　料　洋菇100g／薑末少許／地瓜粉 $\frac{1}{2}$ 茶匙　**調味料**　醬油2大匙／油1大匙／黑胡椒粉少許

做　　法　❶ 洋菇切片。　❷ 油加熱，放入洋菇片和薑末炒香，加醬油煮滾，加黑胡椒粉及水300cc.，煮滾後打成泥。　❸ 再倒入鍋中煮滾，加少許地瓜粉勾芡即可。

補　　充　也可加些堅果在蘑菇醬中。素排的擺盤上，可以加一球馬鈴薯沙拉及青花椰菜。這套「我也會做宴席菜」，可結合湯品、甜點成一套西餐。湯品可選擇南瓜濃湯、蔬菜濃湯或玉米濃湯，甜點可參考本書之精緻蔬食小點。

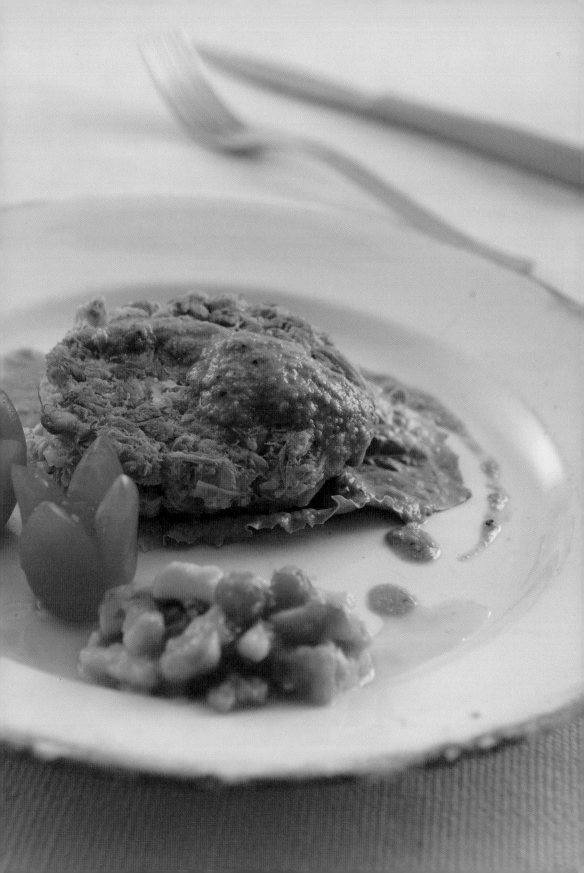

06

生機飲食有一套

營養師叮嚀

生機飲食（organic food）又稱為有機飲食，其概念是指不吃經過人工程序干擾過的食物，包括：農藥、化學肥料、基因改造、添加物、輻射線或各種去殼、研磨、去糠等動作。生機飲食強調食用無汙染的食物，對於健康而言，其精神意義是正向的；對於地球環保而言，也帶來實質的好處。因此，生機飲食的概念是值得推廣的。

然而，生機飲食的實施方式眾說紛紜，其中較引起爭議之處，在於食材是否要避免加熱烹調；由於生食或烹調都各有其優缺點，因此建議可依身體的狀況來調整生熟食比例。例如，苜蓿芽是生機飲食中常用的食材，但是並不是每個人都適合生食，因為其中的刀豆胺基酸會加重紅斑性狼瘡病友自體免疫的問題，可能導致紅血球破裂引起，貧血。

要注意有機蔬果不代表完全無菌和無寄生蟲卵，尤其是生食時更應當清洗乾淨。不過豆類因為含有胰蛋白酶抑制因子和血小板凝集素，所以不建議生食，務必加熱破壞才不致傷身；全穀類食物也需要經過烹煮，才有利於消化吸收。至於其他的食材（如蔬果和芽菜）則是因人而異，如果發生過敏或身體不適的狀況，表示該食材不適合生食；如果長期下來，感覺身體虛寒或容易飢餓，也是建議減少生食的比例。

酪梨沙拉（4人份）

材　料　酪梨360g／有機番茄120g／有機洋蔥90g／有機蘿蔓4片／有機葡萄乾少許／烤熟杏仁片少許

調味料　初榨橄欖油1茶匙／紅糖1大匙／檸檬汁1大匙／鹽少許

做　法　❶ 酪梨去皮、去籽、切丁。　❷ 番茄用滾水燙，取出沖冷水，去皮、去籽，切成小指甲大小，稍稍去汁。　❸ 洋蔥洗淨，切成小指甲大小，泡冰水1小時去水。　❹ 蘿蔓洗淨。　❺ 將做法❶❷❸加調味料拌勻，放在蘿蔓上面，撒些葡萄乾與烤熟杏仁片。

煎豆包小黃瓜泥（4人份）

材　料　有機小黃瓜150g／糖2大匙／檸檬半個（或梅汁）／鹽少許／有機嫩豆包4片／油3大匙

做　法　❶ 有機小黃瓜洗淨磨成泥，加入半個檸檬汁及鹽、糖一起拌勻。　❷ 鍋中放油，將豆包兩面煎黃，取出切條，淋小黃瓜泥一起食用。

補　充　豆包可用煎、蒸或燙的方式。豆包夾著小黃瓜泥一起吃，別有風味。

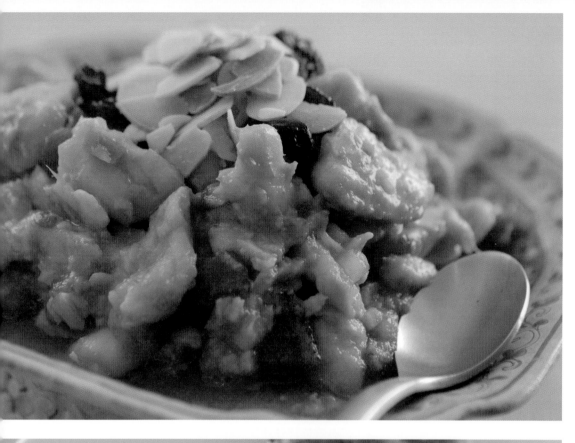

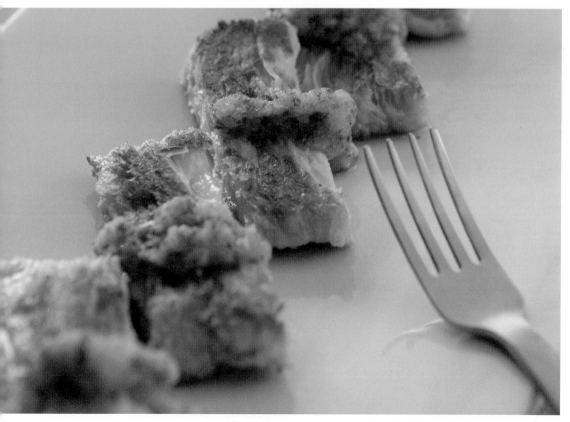

番茄豆腐盅（4人份）

材　　料　有機紅番茄4個／有機嫩豆腐 ¼ 個／有機金針菇80g／毛豆少許

調味料　鹽少許／冰糖少許

做　　法　❶ 紅番茄用滾水一燙便取出沖冷水、去皮。　❷ 切掉頂部一小片，將中心挖空，挖出的果肉切碎丁備用。　❸ 豆腐切小丁，金針菇切小丁，加入番茄丁、鹽、糖拌勻，填入番茄盅內，上面放幾粒毛豆，入蒸籠蒸10分鐘。

補　　充　番茄去皮時不可煮太久，免得過軟變形；不去皮直接切開也可以。　一道簡單的番茄豆腐，換個方式擺盤，馬上就有不同的效果。兩個番茄打成泥，煮成番茄醬，鋪在底盤視覺效果更好，或直接選用番茄醬。

山藥濃湯（4人份）

材　　料　西洋菜300g／鴻喜菇50g／有機山藥250g／日本山藥80g／薑末少許／高湯4碗

調味料　鹽少許／胡椒粉少許／油少許

做　　法　❶ 西洋菜洗淨切碎。　❷ 鴻喜菇洗淨。　❸ 山藥去皮，磨成泥。　❹ 鍋中放油先下薑末炒香，加入鴻喜菇炒香，再加入西洋菜拌炒，隨後加入高湯煮10分鐘。　❺ 將山藥泥加入鍋中快速攪拌均勻，加鹽和胡椒粉調味，滾後倒入碗中即可。　❻ 日本山藥去皮、磨泥，倒在碗中間。

補　　充　用山藥磨成泥煮濃濃稠稠的湯喝，很有溫暖的飽足感。西洋菜也可改成菠菜。加日本山藥是為了顏色好看；若是自己吃，也可以不加日本山藥。這道菜不宜煮太久。

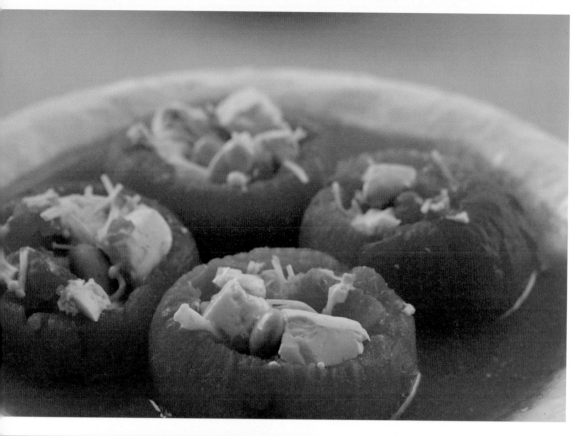

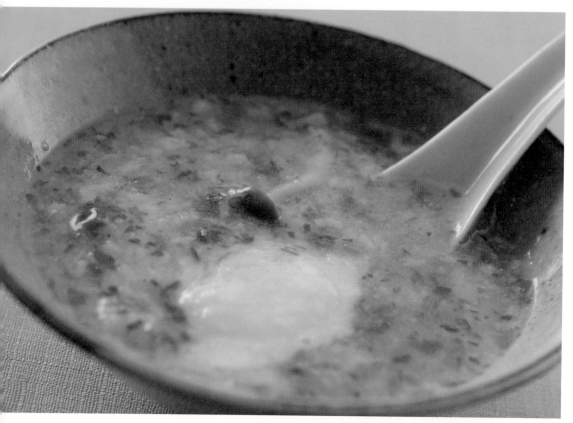

07

最夯蔬食營養午餐（一）

醬燒豆干丁（4人份）

材　料	有機豆干2塊／筍300g／胡蘿蔔100g／烤熟花生（或腰果）1杯／薑末少許煮熟毛豆100g／榨菜丁120g
調味料	油3大匙　／豆瓣醬（或甜麵醬）3大匙／香椿醬1大匙／醬油1茶匙／胡椒粉少許
做　法	❶ 豆干橫剖成兩半，再切成小丁，筍去皮切小丁，胡蘿蔔切小丁。　❷ 油加熱，用小火先將花生炒香取出。　❸ 將豆干丁及胡蘿蔔丁、薑末一起下鍋翻炒到豆干丁微黃。　❹ 再加筍丁、榨菜丁及調味料翻炒約2分鐘。　❺ 加水1杯燜煮到汁收乾，再加入毛豆、花生拌炒後裝盤。
補　充	用煮熟的毛豆最後下鍋拌炒，較能保存毛豆的香甜與色澤。

高麗菜番茄（4人份）

材　料	高麗菜400g／番茄200g／薑3片
調味料	油少許／鹽適量／糖適量
做　法	將全部材料放入鍋中，加少許油，蓋上鍋蓋燜煮，高麗菜軟即可熄火。
補　充	許多菜或湯加了番茄，既提鮮又開胃。記得要加少許糖才好吃。高麗菜水炒也好吃，只要加少許鹽。

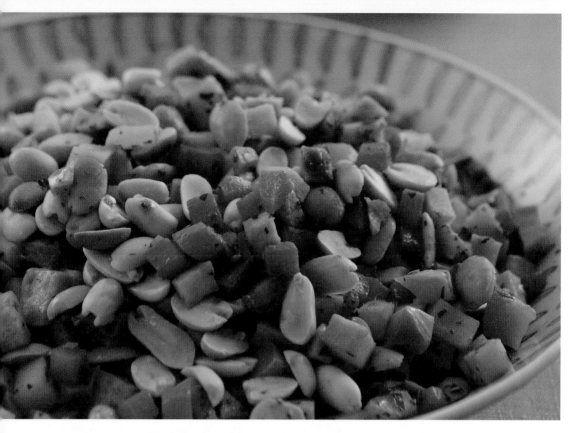

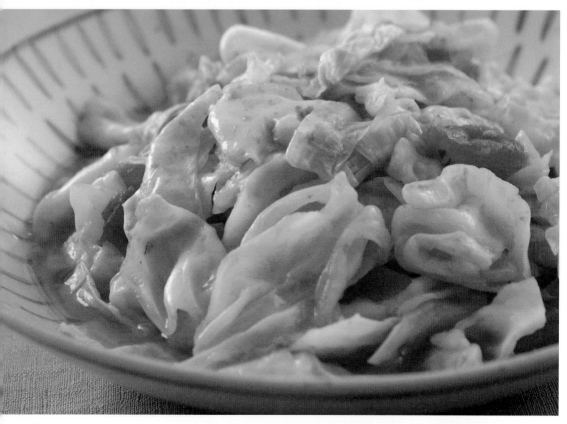

炒玉米（4人份）

材　　料	玉米粒320g（或玉米3支）／馬鈴薯160g／胡蘿蔔60g／煮熟毛豆100g
調味料	油2大匙／鹽 $\frac{1}{2}$ 茶匙
做　　法	❶ 玉米洗淨，用刀削下玉米粒。 ❷ 馬鈴薯去皮切小丁。紅蘿蔔切小丁。 ❸ 油加熱，放入做法❷，用小火慢慢將馬鈴薯煎軟。 ❹ 將玉米粒加入做法❸中，加 $\frac{1}{2}$ 杯水及鹽，煮滾後加入毛豆再翻炒1分鐘，即可起鍋。
補　　充	小朋友喜歡顏色明亮的菜，黑黑糊糊的都不是小朋友喜歡的菜色。簡單營養的菜小朋友百吃不厭。玉米粒、馬鈴薯、毛豆比例不同，就有不同的風味，食材一樣，量不一樣就是不同的菜色。

冬瓜玉米蓮子湯（4人份）

材　　料	冬瓜300g／玉米半條／蓮子半杯／黃耆8g／香菜少許／油1茶匙／秀珍菇80g／薑4片／枸杞少許
調味料	鹽1大匙／胡椒粉少許
做　　法	❶ 冬瓜切塊，蓮子洗淨，玉米切段。 ❷ 將做法❶加水1,500cc.，放入黃耆、薑片、秀珍菇一起用中火煮約30分鐘。 ❸ 加入枸杞、香油、鹽，煮約3分鐘熄火，加入胡椒粉和香菜末即可。
補　　充	冬瓜皮與籽都很養身，所以最好連皮帶籽一起煮，不要去皮去籽。

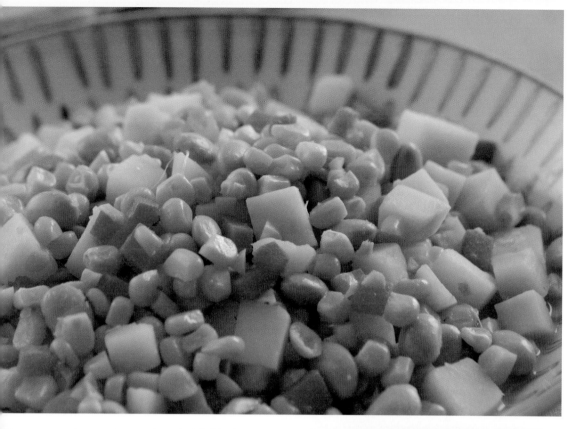
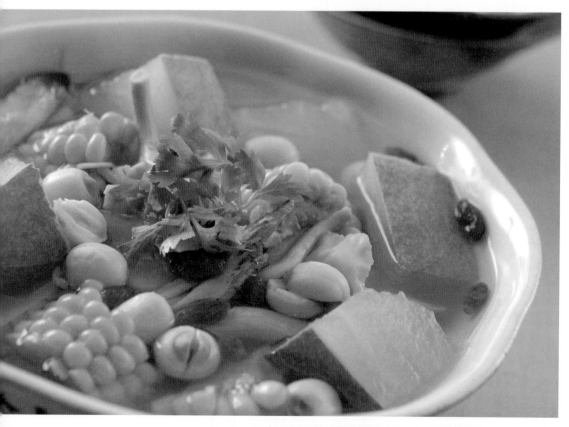

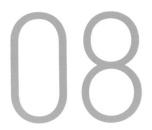

08

最夯蔬食營養午餐（二）

茄汁米豆（6人份）

材　料　米豆120g／番茄600g／煮熟大紅豆150g／煮熟雪蓮子150g／薑 數片／月桂葉2片／地瓜粉少許／水3杯　調味料　橄欖油2大匙／鹽少許／糖1大匙

做　法　❶ 米豆泡水4小時。　❷ 番茄用沸水稍微燙一下，沖冷水去皮，切小丁。　❸ 鍋中放入橄欖油，加薑片、米豆、番茄丁、月桂葉及3杯水，以中火煮約15～20分鐘。　❹ 加入鹽、糖、大紅豆、雪蓮子調味，另加少許地瓜粉勾芡即可

補　充　原豆（未經加工處理的豆子）的營養比豆腐麵筋還要完備，有益小孩的身體健康。茄汁口味可改成咖哩口味，加些馬鈴薯泥。

茭白燴豆腸（6人份）

材　料　茭白筍300g／豆腸200g／新鮮香菇80g／紅蘿蔔片少許／水1.5杯
調味料　油2大匙／鹽1茶匙／胡椒粉少許
做　法　❶ 茭白筍去皮切滾刀塊。　❷ 豆腸切3公分長段。新鮮香菇切片。　❸ 鍋中放油，先下豆腸煎黃，再下香菇炒一下，加入茭白筍及1.5杯水，蓋上鍋蓋燜煮，等到湯汁剩下 $\frac{1}{3}$、茭白筍軟熟即可熄火。

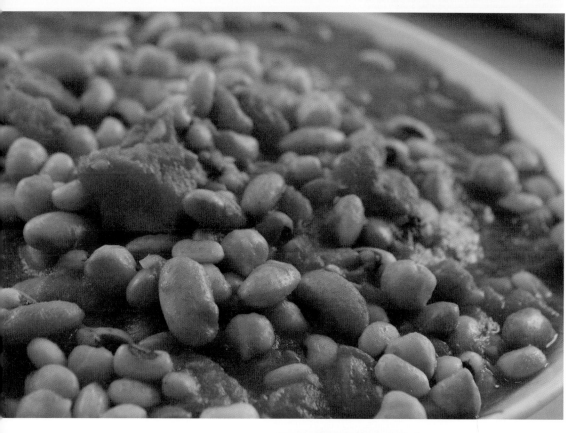

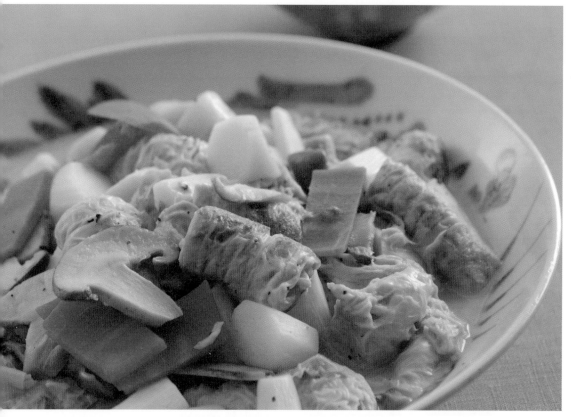

補　充　豆腸用油煎一下，好吃又不易散掉。一定要燜煮一下，豆腸才會入味。豆腸也可用醬油、香油浸泡，沾些乾粉油炸，酥脆好吃。

煨豆腐（6人份）

材　料　板豆腐2塊／杏鮑菇2條／青花椰菜半顆／八角2個／花椒10粒／薑4片

調味料　醬油2大匙／糖1茶匙／鹽1茶匙

做　法　❶ 板豆腐、杏鮑菇、八角、花椒、薑片與調味料一同放入鍋中，水加至與豆腐齊平，開火煮滾後轉小火，煨煮1小時熄火，浸泡在鍋中，吃的時候再加熱。 ❷ 杏鮑菇取出切薄片，圍在盤邊，豆腐放中間。 ❸ 用滾水汆燙青花椰菜，取出放在豆腐旁邊。

補　充　最好前一天煮好，第二天再加熱。

大黃瓜海帶芽湯（6人份）

材　料　大黃瓜1支／玉米1支／金針菇1包（約190g）／薑6片／乾海帶芽2大匙　水1,500cc.

調味料　鹽1大匙／胡椒粉少許／香油少許

做　法　❶ 大黃瓜去皮，切塊。 ❷ 玉米切半圓形。 ❸ 金針菇洗淨。 ❹ 將做法❶～❸加入薑片、水，煮到大黃瓜軟熟，再加入海帶芽稍煮，最後加入調味料。

補　充　因季節的不同，可改用白蘿蔔、佛手瓜、大頭菜、黃豆芽等。

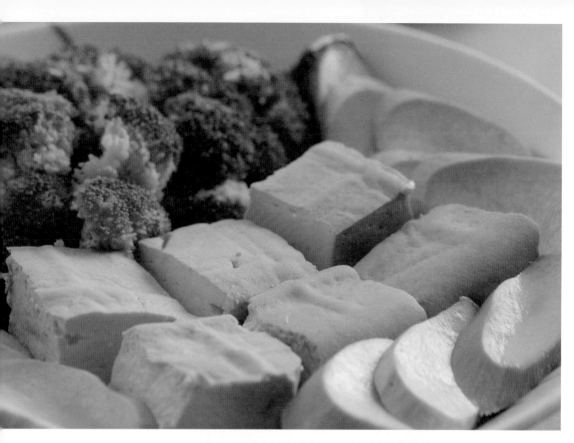

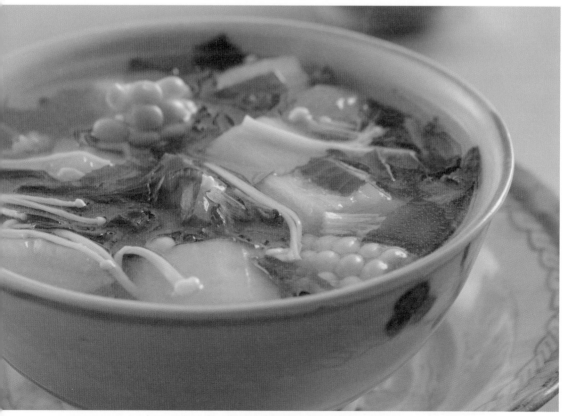

營養份量單位

　　由於一般人平常不太可能吃飯時帶著一個秤，來測量每種食物的重量，所以營養學上常以「份量」來估計每日所需進食的量，這種份量概念與食譜菜餚上標示的「幾人份」是不同的。例如食譜中標示成人「1人份」的米飯（通常為1碗），常表示1位成人在1餐中所要吃的米飯量，然而這1碗飯卻等於營養單位的4份。

　　通常我們每天需要的主食類（全穀根莖類）約在6～11份量之間（每天1.5～3碗，未精製全穀類占 $\frac{1}{3}$ 以上），蛋白質類3～8份，蔬菜類3～5份（ $\frac{1}{3}$ 以上為深綠色和黃紅色蔬菜），水果類2～4份，食用油脂3～7份，加堅果種子類1份。這些份量有範圍差異是因為性別、年齡及工作活動量不同。各種食物每1份量的代換表顯示於表3-1中以供參考。

表 3-1 各種食物1份量的代換表

營養類別	食物1份量（可食部分）
全穀根莖類 （含醣15公克及蛋白質2公克，約70大卡熱量）	飯、地瓜、馬鈴薯、薏仁或蓮子¼碗（1碗量為200公克）＝麵條、稀飯、米粉、米苔目、粿仔條、粉條半碗＝厚片吐司半片＝中型台灣饅頭¼個＝山東饅頭1/10個＝水餃皮3張＝餛飩皮7張＝蘇打餅3片＝麥片3湯匙＝冬粉半把＝小餐包1個
蛋白質類 （含蛋白質7公克及油脂5公克，約75大卡熱量）	黃豆20公克＝傳統田字板豆腐1塊或80公克＝盒裝豆腐½塊＝五香豆干3片＝黑豆干半片＝豆漿1杯260cc.＝豆包⅔片＝素雞1根＝烤麩35公克＝乾素肉7公克＝百頁、干絲、百頁結35公克＝麵腸40公克＝麵筋泡20公克（另含油10公克）
蔬菜類 （含醣4.7公克及蛋白質1.7公克，熱量25大卡）	青菜100公克＝煮熟後約⅔碗、4湯匙或1小碟
水果類 （含醣15公克，熱量60大卡）	柳丁、蘋果、芭樂、水蜜桃、芒果、奇異果、加州李（約網球大小或切塊1碗量）＝蓮霧2個＝枇杷6個＝櫻桃或荔枝9個＝葡萄12個＝小草莓16個、中草莓7個、大草莓5個
油脂及堅果類 （含脂肪5公克，熱量45大卡）	植物油1茶匙（5公克）＝沙拉醬2茶匙（10公克）＝芝麻2茶匙（8公克）＝腰果、杏仁果5粒＝花生、開心果10粒＝南瓜子、瓜子1湯匙＝酪梨50公克

註：堅果類每1份量除了含油脂5公克，也含有大於1公克以上的蛋白質。

窈窕瘦身餐

　　現代人常因飲食習慣不良造成過重或肥胖。肥胖主要是進食的熱量超過了所需消耗的量，導致多餘的熱量以脂肪形式被儲存起來。

　　許多人覺得減重是一個既挫折又痛苦的經驗，其實減重的難易程度因人而異，如果限制熱量進食，再加上運動，減重的效果會較快；然而很多人難以克制美食，或在運動之後，食慾大增，結果吃得更多，導致體重反而降不下來。

　　營養學上理想減重速度建議每週減半公斤左右，這樣大約每天飲食量要比目前減少500大卡。由於蔬食中富含膳食纖維，可減少脂肪及蛋白質的吸收，採用蔬食一天平均就減少了100大卡的熱量。

　　實際上，蔬食絕對比肉食在減肥的功效上顯著，並且蔬果裡的維生素A、C或E是天然抗氧化劑，有助於抵抗自由基，防止老化。然而，並不表示蔬食的每一個人都有著苗條的身材，如果過食高熱量的食物，結果也會變成「胖嘟嘟」。所以，蔬食者在減重飲食上仍要注意一些要點。

　　首先，避免高油脂的食物。油脂能夠增加食物的香味和口感，使人一吃欲罷不能，所以成了肥胖的元凶。除了油炸和油煎的食物之外，許多加工食物，例如：油豆包、油豆腐、油麵筋、沙拉、千層派、泡芙、餅乾和蛋糕都是高油脂加工品，許多堅果類也是天然高油脂食物，包括：花生、核桃、開心果、杏仁及瓜子等。此外，還要避免習慣吃甜食和含糖飲料。

　　其次，選擇低熱量又有飽足感的食物。當肚子餓時，先選擇體積大又低熱量的食物來填充胃部，例如：蔬菜、菇類、藻類、蒟蒻、愛玉或寒天等，讓肚子先有飽足感，這樣可以避免吃下太多熱量。

　　減重雖然是要減少熱量攝取，但是仍要注意營養素的均衡，每天飲食中仍要包含：全穀根莖類、豆蛋白質類、蔬菜類和水果類等。全穀根莖類為主食，由於男女不同及每人勞動工作量有異，每日的熱量需求也不相同，正常蔬食者一般都在6～11份（每天1碗半～3碗飯）之間，只要比平常約少吃125公克（500大卡）的量即可，否則長期一直處在飢餓狀態，最後會導致崩潰而暴食；豆類提供身體蛋白質所需，仍維持4～6份的量不需要減少；蔬菜幾乎無熱量，每日至少3份以上，無需限制；水果每日仍需2份。至於油脂，烹調用油盡量減少，僅需淋上幾滴提味調香即可。

　　總之，選擇蔬食，不必忍受飢餓，又能享受清爽的美食，是輕鬆減重的成功秘訣。注意不要用吃來宣洩情緒，去超市前最好先吃過東西再去購物，晚上不要有吃消夜的習慣，並且和志同道合的朋友相互勉勵，相信您必是下一個健康瘦身的成功者。

表3-2 適合窈窕健康餐的主要食材

分類	食材	說明
全穀根莖類	糙米、胚芽米、全麥麵條、全麥饅頭、蕎麥、粄條、燕麥、薏仁、粿仔條、玉米、小米、地瓜、馬鈴薯、芋頭、山藥	可選擇種類豐富的全穀雜糧及根莖類當主食，然而進食份量要比平常少
蛋白質類	優選：黃豆、豆腐、豆皮、豆干、豆漿、百頁 次選：黑豆、紅豆、綠豆、花豆、毛豆、麵腸	以黃豆及其加工製品為優先，其次才選其他種豆類
蔬菜類	小黃瓜、小白菜、地瓜葉、高麗菜、秋葵、芥菜、菠菜、青江菜、川七、白菜、油菜、香椿、芥藍菜、蘆筍、蘿蔔、冬瓜、彩椒、番茄、南瓜、芹菜、苦瓜、香菇、杏鮑菇、金針菇、海帶芽、紫菜	選擇當令的季節性蔬菜即可
水果類	蘋果、鳳梨、檸檬、桑葚、芒果、香蕉、木瓜、奇異果、芭樂、柳丁	選擇當令的季節性水果即可

示範菜餚如下：

涼拌過貓（4人份）

材　料　過貓600g／甜薯100g／枸杞適量／薑末 $\frac{1}{2}$ 大匙

調味料　鹽少許／香油數滴／胡椒粉少許

做　法　❶ 過貓洗淨，去掉老梗，切小段。　❷ 甜薯去皮，切0.2公分條狀。　❸ 將做法❶❷及枸杞，放入滾水中汆燙，取出泡冰水。　❹ 將做法❸去水後拌入調味料及薑末。

營養師叮嚀　本道菜使用低熱量的生鮮食材，兼具美味與飽足感。

米粉湯（4人份）

材　料　粗米粉1斤／白蘿蔔600g、胡蘿蔔200g（或芋頭1個）／凍豆腐2大塊／鮮香菇150g／金針菇1包／海帶1段／薑片少許／香菜少許

調味料　鹽1大匙／胡椒粉少許

做　法　❶ 白、胡蘿蔔去皮，切滾刀塊。　❷ 凍豆腐切塊。鮮香菇切片。　❸ 金針菇洗淨。　❹ 粗米粉洗淨。　❺ 乾海帶用水沖一下，剪成小塊。　❻ 取一大鍋，將粗米粉、紅白蘿蔔、薑片、香菇放入鍋中，水加到與料齊平，開火煮到蘿蔔已軟（中間要補水）。　❼ 再加入海帶煮到軟，續加入凍豆腐、金針菇及鹽，煮10分鐘熄火。　❽ 食用前加胡椒粉及香菜。

補　充　冬天時全家聚在一起，吃碗熱呼呼的米粉湯多幸福。6月吃南瓜米粉，9月吃芋頭米粉，12月吃蘿蔔米粉，隨著季節煮不同口味的米粉湯。板豆腐放入冰櫃冷凍，即成凍豆腐。

營養師叮嚀　即使在減重期間依然需要適量的碳水化合物，本餐可以提供適當飽足感避免飢餓，並視身體飢餓程度來決定米粉的食用量。

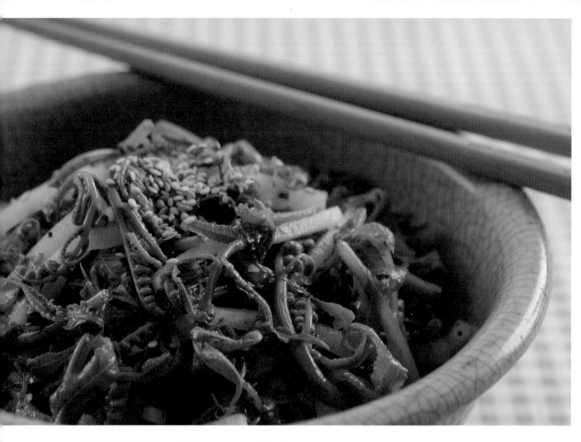
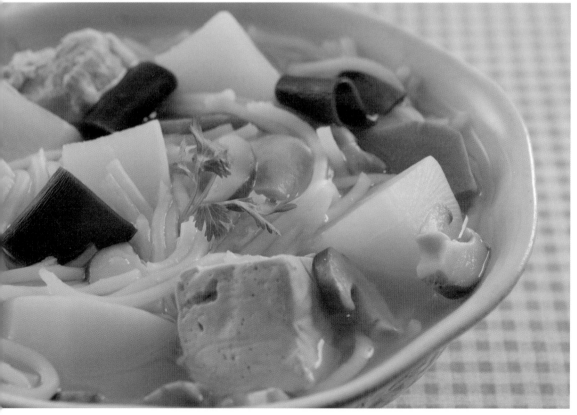

燙五色蔬菜（4人份）

材　料　有機黃豆芽200g／黑木耳50g／胡蘿蔔半支／菠菜半斤／牛蒡100g

調味料　鹽少許／香油少許／胡椒粉少許／薑泥少許

做　法　❶ 黃豆芽洗淨去尾。　❷ 黑木耳、胡蘿蔔洗淨切細絲。❸ 菠菜洗淨切
段。　❹ 牛蒡刷皮洗淨切絲。　❺ 黃豆芽加1杯水、 $\frac{1}{2}$ 茶匙鹽，蓋鍋蓋
煮到水乾。　❻ 鍋中加水煮沸，加少許鹽，先放牛蒡絲煮2分鐘，接著加
胡蘿蔔絲煮1分鐘，再加入菠菜煮滾後加黑木耳絲，一滾全部撈出沖冷
開水，加入黃豆芽中，拌調味料。

補　充　冬天時，可將這些菜鋪在飯上，加1大匙素肉燥和一些韓式豆瓣醬，做
成韓式石鍋拌飯。

營養師叮嚀　五色蔬菜膳食養身，又兼具低熱量，適合當窈窕瘦身餐調養之用。

拌三色洋菜（4人份）

材　料　洋菜條半把17g／乾香菇15g／豆干200g／胡蘿蔔50g／芹菜100g／薑末
少許　**調味料**　醬油1茶匙／糖1茶匙／鹽少許／香油少許／胡椒粉少許

做　法　❶ 洋菜以溫水泡30分鐘，取出切段。　❷ 乾香菇泡軟切絲。　❸ 芹菜去
老葉切段。　❹ 豆干片薄切絲。　❺ 鍋中熱油，先加薑末再加香菇絲拌炒
一下，再加豆干絲、胡蘿蔔絲翻炒，加醬油、糖拌炒，加入2大匙水及
芹菜煮2分鐘，加鹽、胡椒調味，最後淋下香油熄火待涼後，加入洋菜
拌勻。

補　充　洋菜不要用滾水泡太久、泡太軟。一道普通的炒菜，因為加入了洋菜，
增加脆脆的口感，白色也使整個菜呈現輕鬆可口的感覺。做菜永遠要注
意菜呈現的顏色。

營養師叮嚀　本道菜熱量不高，並考慮到由豆製品來提供身體蛋白質的需求。

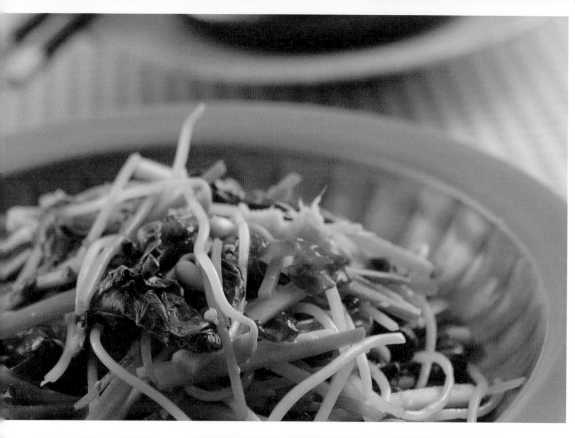

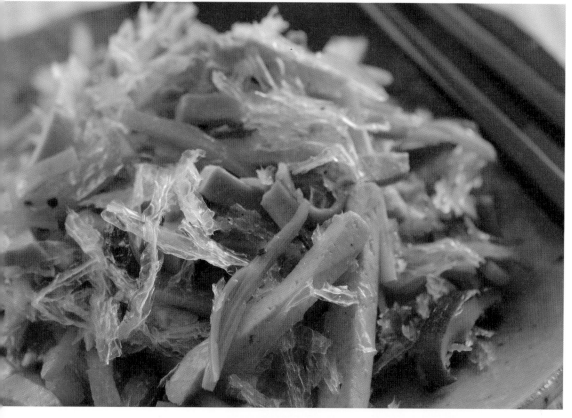

02

抗癌健康餐

　　許多的研究已經證實，癌症與飲食有密切的相關性。近年來，不斷西化的飲食型態讓癌症發生率節節攀升，飲食中包括：動物性飽和脂肪、燒烤及煙燻肉類、荷爾蒙（雌激素）、醃漬品、發霉食品、食品添加物（人工甘味劑、螢光增白劑、非法及過量的防腐劑等）都是危險的致癌因子，所以遠離或減少這些因子是防癌的基本之道。

　　相對於肉類中的動物性蛋白質及飽和脂肪引發癌症的高風險，植物性飲食已被證實具有預防癌症的作用。癌症患者生病後改採蔬食也有助於抗癌，因為許多蔬果均含有防癌物質。

　　麥麩、米糠及蔬菜中所含的纖維，可以降低結腸癌；全麥、糙米、胚芽中的類黃酮（flavonoids）及維生素E，能預防攝護腺癌；黃豆中含有異黃酮（isoflavone），可阻斷體內過盛雌激素致癌的威脅，以預防乳癌發生或復發。

　　另外，十字花科的花椰菜、高麗菜、白菜結球、白菜等含有的異硫氰酸鹽（isothiocyanate）；番茄的茄紅素（lycopene）、胡蘿蔔及紅地瓜的類胡蘿蔔素（carotenoid）、咖哩的薑黃素（curcumin）、柑橘類水果中的單帖類（monoterpene）、和許多水果中豐富的維生素C，都具有抗氧化、防癌及抗癌的功效。

　　癌症病友的膳食設計可分為治療期及恢復期。在治療期宜採用少量多餐（2～3小時一次）、高熱量及高營養的流質或半流質飲食方式，在醫師或營養師評估後，必要時也可攝取適當的營養補充品。相對地，恢復期的飲食方式較接近於正常飲食，此時可將飲食視為調養或防癌，攝取有益的抗癌食物，以增強體內的

免疫力及毒素排除。

　　全穀根莖類是供應身體熱量的需求，可採用糙米、胚芽米、全麥麵條或含澱粉質的根莖類，例如：地瓜、芋頭、山藥、蓮藕等，此類食物中的高纖維素也可以幫助腸道排除毒素；蛋白質類以黃豆及其加工品為優選，因為黃豆中的異黃酮具有防癌效果，但要注意選擇非基因改造的黃豆，及無防腐劑及食品添加劑的加工製品，以免增加身體額外的負擔。

　　蔬菜的需求量每日至少3～5份。可選擇十字花科的蔬菜，含有抗癌化合物，或以多種顏色的蔬菜混合搭配，不僅色彩豐富，可提高食慾，也有助於提升免疫力；水果每日的需求量約2～4份，可選擇柑橘類等富含維生素C及類胡蘿蔔素的水果；平常也可以喝些富含茶多酚（polyphenols）的綠茶、烏龍茶或龍井茶。

　　最後，要注意減少燒烤和油炸的烹調方法，避免吃發霉的食物，以及醃漬、防腐劑或添加物多的加工食品。在此呼籲：癌症即使治癒或暫時控制住，一定要改變原來的不當飲食和生活習慣，否則很容易會再復發。

表 3-3　適合抗癌健康餐的主要食材

分類	食材例子	說明
全穀根莖類	糙米、胚芽米、蕎麥、薏仁、全麥麵包、全麥麵條、粄條、小米、燕麥、地瓜、芋頭、山藥、蓮藕	高纖食物有利腸道排毒
蛋白質類	優選：黃豆、豆腐、豆皮、豆干、豆漿、百頁 次選：黑豆、紅豆、綠豆、花豆、扁豆、毛豆、麵腸 杏仁、松子、腰果、芝麻、南瓜子、葵瓜子	先考慮選擇黃豆類為主，加工品要慎選無添加物者
蔬菜類	[十字花科蔬菜]：甘藍菜（高麗菜）、大白菜（結球白菜）、青花椰菜（花椰菜）、青江菜、芥蘭菜、萵苣、白蘿蔔 [多種彩色蔬菜]：芹菜、紅蘿蔔、竹筍、山藥、牛蒡、番茄、苦瓜、南瓜、茄子、四季豆、豆芽、香菇、鴻喜菇、啤酒酵母粉、紫菜、海帶、蔥、大蒜、洋蔥	十字花科蔬菜可抗癌；多種彩色蔬菜可提升免疫力
水果類	柑橘、木瓜、鳳梨、水蜜桃、奇異果、蘋果、芭樂、香蕉、草莓	選擇含維生素C及類胡蘿蔔素多的水果
飲料	綠茶、烏龍茶、龍井茶	含兒茶素可抗癌

註：蔥、洋蔥、大蒜適合五辛素食者。

示範菜餚如下：

滷白菜（4人份）

材　　料　大白菜400g／白花椰菜150g／青花椰菜100g／新鮮香菇150g／金針菇100g／胡蘿蔔50g／油煎豆包2片／薑5片／香菜少許　**調味料**　醬油1茶匙／鹽少許

做　　法　❶ 大白菜洗淨撕成大塊。　❷ 白花椰菜切大塊、去粗絲，洗淨。　❸ 青花椰菜切大塊、去粗絲，洗淨。　❹ 新鮮香菇每朵切成4塊；胡蘿蔔切片；油煎豆包每片切成4塊。　❺ 將大白菜、香菇、薑片加調味料放入鍋中，加水與菜齊平，開火煮約20分鐘後，再加入白花椰菜、紅蘿蔔、豆包、金針菇，用中小火再煮10分鐘，加入青花椰菜煮5分鐘，熄火，倒入盤中，上面放香菜。

補　　充　大白菜煮愈久愈軟愈好吃。

營養師叮嚀　本道菜中十字花科的大白菜和白花椰菜、青花椰菜含有抗癌化合物（異硫氰酸鹽），很適合作為防癌餐來食用。

番茄燒白蘿蔔乾豆皮（4人份）

材　　料　白蘿蔔600g／番茄500g／乾豆皮100g／薑5片／水1杯　**調味料**　油2大匙／鹽1茶匙／糖少許／醬油1大匙

做　　法　❶ 白蘿蔔去皮，切大塊。番茄切大塊。　❷ 乾豆皮泡熱水洗淨。　❸ 鍋中放油，放入薑片、白蘿蔔以中小火燜煎一下，再加糖、醬油拌炒。　❹ 加入番茄、乾豆皮、鹽、水2杯，蓋上鍋蓋煮到湯汁快收乾，白蘿蔔軟爛，即可熄火。

補　　充　番茄真是個好食材，好吃好看，怎麼做都好，便宜的時候多買些冷凍起來。白蘿蔔先用油小火煎到透明，再加其他材料燒煮，蘿蔔會更好吃。

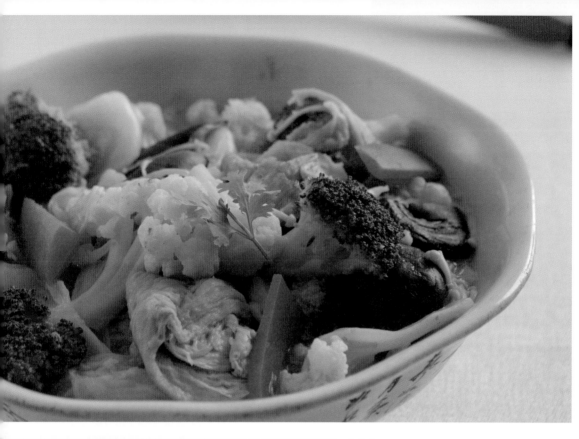
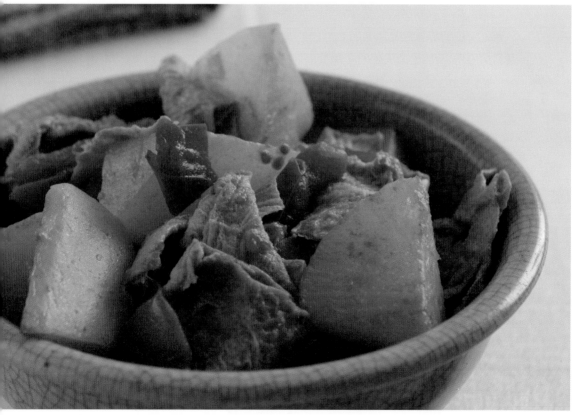

營養師叮嚀　　番茄裡的茄紅素具有抗癌和抗氧化的功效，再搭配具抗癌效果的十字花科白蘿蔔，是不同種類防癌食材的組合，同時兼具色香味。

． ．

橘子醬

材　　料　　桶柑6斤／冰糖600g／鳳梨 $\frac{1}{3}$ 個／鹽少許

做　　法　　❶ 用刷子將橘皮刷洗乾淨。　❷ 桶柑4斤，連皮帶肉先剖半，再切成絲。　❸ 桶柑2斤，先切成塊，再用果汁機打成粗粒。　❹ 鳳梨打碎。　❺ 將全部材料放入不鏽鋼鍋中，加入 $\frac{1}{3}$ 的冰糖煮滾，再加 $\frac{1}{3}$ 的冰糖煮到湯汁剩一些時，再加 $\frac{1}{3}$ 的冰糖煮到湯汁收乾，裝罐。

補　　充　　若不夠甜可自行加糖，糖不夠較容易壞。裝罐時，玻璃瓶要在沸水煮滾，用夾子夾起，水倒乾淨，蓋子也要煮過，接著裝入滾熱的橘子醬，馬上蓋起來，這樣果醬才不容易壞掉。可以直接當果醬吃，或沖熱開水喝，也可拿來做甜點。

營養師叮嚀　　橘子連皮帶肉可保留精油中的單帖化合物，再加上兩種水果中的維生素C，兼具抗氧化及預防多種癌症的功效。

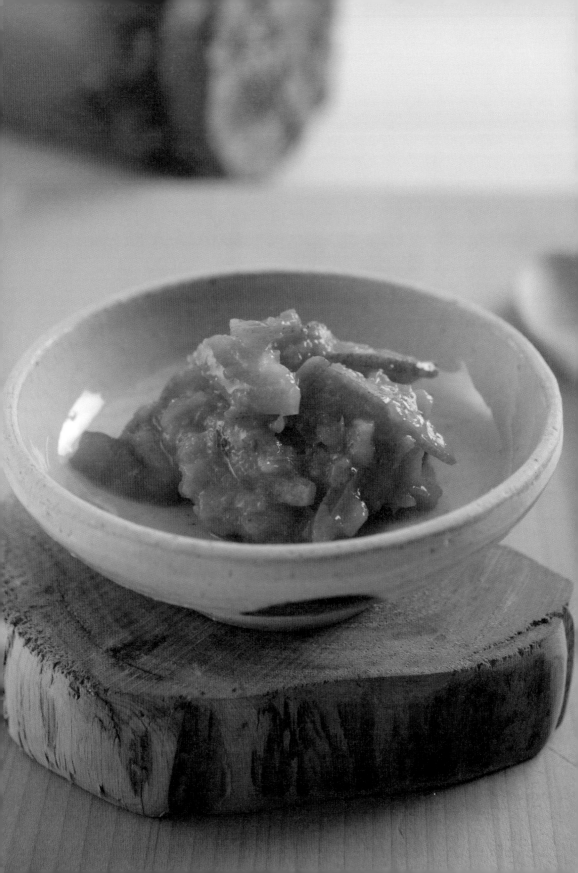

南瓜泥炒豆包（4人份）

材　　料　南瓜半個（400g）／嫩豆包 300g／薑末少許／香菜少許／咖哩粉1茶匙

調味料　醬油1茶匙／鹽少許／胡椒粉少許／油少許

做　　法　❶ 南瓜切塊蒸熟，壓成泥。　❷ 嫩豆包切小丁。　❸ 油加熱，先放薑末、咖哩粉，再加入嫩豆包炒到微黃，加入醬油拌勻。　❹ 續加入南瓜及 $\frac{1}{3}$ 杯水及鹽，煮一下和胡椒粉拌勻，盛盤後加些香菜。

補　　充　南瓜要選乾鬆的，水水的南瓜炒出來不好吃。豆包炒一下較香，不需要炸但也不要炒太乾，像炒過的雞蛋就對了。南瓜也可以不用蒸熟的方式，用小火慢慢煎軟，再用鏟子壓成泥。

營養師叮嚀　橘紅色蔬菜的南瓜含有豐富的類胡蘿蔔素，具有保護皮膚及黏膜完整、提升免疫力的作用；再搭配咖哩中的薑黃素，能阻斷促癌作用，達到防癌效果。在本餐中添加豆包，可以提供癌症患者身體需求的蛋白質。

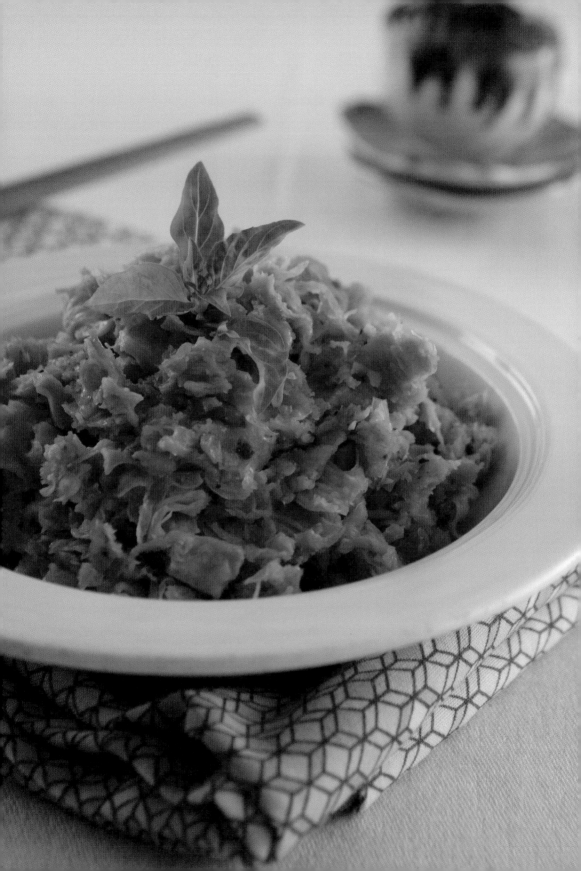

03

低糖健康餐

　　由於糖尿病患者的血糖偏高，許多人因此誤以為糖尿病發病原因是愛吃甜食所致，其實這是倒果為因的錯誤觀念。糖尿病患由於血糖代謝異常，不得不節制糖分攝取，並不表示多數患者是過食糖分而致病。事實上，不少糖尿病患者都沒有愛吃甜食的習慣，如今醫學實證已證實，愛吃肉食或每天吃蛋才是糖尿病主要的危險因子之一。

　　糖尿病的預防和治療的重點類似，皆要注意飲食和控制體重。在飲食方面，營養素仍要均衡，但要少吃會讓血糖急速上升的食物，例如含有蔗糖、葡萄糖、果糖、乳糖或麥芽糖的食物；在控制體重方面，每星期要有固定的運動，最好是選擇有氧運動，如快走、慢跑、游泳等。

　　對初發病的人來說，如果靠飲食和運動就能使血糖維持在標準範圍內，那麼藥物的使用就非必需，可惜現代人肉多、油多、鹽多、蔬菜少，使得高血糖、高血脂、高血壓這三高的文明病越來越多，所以改變飲食習慣才是根本解決之道，而蔬食已被證實是正確有效的飲食方式。

　　對糖尿病者而言，醣類依然是最主要的熱量來源，不能因為害怕血糖高而完全不吃，而是要選擇正確來源，且不要超過身體所需。有些醣類會延緩血糖上升，例如：燕麥、大麥、果膠、仙草膠、蒟蒻、愛玉或洋菜等，它們含有可溶性膳食纖維，可減緩醣類吸收，但是不宜加糖煮成甜湯。此外，多吃含有所謂「抗性澱粉」的食物，例如：蕎麥、小麥、玉米、地瓜、豆薯、馬鈴薯、蓮藕和豆類等，這類食物含有人體較難完全消化吸收的澱粉，也有助於血糖控制。每日攝取25～30公克的纖維，也可改善胰島素的耐受性；但肉類不含纖維素，纖維的來源

僅普遍存在於全穀類和蔬果中。

　　所以，實際上澱粉和纖維是可以吃的，不宜吃的是砂糖、果糖和葡萄糖等精製糖類，因此蛋糕、甜點、冰淇淋、汽水、果汁、糖果等零食盡量不要吃，白飯和白麵條這類過度精緻的主食也不適合。

　　低糖健康餐強調的是高纖、低油和固定醣類份量的方式。所謂「固定醣類份量」是指每餐所吃的總醣量固定或差不多，這是為了讓血糖保持穩定。含醣食物包括有主食類（全穀根莖類）和水果類，由於要固定醣類份量，所以盡量將主食包含水果的量平均分攤在三餐中攝取。

　　原則上水果的種類不需要限制，但份量控制在每日2份即可，且不宜以果汁飲料代替。蔬菜每日建議量在4～7份，比平常人多1～2份，這是因為水果被限定份量，而由蔬菜來補足。蔬菜種類並不需要限制，可以當季蔬菜為原則。

　　烹調方法以清淡為原則。含糖烹調如糖醋、茄汁、蜜汁或醋溜都不適合；建議改以水煮、清蒸、涼拌、清燉、滷烤等低油的烹調方法，如果要加強口味，可用些香辛料。

表3-4 適合低糖健康餐的主要食材

分類	食材例子	說明
全穀根莖類	[第一類]：燕麥、大麥、蕎麥、小麥、玉米、胚芽米、地瓜、山藥、豆薯、馬鈴薯、蓮藕 [第二類]：果膠、仙草膠、蒟蒻、愛玉、洋菜	第一類是富含熱量的主食；第二類是熱量較低的膠類。要限制食用量，並且盡量將份量平均分攤到三餐中
蛋白質類	黃豆、黑豆、皇帝豆、紅豆、綠豆、花豆、毛豆、花生、芝麻、腰果、蓮子、瓜子、杏仁、核桃	蛋白質來源以豆類為主，而堅果類可當蛋白質及油脂來源
蔬菜類	小白菜、地瓜葉、高麗菜、芥菜、菠菜、青江菜、川七、結球白菜、油菜、香椿、芥藍菜、蘆筍、蘿蔔、冬瓜、彩椒、番茄、南瓜、芹菜、苦瓜、小黃瓜、秋葵、香菇、杏鮑菇、金針菇、海帶芽、紫菜	選擇當令季節性蔬菜，種類不需設限
水果類	柳丁、橘子、蘋果、木瓜、水梨、草莓、奇異果、芭樂、哈密瓜、香蕉、西洋梨、西瓜、椰子、蓮霧、甜桃	水果種類並無限制，可選用當令季節的水果，但是要限制食用量在2份

註：蔥、洋蔥、大蒜適合五辛素食者。

炒牛蒡絲（4人份）

材　　料　牛蒡1條（約200g）╱薑絲適量╱炒熟白芝麻1大匙╱昆布1塊（約20g）

調味料　鹽1茶匙╱油1大匙╱醬油1茶匙╱水 $\frac{1}{2}$ 杯

做　　法　❶ 牛蒡用刷子將外皮刷洗乾淨，先斜切薄片，再切細絲。　❷ 昆布洗淨，剪成細絲。　❸ 油加熱，放鹽、薑炒香，再加牛蒡絲、醬油後炒一下，加 $\frac{2}{3}$ 杯水及昆布絲一起煮10分鐘，起鍋加入白芝麻。

補　　充　牛蒡是個健康營養的食材，買到新鮮的牛蒡，又嫩又甜又香；如果牛蒡又乾又老，就是放太久了，不管怎麼做都不好吃，所以當季的食材是首選。

營養師叮嚀　本餐設計採用牛蒡為主食材，除了不會干擾血糖變化，又含有豐富的礦物質及果寡糖中的菊糖（水溶性膳食纖維），有助腸道益生菌生長，兼具降壓效果。

涼拌西芹（4人份）

材　　料　西洋芹3片（約200g）╱杏鮑菇100g╱胡蘿蔔絲適量╱四季豆切絲適量

調味料　鹽 $\frac{1}{2}$ 茶匙╱黑胡椒粉少許╱日本芥末醬1茶匙╱檸檬油1茶匙

做　　法　❶ 西洋芹洗淨去絲，切成5公分長段後切薄片，再切成細絲泡入冰水中2小時。　❷ 杏鮑菇用手撕成細絲，與四季豆絲用滾水汆燙後取出，沖冷開水濾掉水分。　❸ 將做法❶❷加胡蘿蔔絲及調味料一起拌勻。

補　　充　西洋芹泡冰水後，透明彎曲，非常賞心悅目，所以全部食材準備好放在冰箱，要食用時才能拌上醬汁。加深綠色的四季豆是為了增添菜的色彩。若非糖尿病患，可加糖加醋。

檸檬油做法　橄欖油加磨細的檸檬皮浸泡一天。急用時，現刨現用也行。

營養師叮嚀　這四種天然食材的組合，不影響血糖的變化，適合低糖飲食。

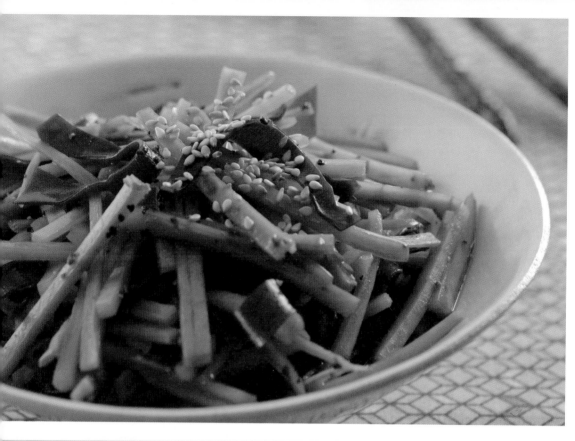
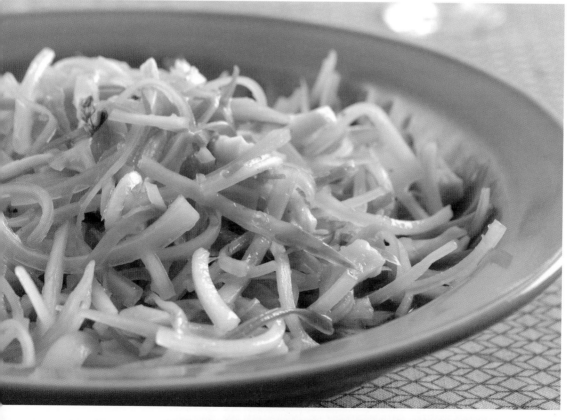

蒸豆豉高麗菜絲瓜（4人份）

材　料　高麗菜300g／絲瓜半個（300g）／金針菇半把／黑豆豉1大匙／薑末1茶
　　　　匙／油1茶匙

做　法　❶ 高麗菜洗淨，切大塊，入滾水汆燙。　❷ 絲瓜去皮切半圓狀。　❸ 金
　　　　針菇洗淨，切1公分長的小丁。　❹ 取一個大盤子，先放高麗菜，再排上
　　　　絲瓜。　❺ 鍋中熱油，先炒薑末，再放豆豉和金針菇炒香，加2大匙水，
　　　　滾後淋在絲瓜上。　❻ 將大盤放入蒸籠，蒸15分鐘即可。

補　充　菜用蒸的才能保持它的甜分和原味。豆豉也可改用破布籽。

營養師叮嚀　利用食材的巧妙組合無干擾血糖，達到色香味的目的。

青醬義大利麵

材　料　煮熟義大利麵4碗（乾義大利麵250g）／青椒200g／新鮮杏鮑菇50g／
　　　　青花椰菜160g／ 高麗菜丁200g／ 九層塔30g／松子（或腰果）30g／ 有
　　　　機豆腐150g／薑末1茶匙／烤熟杏仁片30g／紅椒絲40g

調味料　低鈉鹽少許／油少許／ 胡椒粉

做　法　❶ 將青椒、九層塔、松子（或腰果）、杏鮑菇、薑末、豆腐加水2杯，
　　　　全部放入果汁機中打細。　❷ 鍋中放油炒熟高麗菜，加入做法❶及鹽煮
　　　　滾，再加青花椰菜稍煮，續拌炒紅椒絲，最後撒上胡椒粉即可熄火。　❸
　　　　義大利麵放入盤中淋上做法❷，撒些杏仁片即可。

補　充　可將麵加入做法❷中一起煮一下。

營養師叮嚀　義大利麵含抗性澱粉，能避免血糖急遽上升，又能提供熱量所需，
　　　　適合作為糖尿病患者的主食。其他搭配的蔬菜、豆腐和堅果富含維
　　　　生素、礦物質和纖維素。

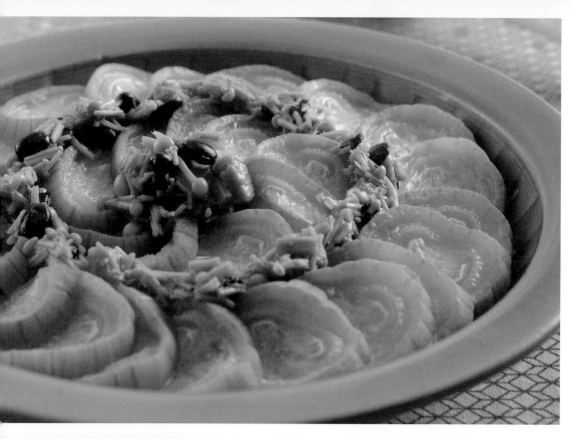

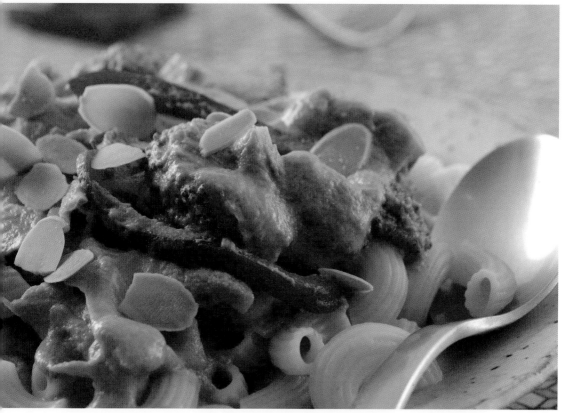

04

降壓健康餐

　　血壓是指血流衝擊血管壁的壓力，當收縮壓超過140或舒張壓超過90毫米汞柱，就稱為高血壓。輕微高血壓患者可能只有短暫性的頭暈、頭痛或頸部緊繃感，嚴重時則容易併發腦中風、心肌梗塞、心臟衰竭、腎衰竭或視網膜出血。

　　高血壓是心血管疾病之一，除了家族遺傳的因素外，現代人吃得多、動得少，喜好富含動物性飽和脂肪或高鹽的食物，膳食纖維又攝取太少，再加上生活緊張，因此容易誘發高血壓。

　　由於飲食中鈉鹽的攝取量和血壓值有顯著的關係，所以採取低鈉飲食能緩和高血壓。飲食中的鈉主要來源是食鹽，1公克的食鹽含鈉約400毫克；其次是味精，1公克的味精含鈉約130毫克。除此之外，醬油、醬油膏、蠔油、豆瓣醬、辣椒醬、甜麵醬、沙茶醬、烏醋、番茄醬及胡椒鹽等調味品都含有不少鹽，甚至速食麵、糕點或零食等含鹽量皆高，從這些吃到的鈉也都得算在鈉的總攝取量中。每日的食鹽總攝取量須限制在4～6克之間（約等於1,500～2,400毫克鈉）。

　　由於降壓健康餐須減少食物中的鹽分，如果在烹調中減少了鹽的添加，許多人可能覺得味道太淡，此時除了選用市售的低鈉鹽取代食鹽外，也可在烹調中增加辛香料，或是變化烹調法，藉以增加食物風味。

　　適合的烹調法，包含：蒸、煮、烤、燻、滷、燉、涼拌、糖醋等（注意低油烹調），靈活運用以變化食物的風味。多利用辛香料，例如：八角、茴香、花椒、胡椒、薑、咖哩、香椿、香菜、九層塔等各種香料，持五辛素者也可添加蔥、蒜及洋蔥等，以加強食物的味道。可多利用香氣較強烈的食材，例如：香菇、洋菇、芹菜、白蘿蔔、胡蘿蔔、玉米、海帶、紫菜、青椒或甜椒等，以增添

鮮味；或使用酸味食材，例如：番茄、蘋果、鳳梨、檸檬或桑葚等水果做成醬汁以提味。

　　除了考慮到口味外，也要顧慮到營養。可選用全穀根莖類作主食，例如：胚芽米、糙米、十穀米等，每天的食用量約一碗半到三碗，除可提供熱量，並增加礦物質、維生素與纖維素的攝取，而且有助血壓控制。植物蛋白質的來源可由豆類、五穀、堅果或種子中得到，其中黃豆屬於優質完全蛋白質，是最佳選擇，但是盡量不要選用基因改造的黃豆。蔬果每天至少5份，種類並無一定的限制，但是建議用生鮮蔬果，避免使用醃製蔬菜（如榨菜、酸菜、醬菜）與加工蔬菜（如蔬菜罐頭）等高鹽加工品。

　　此外，烹調用油限制在每天2大匙（30公克）以內，建議使用單元不飽和脂肪酸較高的食用油，例如橄欖油或苦茶油等；或是以堅果來替代這些烹調用油。油炸和油煎等高油量的烹調方法仍要盡量避免。

表3-5　適合降壓健康餐的主要食材

分類	食材例子	說明
全穀根莖類	糙米、胚芽米、蕎麥、粄條、燕麥、薏仁、全麥麵條、全麥饅頭、地瓜、馬鈴薯、山藥	選用各種全穀根莖類食物，具有纖維素、維生素及礦物質
蛋白質類	黃豆、豆腐、豆皮、豆干、紅豆、綠豆、花豆、毛豆、腰果、核桃、芝麻、南瓜子、葵瓜子、杏仁	蛋白質主要來源選擇從豆類或豆製品得到；堅果要選用無調味的
蔬菜類	青花椰菜、香椿、青江菜、菠菜、萵苣、白菜、牛蒡、芹菜、白蘿蔔、胡蘿蔔、竹筍、蘆筍、蒟蒻、大黃瓜、四季豆、白果、豆芽、番茄、絲瓜、紅椒、香菇、杏鮑菇、金針菇、秀珍菇、珊瑚草、美白菇、木耳、海帶、紫菜	選用當令季節的生鮮蔬菜即可，並無特殊的種類限制，也可以搭配得色彩豐富
水果類	蘋果、鳳梨、檸檬、桑葚、芒果、香蕉、木瓜、奇異果、芭樂、柳丁	選用當令季節的生鮮水果，並無特殊的種類要求

泰式酸辣鍋（6人份）

材　料	乾豆皮40g／佛手瓜200g／鮑魚菇80g／蒟蒻80g／胡蘿蔔40g／番茄150g／花椰菜60g／寬冬粉1把／黑木耳40g／檸檬1個
調味料	香茅2條／檸檬葉3g／南薑4片／辣椒2條／醬油1茶匙／低鈉鹽少許／糖1大匙
做　法	❶ 香茅切段，頭部輕拍一下。　❷ 將全部材料及調味料放入鍋中（檸檬除外），加水至超出材料5公分，煮到佛手瓜軟了熄火，加入檸檬汁拌勻。
補　充	泰式酸辣鍋的特色就是香茅、南薑和檸檬葉的特殊香味，其他可選用當季的食材。
營養師叮嚀	本道菜已盡量降低鈉的用量，採用多種香料及酸辣口味，以增進高血壓患者的食慾；內含綜合食材可補充營養，也很適合搭配米飯食用。

酸黃瓜（4人份）

材　料	小黃瓜300g／胡蘿蔔80g／花椒2大匙／八角2粒／薑片 $\frac{1}{2}$ 杯
調味料	糖 2大匙／醋2大匙／低鈉鹽少許／香油1.5大匙／黑胡椒粒 $\frac{1}{2}$ 茶匙
做　法	❶ 小黃瓜洗淨，切成4段，每段剖成4小條，將心剔除。　❷ 胡蘿蔔切條。　❸ 鍋中放香油，再加薑片、花椒、八角用小火炒到香味溢出，加入鹽和糖、胡蘿蔔拌炒，馬上加入醋煮滾，加入小黃瓜條翻炒煮滾後加入黑胡椒粒拌勻，放入盒中，涼後蓋上蓋子放入冰箱，隔日再食用味道較好。
補　充	酸黃瓜每次多做一些，放在冰箱當小菜慢慢吃，也可加在三明治或口袋餅中增加風味。
營養師叮嚀	利用酸酸甜甜的小黃瓜幫助下飯，以增進食慾；低鈉鹽可輔助增添鹹味口感。

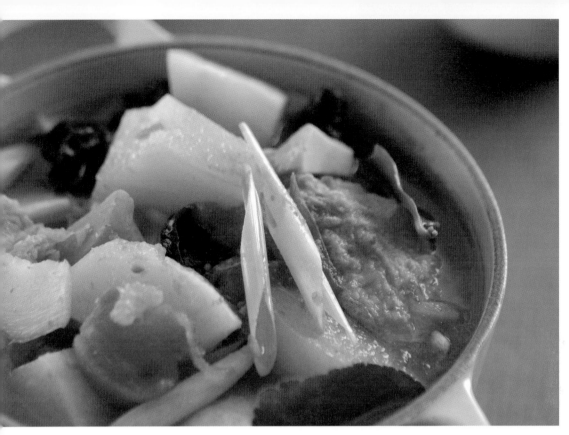
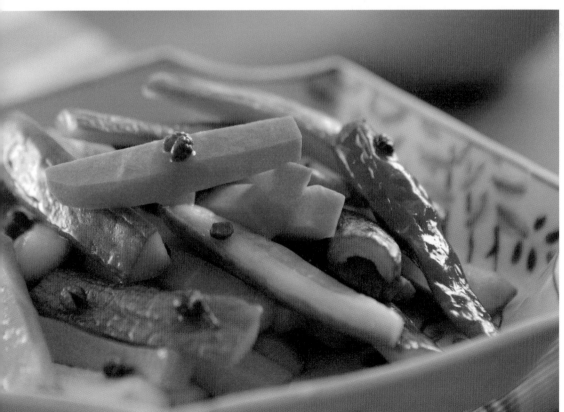

洋蔥蒟蒻（4人份）

材　　料　蒟蒻片300g／洋蔥1顆（450g）／八角2個／月桂葉3片

調味料　油1大匙／糖1大匙／胡椒粉少許／低鈉鹽少許

做　　法　❶ 洋蔥去皮切碎。　❷ 油加熱，放入碎洋蔥炒至焦黃軟化，再放入八角和月桂葉翻炒兩下，再加糖煮滾後，放入蒟蒻片及水1杯，用小火熬煮到湯汁快收乾，加入鹽、胡椒粉，轉大火到湯汁收乾。

補　　充　此道菜味道比紅燒牛筋還好吃，秘訣就是洋蔥加八角，且洋蔥要煎到黃。湯汁一定要收乾。可以買有機店做好的蒟蒻。蒟蒻也可以改成百頁豆腐。

蒟蒻片

材　　料　日本特級蒟蒻粉40g／鹼粉4g／水900g

做　　法　❶ 取一個鍋子，加入水900g及鹼粉4g，以打蛋器打溶化（不要起泡），再加入40g蒟蒻粉，不停的攪拌至濃稠狀才停止，靜放1.5～2小時。　❷ 取一大鍋，加半鍋水煮滾，將做法❶抓一大塊在手中，用大拇指與食指捏一小塊下來（像貓耳朵做法），放入鍋中，煮約15分鐘成乳白色後，放入冷水中沖洗。　❸ 將做法❷再放入滾水中，加1大匙醋，中小火煮20分鐘後，再沖洗。泡在水中冷藏。

營養師叮嚀　本道菜熱量很低，適合較肥胖的高血壓患者食用。低鹽設計又兼顧口味，很適合下飯；如果將蒟蒻換成百頁豆腐，就能提高蛋白質的營養。

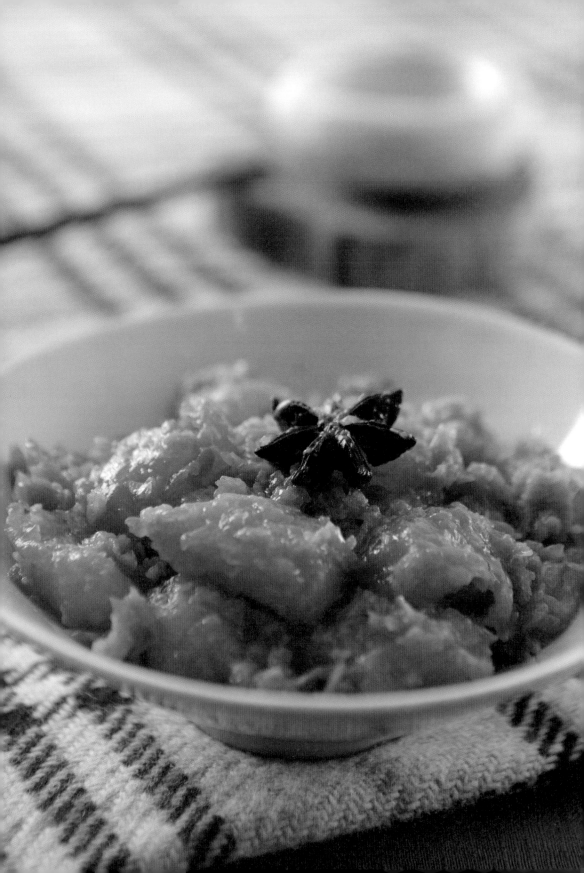

佛手瓜燴百頁豆腐

材　料　佛手瓜360g／百頁豆腐1條200g／薑片少許／枸杞少許

調味料　油1茶匙

做　法　❶ 佛手瓜去皮，切約0.5公分薄片。　❷ 百頁豆腐切半，再切片。　❸ 鍋中放油，先將百頁豆腐煎至兩面微黃，續加入佛手瓜、薑片翻炒，再加1杯水，蓋上鍋蓋，煮到瓜軟、湯汁剩 $\frac{1}{3}$，撒上枸杞即可熄火。

補　充　不放百頁豆腐，單炒也好吃。佛手瓜煮湯也很好吃。

營養師叮嚀　這道菜是沒有添加食鹽的，純粹藉由百頁豆腐中的鹹味，搭配佛手瓜來烹調，兼具營養又美味。

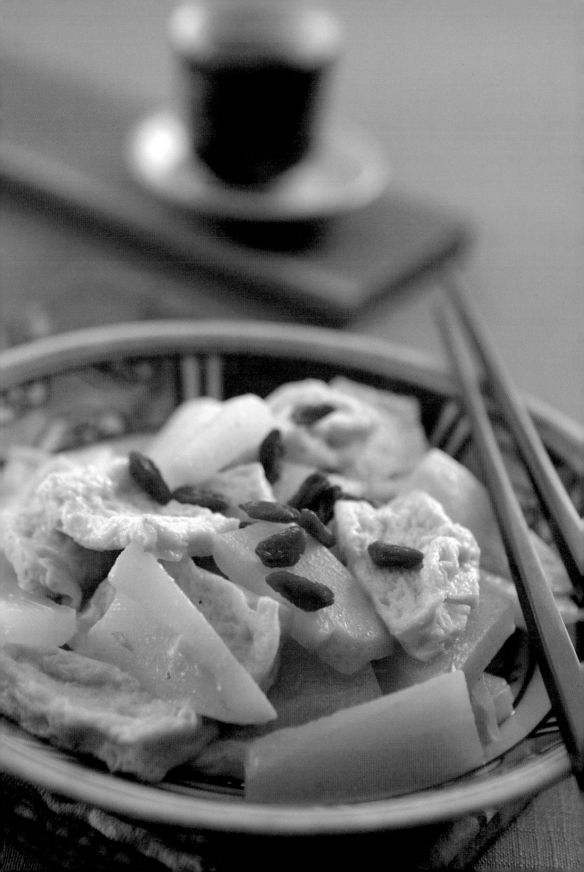

05

保肝健康餐

　　肝臟在人體中負責營養素的新陳代謝，以及解毒、合成膽汁、製造膽固醇和代謝酒精等功能。由於肝臟是一個沉默的器官，除非肝臟病變腫大，壓迫到表面的神經才會有痛覺，所以肝病的初期都不易察覺。

　　保肝的基本原則是將體重維持在理想範圍內，因為肥胖或營養過剩都會提高脂肪肝的機率；還有要注意生活規律、睡眠充足、忌菸酒、不亂服成藥等。飲食原則方面要避免暴飲暴食或酗酒等不良習慣，盡量少去吃到飽餐廳用餐，以免增加肝臟負擔。

　　其實蔬食是很好的保肝飲食，因為植物性蛋白質與動物性蛋白質的胺基酸組成不太相同。動物性蛋白質中芳香族胺基酸（aromatic amino acid）和甲硫胺酸含量相對較高，這類胺基酸容易導致錯誤的神經傳導物質，而加重肝昏迷；植物性蛋白質，例如黃豆及豆製品，支鏈胺基酸（branch chain amino acid）含量較高，這些胺基酸多數為必需胺基酸，並可減經肝臟負擔。

　　值得一提的是，營養學榮譽教授柯林・坎貝爾博士曾強調：「日常生活中我們不免都接觸了某些致癌物（例如可能導致肝癌的黃麴毒素），但是否會發展成惡性腫瘤，關鍵在於飲食中攝取的蛋白質。動物蛋白在人們日常的食用量下（占每日熱量的10～20%）即會促進癌症生長；相反的，植物性蛋白質即使攝取量很高也不會。」

　　保肝飲食可以分成兩類：一類是治療期；另一類是調養期。治療期是指罹患急性肝炎或肝硬化正在接受治療的患者，此時宜採高熱量、高蛋白、少量多餐的軟質飲食；而調養期是指健康帶原者、脂肪肝或慢性肝炎病情穩定、肝指數正常

或早期的肝硬化患者。調養期的保肝飲食有下列幾項要點：首先營養要均衡，飲食要包括：新鮮的全穀根莖類、豆類、蔬菜類及水果類。

其次，主要蛋白質來源可選用黃豆或黃豆加工製品，例如：豆腐、豆乾、豆漿、豆皮等，這類高生理價的植物性蛋白質，可占總蛋白質來源的一半以上；選購時盡量不要選擇基因改造及不當防腐劑或添加物的豆類加工品。其餘蛋白質來源，則可來自麵腸、麵筋或五穀根莖類等較低生理價的植物性蛋白質。

每日蔬菜至少有3份，其中至少有1份為深綠色蔬菜；水果每日至少2份，每1份約略拳頭大小或8分滿碗量，例如柑橘1顆為1份。

最後，烹調時少用煙燻、炭烤、油炸或油煎的方式；不要吃過期或發霉的食物，及避免吃含人工香料、人工色素或防腐劑等之加工製品。

表3-6 適合保肝健康餐的主要食材

分類	食材例子	說明
全穀根莖類	糙米、胚芽米、蕎麥、粄條、燕麥、薏仁、全麥麵條、全麥饅頭、粿仔條、玉米、地瓜、馬鈴薯、芋頭	各種全穀雜糧及根莖類皆可，具有纖維素、維生素及礦物質
蛋白質類	黃豆、豆腐、豆干、豆漿、豆皮、百頁、黑豆、紅豆、綠豆、花豆、毛豆、麵腸、麵筋、腰果、核桃、芝麻、南瓜子、葵瓜子、杏仁	蛋白質來源一半以上選用黃豆及其加工品；其餘蛋白質類量少於一半。要慎選避免多添加物者
蔬菜類	小白菜、地瓜葉、高麗菜、芥菜、菠菜、青江菜、川七、結球白菜、油菜、香椿、芥藍菜、蘆筍、蘿蔔、山藥、冬瓜、彩椒、番茄、南瓜、芹菜、苦瓜、小黃瓜、秋葵、香菇、杏鮑菇、金針菇、海帶芽、紫菜	選擇當令季節蔬菜即可，並無特殊的種類限制
水果類	柳丁、橘子、蘋果、木瓜、水梨、草莓、奇異果、芭樂、哈密瓜、香蕉、西洋梨、西瓜、椰子、蓮霧、甜桃	選擇當令季節水果即可

示範菜餚如下：

南瓜（籽）湯（4人份）

材　　料　南瓜650g／水5.5杯／洋菇100g／南瓜籽100g／煮熟雪蓮子1杯／薑末少許／洋蔥（不吃蔥可不加）少許

調味料　鹽1茶匙／油少許／胡椒粉少許

做　　法　❶ 將南瓜洗淨，剖半蒸熟。洋菇洗淨切薄片。　❷ 洋蔥切碎。　❸ 鍋中放油炒香洋蔥，再加洋菇片。　❹ 將南瓜、南瓜籽、煮熟雪蓮子及薑末加水6杯，以果汁機打成泥，倒入做法❸鍋中。　❺ 以中小火煮10分鐘，要不停的攪拌。　❻ 加入鹽、胡椒粉，拌勻即可熄火。

補　　充　南瓜籽可用腰果、核桃、松子等堅果取代。洋菇也可用香菇取代。蒸南瓜時不要去皮去籽，要一起打成泥。南瓜加綠豆仁對胃不好的人易起胃酸，加些薑，不易脹氣又營養。

營養師叮嚀　運用新鮮南瓜當作食材，其富含多種維生素和礦物質，是不錯的養肝之道。

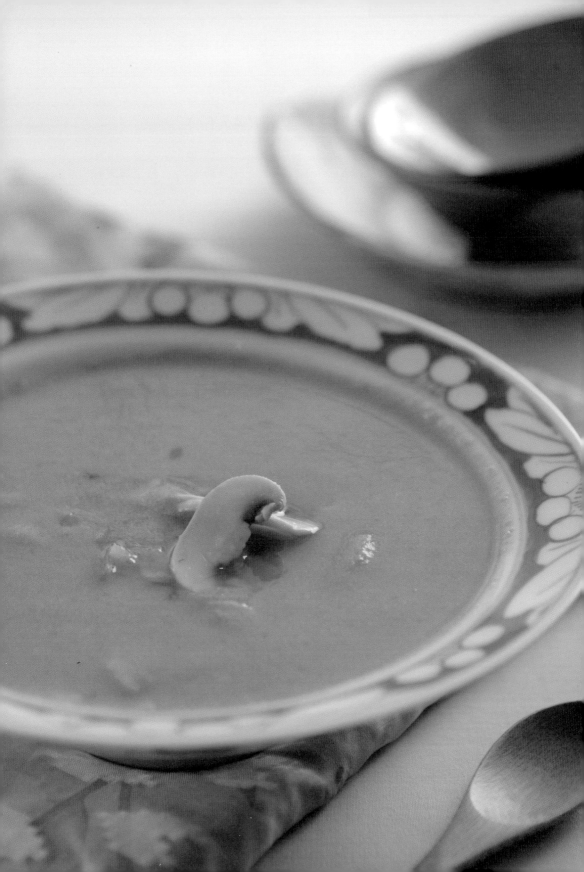

涼拌海帶芽菜心（4人份）

材　　料　菜心1根／海帶芽絲80g／白木耳50g／胡蘿蔔絲20g／熟芝麻少許／香菜末少許

調味料　醬油 $\frac{1}{2}$ 大匙／香油1大匙／糖少許／鹽少許

做　　法　❶ 菜心去皮，切斜片再切絲，抓少許鹽醃漬20分鐘後去掉汁。　❷ 海帶芽絲放入滾水中汆燙取出，沖冷水擠掉水分放入做法❶中。　❸ 白木耳放入滾水中汆燙後取出放涼，撕成小塊加入做法❶中。　❹ 全部材料加上調味料拌勻。　❺ 食用前撒上熟芝麻、香菜末即可。

補　　充　海帶芽單獨涼拌，加些嫩薑末、香油，口味酸甜，非常好吃。菜心可改用大頭菜。

營養師叮嚀　保肝重在使用生鮮食材，本菜能提供礦物質鐵及維生素A及D。

涼拌小黃瓜粉皮（4人份）

材　　料　小黃瓜1支150g／粉皮2張／香菜少許

調味料　A　芝麻醬2大匙／醬油1大匙／冷開水6大匙／糖1.5大匙／醋1大匙／鹽1茶匙　B　香油2大匙／花椒粉1茶匙／辣椒粉1茶匙

做　　法　❶ 粉皮撕成塊。　❷ 小黃瓜切絲或片。　❸ 將調味料A全部攪拌均勻。　❹ 將香油放入鍋中加熱，熄火加入花椒粉、辣椒粉趁熱拌勻，再將調好的做法❸加入拌勻。　❺ 將做法❶❷加入香菜混合，淋上做法❹醬汁。

補　　充　調好的芝麻醬可用來拌麵吃，也可拌其他的菜，如拌豆角、沾豆腐吃等。可用炒熟白芝麻打成泥代替芝麻醬，加些花生醬風味更佳。做法中也可將蒸熟的豆角加入黃瓜粉皮。

營養師叮嚀　新鮮的小黃瓜搭配巧妙的調味，讓保肝餐也能品嚐色香味的美食；在挑選加工調味品時，要選擇信賴可靠的品牌，避免不當添加物或不良原料的使用。

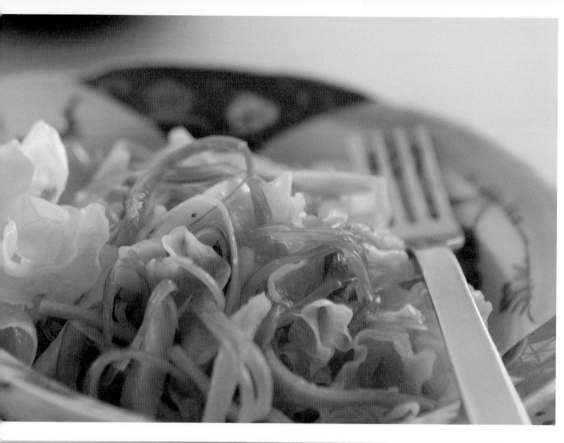

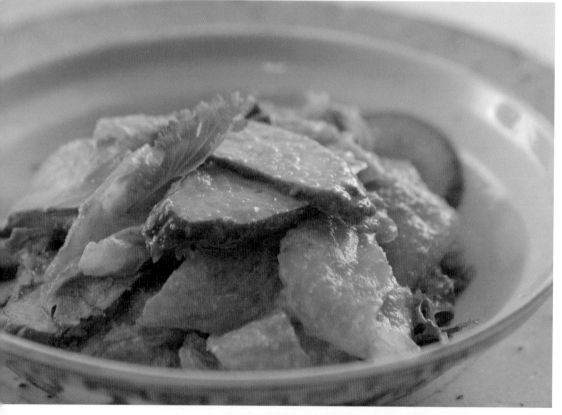

涼拌山茼蒿（4人份）

材　　料　煮熟薏仁1碗／山茼蒿900g／紅甜椒 $\frac{1}{4}$ 顆

調味料　香油1大匙／鹽少許／醬油1茶匙／糖少許／薑末少許

做　　法　❶ 山茼蒿以滾水燙約10秒後迅速撈起，放入冷水中，再撈起切碎擰乾。
❷ 紅甜椒切小丁。　❸ 將山茼蒿碎拌入煮熟薏仁，加入紅甜椒，再將拌入調味料即可。

補　　充　薏仁可用滷過的豆干切小丁取代（以綠豆大小為準）。

營養師叮嚀　薏仁有豐富的營養，搭配山茼蒿及紅甜椒，即成為簡單美味的一道保肝餐。

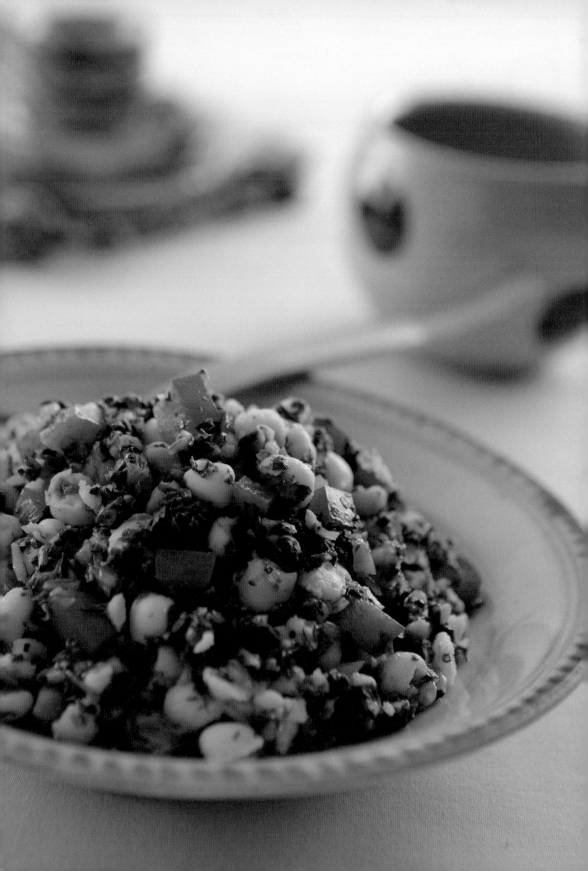

固腎健康餐

　　台灣有高達6萬人需要洗腎,因此腎臟保健不可不知。慢性腎臟病的原因包括腎臟本身的病變(如腎絲球腎炎),或是其他疾病所引起(如糖尿病或高血壓),也可能是長期不當服用藥物所導致。慢性腎臟病雖然無法完全治癒,但是經由良好的治療和控制,也能阻止病情的惡化。

　　要防止腎臟功能的惡化,飲食的基本原則是控制鹽分和蛋白質的攝取,但是仍要有充足的熱量。由於鹽分會造成水腫,所以食物中的食鹽要盡量減少,因為許多的食物本身就含有鹽分,所以一天中從調味料　和加工食品中所吃到的鹽分應限制在3公克;除了食鹽中的鈉之外,鉀和磷的攝取量也要限制,所以飲食要以清淡為主。

　　此外,蛋白質消化分解後會產生含氮化合物,這些含氮化合物會增加腎臟的負擔,所以腎臟病宜採取低蛋白質的飲食。每天每公斤體重只需0.6～0.75公克蛋白質,約為2～3份的量,並且來源一半以上選用黃豆及其豆製品這類較優質的蛋白質,其餘才以五穀根莖類或其他豆類補充。

　　在熱量方面需要攝取充足,一天建議熱量攝取達每公斤體重30～35大卡;如果進食的熱量不足,身體就會分解體內組織的蛋白質當作熱量來源,如此將會產生更多的含氮廢物,加重腎臟的負擔,所以應採用高熱量且低蛋白質的飲食方式。

　　腎臟病人的飲食限制頗多,在熱量供應上,可選擇蛋白質含量低的澱粉類食物,例如:白飯、白稀飯、米粉、冬粉、粉條、粉皮、涼粉、涼圓、粿仔條、米苔目、西谷米、地瓜圓、水晶餃、素肉圓等;烹調有時可以用油煎或油炒的方

式，多些油量攝取以增加熱量；蔬菜每日食用3份（約2碗煮熟的青菜量）；水果建議食用鉀含量較低者，例如：蘋果、鳳梨、葡萄、芒果和蓮霧，每天可以吃2份，如果不是這幾種水果，則吃1份就好。

另外，有關預防腎結石的飲食建議：在每次用餐、兩餐之間及睡前各飲250毫升的水，有助於稀釋尿液，避免結晶形成或結石復發。研究顯示，檸檬酸也有助於抑制結石形成，因此喝檸檬汁可能也有幫助。

值得注意的是：肉類和蛋較穀物或豆類多了2～5倍的含硫胺基酸，會被轉化成硫酸鹽而使血液酸化，造成人體骨質中的鈣溶出以中和酸性，最後導致鈣從尿中流失，因此會增加腎結石的風險；而肉類或魚含普林也多，也易造成尿酸結石，所以要避免食用。至於有些富含草酸的食物（如菠菜、巧克力、堅果和茶），研究結果並不會增加腎結石。

表3-7 適合固腎健康餐的主要食材

分類	食材例子	說明
全穀根莖類	白米、米粉、冬粉、涼粉、粉條、粉皮、粉粿、粉圓、涼圓、粿仔條、米苔目、西谷米、地瓜圓、水晶餃、素肉圓、香蕉飴	選用各種全穀根莖類食物，具有纖維素、維生素及礦物質
蛋白質類	黃豆、豆漿、豆腐、豆干、豆皮	蛋白質主要來源選擇從豆類或豆製品得到；堅果要選用無調味的
蔬菜類	青江菜、空心菜、甘藍、芥菜、胡蘿蔔、竹筍、苜蓿芽、番茄、小黃瓜、南瓜、茄子	選用季節蔬菜即可，此處僅代表性列舉幾項而已，每日約3份量
水果類	蘋果、鳳梨、葡萄、芒果、蓮霧、檸檬	前5種是含鉀量較低的水果。檸檬有助於結石病友

竹筍炒豆干（4人份）

材　　料　筍300g／豆干100g／胡蘿蔔絲少許

調味料　油1茶匙／鹽少許

做　　法　❶ 筍去皮，切片再切絲（不要太粗）。　❷ 豆干洗淨，先剖成三片，再
切絲。　❸ 鍋中放油，先炒一下豆干，再加筍絲、胡蘿蔔絲及1杯水，
蓋上鍋蓋燜煮一下，待筍軟了就熄火。

補　　充　可用小黃瓜絲、胡蘿蔔絲代替筍絲，由配角變主角。

營養師叮嚀　黃豆製品的豆干是優質蛋白質，需要量不多，但可提供完整的必需
胺基酸；清淡的口味，也可減少腎臟病人的壓力。

煮粄條（4人份）

材　　料　粄條400g（3片）／絲瓜300g／青江菜100g／ 胡蘿蔔絲少許／嫩薑絲少
許

調味料　香油少許／鹽少許

做　　法　❶ 絲瓜去皮切塊。青江菜洗淨切段。粄條切成2公分寬長條。　❷ 鍋中
放水800g，加入絲瓜、胡蘿蔔、薑絲，水滾後5分鐘，加入粄條及青江
菜，煮熟青江菜後加入香油與鹽，燙一下即可。

補　　充　粄條也可用米苔目代替。

營養師叮嚀　粄條當主食，可提供較多的熱量需求；其餘配料選用較無負擔的蔬
菜，再搭配簡單的調味，適合固腎食用。

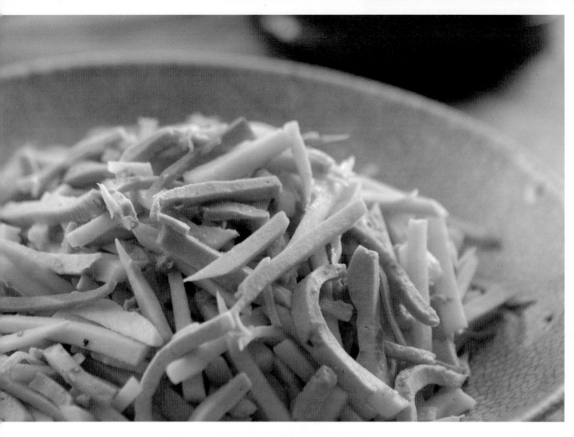

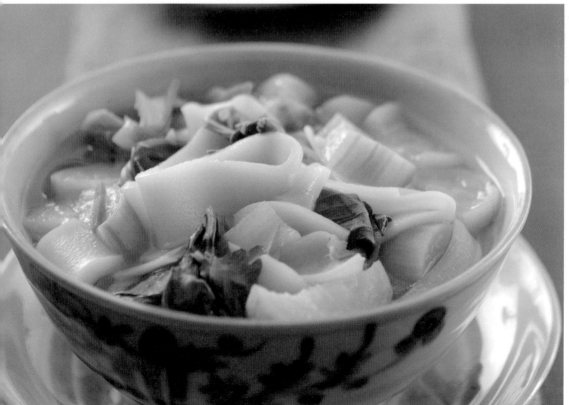

烤茄子（4人份）

材　料　日本茄子3～4個／白芝麻3大匙／腰果30g／九層塔少許　**調味料**　糖少許／胡椒粉少許／橄欖油1大匙

做　法　❶ 茄子對半切開，在白色部分劃格子。　❷ 平底鍋加熱，將白色部分朝下，蓋上鍋蓋以小火燜熟、取出。　❸ 九層塔洗淨、切碎。　❹ 白芝麻、腰果打碎。　❺ 將調味料全部混合，加水2大匙，再將做法❸❹一起加入拌匀。　❻ 取一個烤好的茄子，抹上做法❺，吃的時候自己拌匀。

補　充　也可以在生的茄子上抹做法❺的醬，放入烤箱烤25分鐘左右。沒有日本茄子時，改用長條茄子去皮蒸熟、烤熟皆可，拌上醬料成茄子泥。

營養師叮嚀　本餐主要食材是茄子，如果腎臟狀況很差的病友，可減少或省略配方中的芝麻和腰果的使用量。

南瓜炒米粉（4人份）

材　料　乾米粉120g／高麗菜200g／新鮮香菇60g／胡蘿蔔40g／南瓜120g／豆干50g／薑末少許／水200g　**調味料**　油2大匙／鹽少許／胡椒粉少許

做　法　❶ 乾米粉泡冷水1小時。　❷ 南瓜蒸熟與水200g打成泥。　❸ 高麗菜洗淨切絲。　❹ 胡蘿蔔切絲。　❺ 豆干、新鮮香菇切絲。　❻ 鍋中放油，加薑末炒香，入新鮮香菇拌炒，加入胡蘿蔔絲、豆干絲炒1分鐘，再加鹽及高麗菜炒軟，放入米粉及1大匙南瓜汁，用筷子拌炒到湯汁收乾後，加1匙南瓜汁，直到全部南瓜汁加完，待湯汁收乾後加鹽和胡椒粉調味即可熄火。

補　充　炒米粉時兩手各拿兩雙筷子，用挑的。湯汁收乾，炒出來的米粉才會漂亮。用高湯或是南瓜汁，都要慢慢的加汁，用挑的炒乾，炒出的米粉才會金黃乾鬆。

營養師叮嚀　本餐主要在提供充足的熱量，同時添加一些豆干，以補足身體需要的必需胺基酸；其中，菇類的選用須避免柳松菇、草菇和金針菇這三種含磷量偏高的菇類。

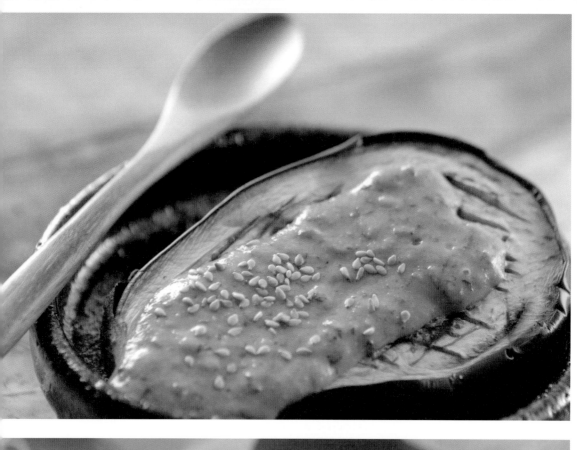
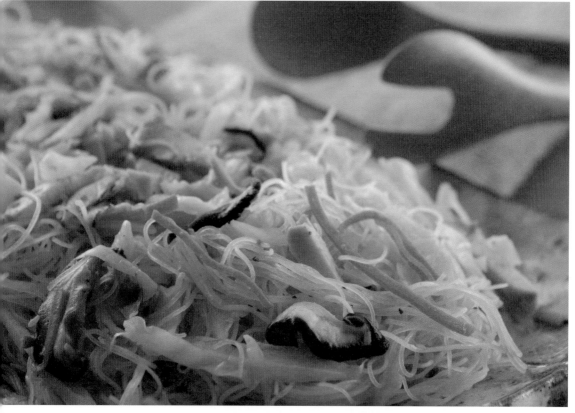

07

補血健康餐

以往蔬食被誤以為容易發生貧血，豬肝或牛肉則被視為補血良方，其實健康蔬食沒有貧血之虞，反倒豬肝或牛肉是可能累積毒素、抗生素、荷爾蒙等的危險食物。

無論葷食或素食者都可能發生貧血的問題。在貧血的原因中，主要以缺鐵性貧血居多，避免缺鐵性貧血的飲食方法，包括多攝取鐵質豐富的食物、輔助鐵質吸收的維生素C，以及幫助造血的葉酸和維生素B_{12}。

在蔬食中有許多含鐵量極豐富的食物，甚至比各種肉類還高，例如：海藻（如紫菜、髮菜或洋菜）、堅果（如花生、黑芝麻、蓮子、南瓜子）、豆類（如皇帝豆、紅豆、花豆）、全穀類（如麥片）等。

飲食中搭配維生素C豐富的水果（如釋迦、柳橙、龍眼、奇異果、芭樂）或蔬菜（如香椿、綠豆芽、甜椒、油菜花、結球甘藍、山苦瓜）一起進食，可進一步增加鐵質的吸收。

銅元素也有助於鐵質吸收，含量較豐富的食物，例如：堅果、豆類、種子、菇類、水果及根莖類蔬菜等。

葉酸可防止巨球性貧血，葉酸含量較高的食物主要在深綠色蔬菜中，其他如：酵母、豆類、大麥、堅果、豆芽、紅蘿蔔、南瓜、馬鈴薯、香蕉和柑橘也有。

擔心維生素B_{12}不足者，可在海苔、啤酒酵母、發酵食品（例如味增、納豆、天貝或泡菜等）中獲得維生素B_{12}，當與各種維生素B群共同攝取時效果最佳。

補血健康餐應以全穀根莖類當作主食，建議以各種穀類做成什錦五穀飯或全

麥麵食。例如，可在米飯中加入紅豆或綠豆一起烹煮，做成穀物與豆類混合的五穀飯，藉以發揮蛋白質互補的功效。如果在進食時，在飯上撒上小麥胚芽，還可以增加維生素B群。

豆類及堅果是必需胺基酸和脂肪酸的來源，這些食材多數為植物種子，食用時可以是種子型態或購買加工製品均可，可作任意組合及烹調變化；但是豆類需加熱烹煮過才有利營養吸收，因為生豆中含有血小板凝集素、胰蛋白抑制因子及皂素等，須經過加熱來破壞它們，以免對身體有害。

蔬菜類可以生食或涼拌，並且綠色蔬菜不適合烹煮過久，簡單加熱或炒過即可。這些蔬菜類除了可提供鐵質及葉酸來源外，並提供其他維生素及纖維素。

水果類切忌烹煮，因為維生素C很怕熱。建議在用餐期間一起吃這些水果，有助於將三價鐵還原成二價鐵，可提升6倍以上的鐵質吸收力，如此也會勝過動物性血鐵的吸收率。

由於茶類和咖啡中含有單寧酸，會阻礙鐵質吸收，因此建議用餐期間不要同時喝這些飲料。

表3-8 適合補血健康餐的主要食材

分類	食材例子	說明
全穀根莖類	大麥片、燕麥、全麥麵條、全麥饅頭、蕎麥、薏仁、小米、糙米等	表中的穀類是鐵質較豐富者，可作為熱量的來源
蛋白質類	皇帝豆、紅豆、花豆、黑豆、黃豆、豆類加工品、花生、黑芝麻、蓮子、南瓜子、葵瓜子、白芝麻	這些豆類鐵質豐富，可當作蛋白質來源；表中的堅果也是鐵質較豐富者
蔬菜類	紅刺蔥、梅乾菜、紅莧菜、莧菜、薄荷、魚腥草、山芹菜、龍延草、紅鳳菜、茼蒿、川七、萵苣、菠菜、綠蘆筍、甜豌豆、辣椒、山苦瓜、玉米筍、澎湖絲瓜、菜豆、紫菜、海苔、洋菜	所列舉的都是鐵質較豐富者，其中的綠色蔬菜還是葉酸的來源
水果類	釋迦、柳橙、龍眼、奇異果、芭樂、甜柿、木瓜、聖女番茄、榴槤、百香果、紅毛丹、草莓、海梨等	所列水果的維生素C非常豐富，伴隨用餐時攝取有助於鐵質的吸收

示範菜餚如下：

海苔醬＋昆布醬油

材　料　紫菜20g／昆布35g／薑片20g／帶殼龍眼乾2個／炒熟黑芝麻2大匙／水6杯　**調味料**　醬油 $\frac{1}{2}$ 米杯／黑糖2大匙／胡椒粉少許

做　法　❶ 昆布洗淨剪段。　❷ 取一湯鍋，將紫菜、昆布、薑片、龍眼乾、水和醬油、黑糖放入，開火煮20分鐘，加入胡椒粉，倒出湯汁，即為昆布醬油。　❸ 將渣中的龍眼乾取出，全部材料加黑芝麻，放入調理機中打成泥即為海苔醬，裝罐後放在冰箱中冷藏，須盡快食用，或分袋放冷凍櫃保存。

補　充　昆布醬油，可搭配日式涼麵或沾炸物。海苔醬可配飯、麵、饅頭、稀飯。花生黑芝麻豆腐（做法見後）也可以沾昆布醬油。

營養師叮嚀　紫菜、昆布、黑芝麻和黑糖都是鐵質含量最高的食物，這是很適合缺鐵者食用的多用途沾醬。

花生黑芝麻豆腐（8人份）

材　料　烤熟去皮花生200g／炒熟黑芝麻30g／蒟蒻粉（或吉利T）20g／水5杯（米杯）　**調味料**　鹽1茶匙

做　法　❶ 花生泡水4小時，加水5杯，放入果汁機中打碎，放入過濾袋將汁濾出，再放入果汁機中加黑芝麻打勻後，再倒入鍋裡煮。　❷ 煮滾後加鹽熄火，一直攪拌降溫到85℃左右（約1分鐘），蒟蒻粉加水攪拌均勻，加入鍋中拌勻，再倒入模型中放涼。

補　充　去渣時汁要擠乾。蒟蒻粉水要全部加入攪拌均勻，不要部分留在杯底。烤熟的花生做起來比較香，也較簡單。生花生要多加水且煮比較久，才能把豆臭味煮掉。

營養師叮嚀　利用含鐵質高的花生和黑芝麻所組合的凍品，除供應鐵質外，其他營養成分也高。

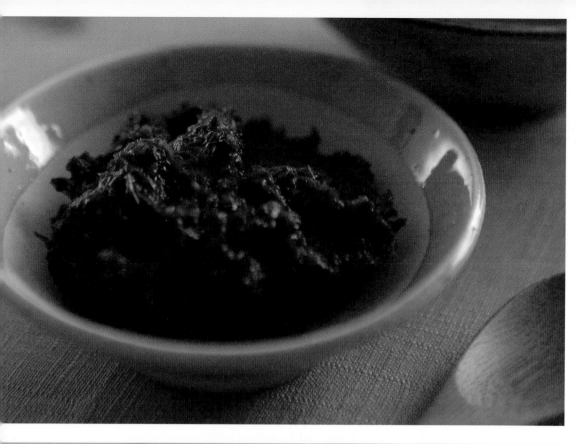
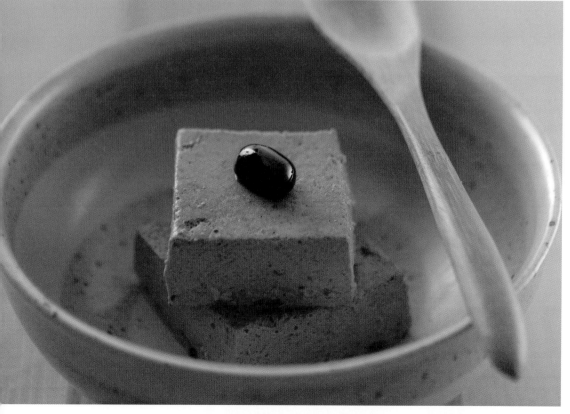

皇帝豆泥（4人份）

材　料　皇帝豆泥半斤／山芹菜50g／新鮮香菇100g／薑末少許／水1杯

調味料　油2大匙／鹽3/4大匙／糖1茶匙

做　法　❶ 皇帝豆剝去外皮。　❷ 香菇洗淨切薄片。　❸ 山芹菜洗淨切碎。　❹ 油加熱，放鹽、薑末炒香，續加香菇拌炒一下，加入皇帝豆和水1杯，中小火煮到皇帝豆爛熟，用鍋鏟把它搗成泥，加入糖與山芹菜拌炒一下。

補　充　山芹菜可改用山茼蒿代替。

營養師叮嚀　皇帝豆是豆類中鐵質含量最多的，利用其他佐料可讓皇帝豆更美味營養。

八寶紅豆粥（8人份）

材　料　紅豆200g／黑米100g／小米50g／黑豆50g／紅棗15個／龍眼乾50g／蓮子150g／黑糖90g／肉桂40g

做　法　❶ 紅豆、黑豆泡軟（4小時）。　❷ 鍋中放5杯水先煮紅豆、黑豆30分鐘，再加入其他洗淨的材料，再加3杯水（黑糖除外），用小火燉到全部材料都軟熟，加入黑糖煮溶即可。

補　充　用電鍋煮八寶粥要分兩階段來煮，先煮黑豆、紅豆，外鍋一杯水，跳起來後內鍋加入其他材料，外鍋再加一杯水續煮，跳起來加黑糖拌勻即可。

營養師叮嚀　這道八寶粥由各種鐵質豐富的豆類及穀類組合而成，不僅適合作為補血健康餐，也有溫補作用，體虛者吃起來會很舒服。

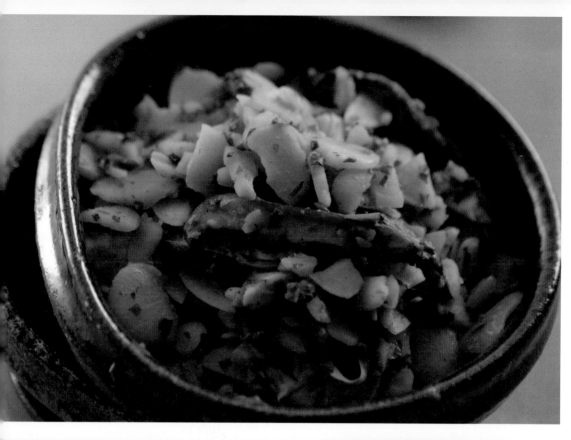
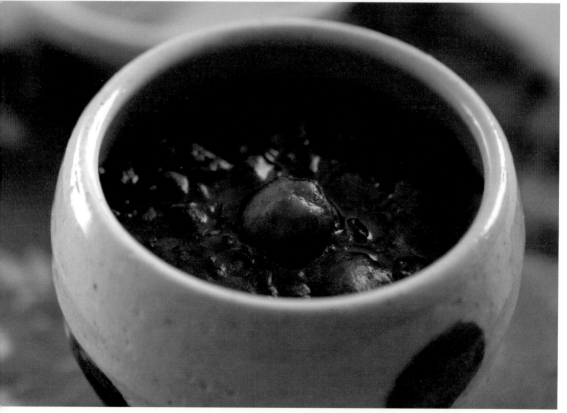

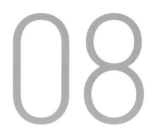

低脂健康餐

　　高血脂是指血中膽固醇與三酸甘油脂（中性脂肪）過高。當體內的低密度脂蛋白（LDL，俗稱壞的膽固醇）增加，在自由基的作用下容易被氧化，結果沉積在血管壁上，使血流受阻或引發動脈硬化。

　　肝臟會自動合成人體需要的膽固醇，因此不必刻意從食物中攝取。高血脂症除了極少數是遺傳因素外，多數人是因為攝取過多飽和脂肪或膽固醇（膽固醇只存在於動物性肉、魚、蛋、奶中），再加上缺乏運動所致。

　　蔬食不僅飽和脂肪少，而且不含膽固醇，有天然的抗氧化劑可清除自由基，同時蔬食中的膳食纖維可代謝掉體內多餘的膽固醇，因此蔬食無疑是降低血中膽固醇最快速有效的方法。

　　另外，膳食纖維是植物性飲食的特色，在動物性食物中並不存在。所以多食蔬果可以增加飲食中的纖維素，多運動則是增加高密度脂蛋白（HDL，俗稱好的膽固醇）最好的方法，這兩者同時也有助於維持理想的體重。

　　此外，以下一些飲食訣竅將更有助於讓您遠離高血脂，包括：選用水溶性膳食纖維豐富的食物，如燕麥、豆類、地瓜或水果等。

　　避免動物蛋白的攝取。建議改食用黃豆及其豆製品，例如：豆腐、豆皮及豆漿等。黃豆中含有豐富且優質的完全蛋白，可提供身體蛋白質所需，並且含有大豆異黃酮等植物化合物，有助於消除自由基，防止過氧化脂質的生成。

　　平常宜多吃富含天然抗氧化劑的食物例如：胡蘿蔔、地瓜、南瓜、木瓜、番茄及綠色蔬菜等富含 β 胡蘿蔔素；奇異果、芭樂、柳丁、綠花椰菜、蘆筍等富含維生素C；堅果和小麥胚芽等則有豐富的維生素E。

　　油脂的種類也要慎選。橄欖油或苦茶油等含單元不飽和脂肪酸較多，是優質的植物油；牛油和豬油等動物性油脂含高量飽和脂肪則要忌用。堅果因為油脂含量高且富含維生素E，所以可食用堅果來替代烹調中添加的食用油。

　　少吃人造奶油（乳瑪琳或植物性奶油）、沙拉醬、油炸食物或酥油糕點。因為這些原來是液態的植物油經過氫化加工成為固體油脂時，容易形成「反式脂肪」，它對心血管的壞處如同飽和脂肪。

　　最後要注意，雖然蔬食本身就可降低膽固醇，但仍要避免過多精製化的食物，例如：白米飯、白土司、白饅頭、白麵條、白糖及其加工製品（如糕點）等，及避免酒精飲料，以免三酸甘油脂仍然偏高。

表 3-9　**適合低脂健康餐的主要食材**

分類	食材例子	說明
全穀根莖類	燕麥、玉米、薏仁、小麥胚芽、糙米、地瓜、芋頭	含水溶性纖維多的穀物及澱粉類，作為主食以提供熱量所需，每天約1.5～3碗的量
蛋白質類	黃豆、豆干、豆漿、豆皮、豆腐、百頁、其他豆類、腰果、芝麻、松子、南瓜子、葵瓜子、核桃、杏仁	這些可提供所需的蛋白質，每天約4～6份即可，並不是越多越好
蔬菜類	萵苣、花椰菜、雪菜、牛蒡、山藥、蘆筍、胡蘿蔔、竹筍、蒟蒻、芹菜、番茄、豆芽、青椒、南瓜、香菇、鮑魚菇、杏鮑菇、木耳、金針菇、海帶、洋菜	可選擇當令季節的蔬菜，此類可提供纖維素、維生素及礦物質，每天需要3份以上
水果類	奇異果、芭樂、柳丁、水蜜桃、葡萄、木瓜	可選擇當令季節的水果，每天需要2份以上

示範菜餚如下：

紅燒牛蒡豆干（4人份）

材　料　有機白色大豆干2片／牛蒡1條／胡蘿蔔80g／木耳70g／乾香菇30～40g／薑片少許／毛豆半杯

調味料　油3大匙／鹽 $\frac{1}{2}$ 茶匙／醬油1.5大匙／冰糖1大匙／胡椒粉少許

做　法　❶ 豆干切滾刀塊。 ❷ 牛蒡刷皮洗淨、切段。 ❸ 紅蘿蔔切滾刀塊。 ❹ 鍋中熱油，炒香薑片、香菇，再放入胡蘿蔔塊稍炒，將豆干及牛蒡放入鍋中，加入醬油、冰糖拌勻，加1杯水，煮到湯汁剩一半時將木耳、毛豆放入，以中小火燒到湯汁收乾，加胡椒粉拌勻。

補　充　豆干可以用油稍微煎一下。

營養師叮嚀　牛蒡含高纖維，可降低體內血脂，豆干則富含蛋白質；簡單組合就成了一道兼具營養和美味的降脂餐。

番茄蒟蒻（4人份）

材　料　紅番茄600g／月桂葉2片／薑末少許／ 蒟蒻350g

調味料　油2茶匙／胡椒粉少許／糖2大匙／鹽1大匙

做　法　❶ 紅番茄洗淨，用果汁機打成泥。 ❷ 鍋中放油，加薑末和鹽，再加入番茄泥、月桂葉和糖一起煮約30～40分鐘。 ❸ 加入蒟蒻和水1.5杯，煨煮至水分收至濃稠，撒上胡椒粉即可。

補　充　蒟蒻可參考降壓健康餐中洋蔥蒟蒻的做法，或到有機店購買。

營養師叮嚀　蒟蒻含水溶性葡萄甘露聚糖，能降低膽固醇和血脂，不僅熱量低又有飽足感；番茄屬於低糖高纖的蔬菜，同時含有能預防攝護腺癌的茄紅素。

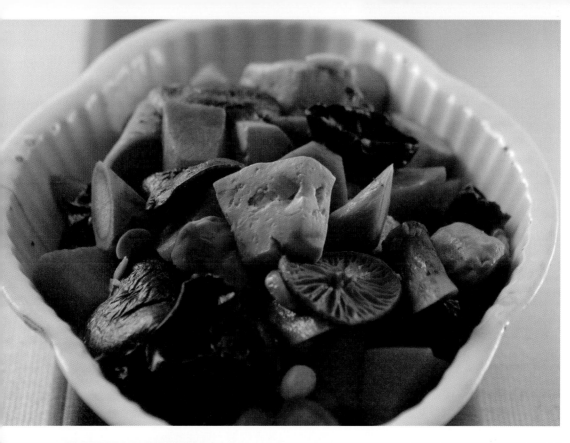

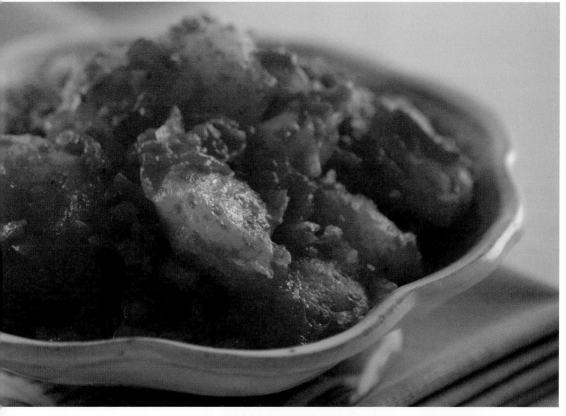

雪菜百頁（4人份）

材　料　冬筍去皮約60g／百頁65g／雪菜（芥菜）150g／新鮮香菇50g／毛豆
100g／薑絲少許／紅椒絲少許／小蘇打 $\frac{1}{4}$ 茶匙

調味料　油少許／鹽少許／糖少許／黑胡椒粉少許／醬油少許

做　法　❶ 3杯滾水中加入 $\frac{1}{4}$ 茶匙的小蘇打後熄火，加入百頁泡軟，取出洗淨。
❷ 冬筍切絲，香菇切片，雪菜切末，百頁切成小片，紅椒切絲，毛豆
洗淨。　❸ 少許油爆香薑末，加入香菇和冬筍炒香，再加入毛豆煮3分鐘
後，放入雪菜末和紅椒絲拌炒。　❹ 加入醬油、半杯水煨煮，再拌入百
頁片煮2分鐘。　❺ 最後以少許鹽和糖調味，再撒上少許黑胡椒粉即可盛
盤。

補　充　一般醃的雪菜細分為兩種，一種是蘿蔔嬰，一種是小芥菜，都可以當雪
菜使用。

營養師叮嚀　雪菜及竹筍含高纖維能吸收膽固醇，並促進腸道蠕動；百頁是黃豆
加工品，可提供充足的蛋白質營養。

五彩薏仁（4人份）

材　料　煮熟薏仁1碗／紅甜椒 $\frac{1}{2}$ 個／小黃瓜1條／黃甜椒 $\frac{1}{2}$ 個／生菜葉8片

調味料　鹽1茶匙／香油少許／胡椒粉少許

做　法　❶ 紅、黃椒放入烤箱190℃烤約20分鐘，取出剝皮切小丁。　❷ 小黃瓜
洗淨去心，切小丁。　❸ 將煮熟薏仁和做法❶❷加入調味料拌勻。　❹ 將
做法❸適量放在生菜葉上即可。

補　充　如果想吃酸甜味，可改用橄欖油，加1顆檸檬汁、一些糖和鹽當調味
料，夏天吃特別開胃。

營養師叮嚀　薏仁有降低血膽固醇及三酸甘油脂的功效，搭配綜合色彩的食材及
佐料來增加食慾，是最佳的低脂健康餐。

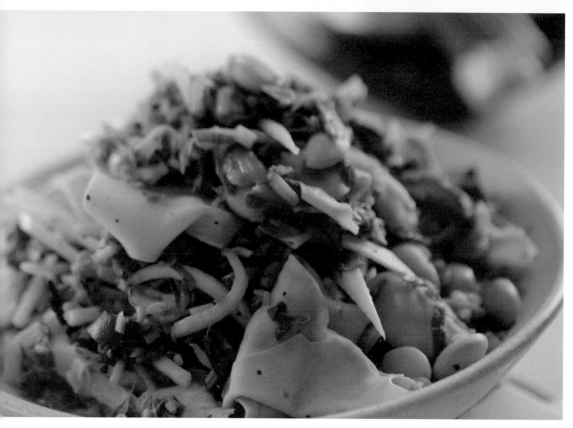
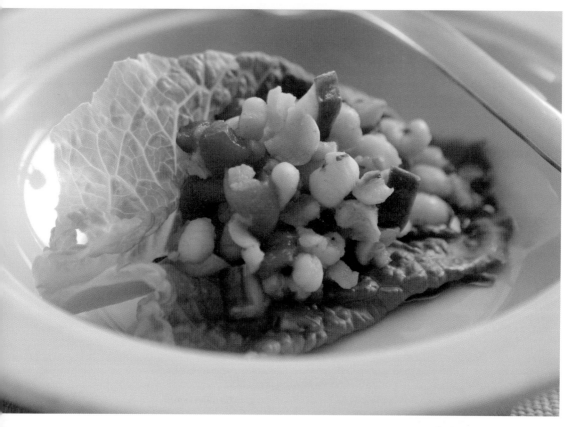

01

準媽媽蔬食餐

三、量身訂作蔬食餐

　　懷有一個新生命，是造化所賦予的榮耀，若能採行蔬食，不再犧牲其他眾生來滋養新生命，更能體現其生生不息的大德。對所有孕婦及胎兒而言，蔬食都是比較健康且營養完整的選擇，所以在懷孕期間採行蔬食，是母親給予新生兒女第一個最珍貴也是最好的禮物。

　　隨著胎兒的成長，懷孕不同時期的飲食需求也有所差異。基本上，蛋白質的來源可由穀類、豆類或堅果中得到，其中黃豆富含優質蛋白質，是相當好的選擇，但盡可能不要選用基因改造黃豆。油脂應採用單元不飽和脂肪酸或次亞麻油酸豐富的食用油，以進一步轉化為EPA和DHA，保障胎兒腦部和眼睛的健康，例如：橄欖油、芥花油、亞麻子油、苦茶油等，或是以堅果替代這些烹調用油；醣類或澱粉質的來源最好從全穀類攝取，以便同時獲得充足的維生素與礦物質。

　　懷孕期間不需要特別增加鈣質的攝取，但宜多晒太陽（每日10分鐘），或經由營養強化的豆奶、穀類及素肉中獲得維生素D；由於母體內儲存的維生素B_{12}並不能有效地給予胎兒利用，蔬食孕婦可選擇營養補充劑，或多攝取海帶、紫菜、綠藻、螺旋藻、泡菜、酵母、發酵豆類（味噌、豆豉等）以補充維生素B_{12}。

　　葉酸對胎兒初期腦神經發育是必要的，甚至建議在計畫懷孕前三個月即開始補充。「葉酸」顧名思義在綠葉蔬菜中含量豐富，因此蔬食者基本上只要多增加深綠色蔬菜的攝取，加上全穀類與豆類，根本沒有缺乏的問題，反而更能確保在後續孕程中，母親與胎兒的葉酸供應無虞。

　　鐵質的供應是任何孕婦都同樣要面對的問題。懷孕初期即須開始重視鐵的補充。蔬食中鐵的來源很多，包括：豆類、葡萄乾、黑棗、綠色蔬菜、紫菜、黑芝麻、全穀類等；用餐時多攝取富含維生素C的水果也可幫助鐵質吸收。

　　通常懷孕前三個月容易有害喜症狀，此時期較為怕冷、畏寒或食慾較差，建議採少量多餐方式。黑糖薑湯可止嘔驅寒，綠豆湯可改善食慾，紅豆湯則可協助利尿、消除水腫，但建議少糖或不加糖為宜。懷孕第四個月以後，身體會有較熱的傾向，故不適合溫補，因此人參、桂圓與胡桃等宜少用，但可採涼補，如春季用蓮藕，夏天吃西瓜，秋天用山藥、地瓜、馬鈴薯；冬天吃蒟蒻。

　　有便秘困擾的孕婦，可吃海藻類的裙帶菜、海帶，以及根莖類的蘿蔔、蓮藕，或蔬果類的香蕉、木耳等，可預防便秘或有效抑制脹氣。另外，早上起床時喝300～500 cc.溫開水（可加一點點粗鹽），也有利於排便。

　　最後要避免咖啡、濃茶、菸酒、刺激性佐料、燒烤及較鹹的食物。飲食不一定要很清淡，但以味道簡單為原則，如單純的酸、鹹或甜味，以免複雜或刺激性的調味影響孕婦的情緒起伏。另外，懷孕前期的孕婦盡量避免吃到薏仁，以免有流產之虞；至於懷孕後期胎兒狀況穩定時，偶爾少量吃到薏仁應不致造成太大的影響。

表3-10 適合孕婦蔬食餐的主要食材

分類	食材例子	說明
穀類	糙米、胚芽米、蕎麥、燕麥、全麥麵條、全麥饅頭	選用各種五穀雜糧，富含纖維素、維生素及礦物質
澱粉類	地瓜、馬鈴薯、芋頭、南瓜	
豆類	黃豆、豆腐、豆皮、豆干、紅豆、綠豆、花豆、黑豆	從豆類或豆製品攝取，配合穀類可使完全蛋白質供應無虞；堅果類可提供優質的油脂、維生素與礦物質
蛋白質類	麵腸、烤麩	
堅果類	腰果、核桃、芝麻、南瓜子、葵瓜子、杏仁	
葉菜類（深綠色）	青花椰菜、川七、香椿、青江菜、菠菜	選用當令季節的生鮮蔬菜，並搭配以上營養建議。其他種類的蔬菜如高麗菜、小白菜等亦可為點綴搭配。
根莖類	牛蒡、芹菜、山藥、白蘿蔔、胡蘿蔔、竹筍、蘆筍、蒟蒻	
瓜果類	大黃瓜、四季豆、白果、豆芽、番茄、絲瓜、紅椒	
菇類	香菇、杏鮑菇、金針菇、秀珍菇、珊瑚草、美白菇、木耳	
海藻類	海帶、紫菜、裙帶菜、綠藻、螺旋藻、紅毛苔	
水果類	蘋果、鳳梨、檸檬、桑葚、芒果、香蕉、木瓜、奇異果、芭樂、柳丁	選用當令季節的生鮮水果，高維生素C、高纖維素或胡蘿蔔素者可優先考慮，並相互搭配。

示範菜餚如下：

青蔬秋葵羹（4人份）

材　料　菠菜（或西洋芹、山芹菜、莧菜）300g ／秋葵100g／小玉米80g／金針菇約100g／薑末少許／蓮藕粉2大匙

調味料　油1大匙／鹽少許

做　法　❶ 菠菜洗淨，汆燙剁細。秋葵和小玉米切薄片。金針菇切小段。　❷ 鍋中放油，加鹽、薑末炒香，加入金針菇拌炒，加700g的水煮滾，再加菠菜、秋葵、小玉米片煮滾，加蓮藕粉勾芡。

補　充　山藥泥的濃湯（請參閱本書生機飲食之山藥濃湯）與蓮藕粉勾芡的濃湯各有特色，盡量不要用太多太白粉來勾芡。蔬菜部分可改用西洋芹、山芹菜或莧菜等深綠色蔬菜。菠菜要先汆燙，才能減少草酸，增加鈣、鐵等礦物質的吸收與利用。

原味豆泥（4人份）

材　料　有機黃豆（或黑豆）300g ／香菜少許（五辛素可用蔥）／枸杞少許／海苔片少許

調味料　葡萄籽油1大匙／鹽少許

做　法　❶ 黃豆洗淨，泡水4小時。　❷ 黃豆加水到與豆子齊，煮到汁收乾、豆子熟（或蒸熟）。　❸ 煮熟黃豆加水1杯，放入果汁機中打成泥。　❹ 鍋中放1大匙油和少許鹽，油熱後倒入黃豆泥，不停拌炒，炒到有些乾鬆，加入香菜末（五辛素可用蔥）和枸杞拌勻即可。　❺ 用一片海苔片包一些做法❹，現吃現包，最好加些五穀米飯。

補　充　吃原豆不去汁或渣，營養較完備。

營養師叮嚀　原味豆泥可以吃到黃豆或黑豆全部完整的營養，富含蛋白質、大豆

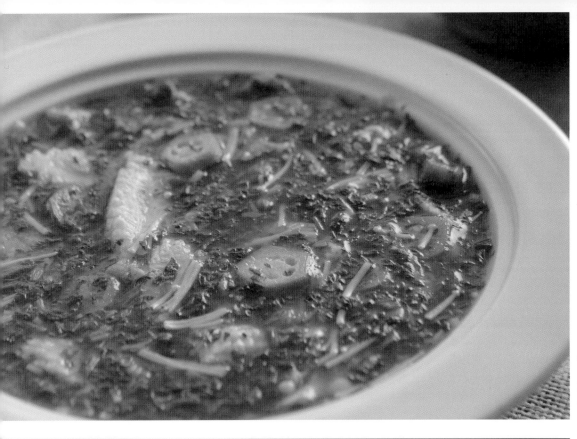

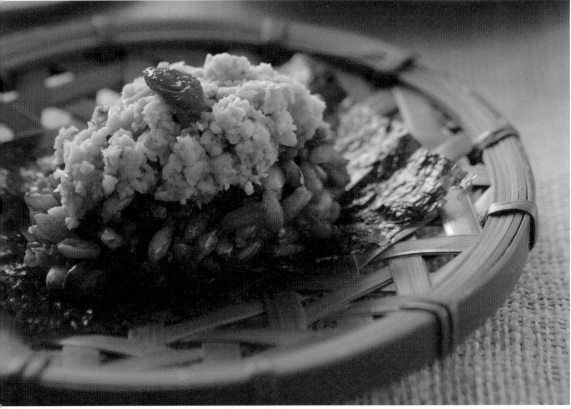

卵磷脂與寡糖，亦有益腸道健康。枸杞滋補肝腎、明目安神，加上
海苔富含多種礦物質、葡萄籽油含有充足的必需脂肪酸，因此對孕
婦很有幫助。

馬鈴薯沙拉（4人份）

材　料　馬鈴薯2個（約700g）／胡蘿蔔半條／蘋果1個／小黃瓜1條／葡萄乾 $\frac{1}{2}$ 杯（或蔓越梅）／烤熟美國杏仁8粒／美生菜8片

調味料　冷壓橄欖油1.5大匙／糖2大匙／檸檬汁1.5大匙（或有機蘋果醋）／胡椒粉少許　／芥末少許（可不用）／鹽少許

做　法　❶ 馬鈴薯洗淨，與胡蘿蔔一起蒸熟，去皮，切小丁。　❷ 蘋果去皮，切小丁，用鹽水洗過。　❸ 小黃瓜切小丁。　❹ 將做法❶❷❸及葡萄乾加調味料拌勻，放入冰箱。　❺ 取1片美生菜，上面放1勺馬鈴薯沙拉，上面再加1粒美國杏仁。

補　充　可以用來夾全麥吐司、燒餅或口袋餅。夏天加芥末較開胃。

牛蒡四物湯（4人份）

材　料　四物中藥材1份／新鮮栗子40g／腰果40g／牛蒡1條

做　法　❶ 四物湯加水6杯放入電鍋中，外鍋加水1杯，煮好後把渣取出。　❷ 栗子洗淨。　❸ 牛蒡外皮刷洗乾淨，切滾刀塊。　❹ 將栗子、腰果、牛蒡一起加入四物湯中，外鍋再加1.5杯水，按下開關，跳起後即可食用。

補　充　四物湯當水單喝，對孕婦非常補。

營養師叮嚀　孕婦常有便秘的問題，牛蒡具有「通十二經脈」、「除五臟惡氣」的功效，亦可刺激大腸蠕動；當歸除了補血活血外，亦有潤腸通便之效。因此，牛蒡四物湯除了養血疏肝外，還可解決孕婦便秘的問題。

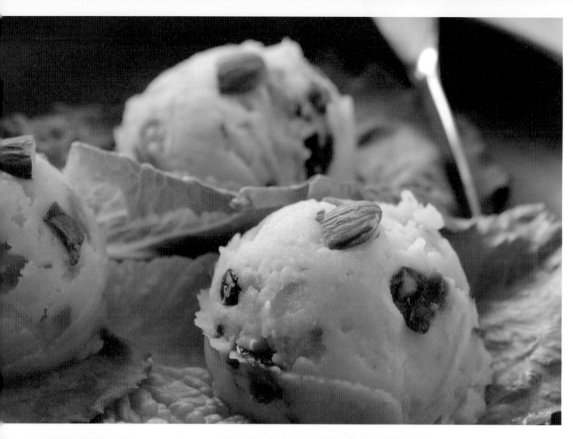

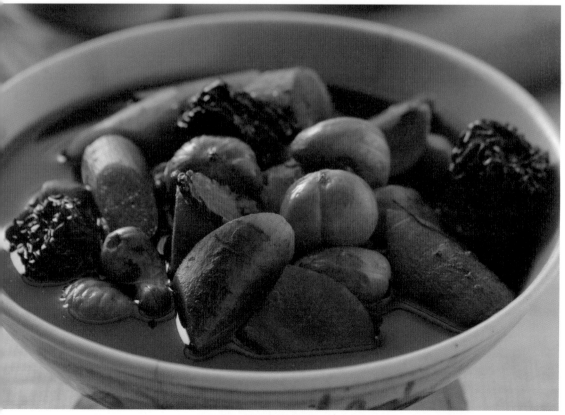

02

坐月子蔬食餐

對西方人而言並沒有所謂產後坐月子的習俗，而國人則有坐月子的傳統，從營養學的角度來看，產後的婦女若不親自哺乳，營養需求與一般正常婦女相同即可，但對產前、產後體質或體能較弱、營養狀況不甚理想、免疫力較差的孕婦，古老坐月子產後保健的概念應該還是很受用的。

以往坐月子常須以麻油雞進補，然而現代人平日的蛋白質與脂肪攝取量多半已超過需求，更沒有飢寒交迫的威脅，若一味以高蛋白、高油脂的葷食進補可能使腎臟負擔加重，也容易造成體質酸化，加重鈣質流失，反而弄巧成拙。

其實，蔬食營養豐富，根據體質適度調配，不但可以與葷食坐月子達到相同的效果，又少了動物性食物的負擔。營養學上已證實，素食媽媽所分泌的乳汁通常營養素含量適當，所哺餵的嬰兒也是營養狀態良好，並有正常的生長發育。尤其研究發現，攝取較多肉類及動物脂肪的婦女所分泌的乳汁，會有較高的環境汙染物（如DDT、多氯聯苯等）；相對的，素食婦女所分泌的乳汁，有最少的環境汙染物。

產後坐月子餐

由於生產時種種耗損可能造成一時性的虛寒體質，因此傳統中醫主張產婦要熱補，寒涼性質的蔬果不宜，但不代表坐月子期間不可食用生鮮蔬果，還是要回歸到產婦個人體質與搭配蔬果的屬性，若一味用熱補可能容易上火。通常蔬菜可用老薑、麻油炒過，並燜爛後食用；注意黑芝麻油味甘性溫，適於寒性體質的媽媽；白芝麻油性味甘涼，則適合燥熱體質的媽媽。

此外，甚至坊間有不可以喝到一滴水，或須以米酒水取代的做法，此亦可能言過其實。產婦只要注意飲水衛生，控制飲水量，就可保持水分代謝的正常。

一般而言，坐月子第一週不能急著大量進補，因為首先要將生產過程的惡露排淨，使擴大的子宮回復原狀，並讓懷孕時被子宮推擠的臟器歸復原位，以減少日後的不適與後遺症，國人產後必服生化湯就是依上述概念而發展出來的中醫處方。

第二週以後可以開始補充營養，故本週生化湯可減少或停止使用。此外，本週亦推薦紅豆湯（可搭配黑糖）、紅豆飯或薏仁飯等，因為紅豆可強心利尿，幫助體內水分正常代謝；薏仁亦可利水除濕和健脾。

第三週之後可開始積極補充營養，以恢復體力，但宜採溫和進補的方式，亦即不需特別給予高麗參等大補元氣的中藥材，或高熱量、高蛋白的食物，只要注意食物的營養均衡與容易吸收。由於第一、二週皆為熱補，因此第三週之後可酌量吃點哈密瓜、木瓜等涼性水果以中和體質；但西瓜屬於較為寒涼的食物，仍要限制。

最後，坐月子時期忌食生冷、辛辣的食物，禁止大吃大喝，避免咖啡、濃茶、菸酒、冰水或過於燥熱的食材，盡量選擇中性、溫性或涼潤的食物。

哺乳期（奶水充沛餐）

產婦只要營養充足，並多喝一些液體以補充哺乳時的水分流失，奶水自然充沛；若因體質因素，乳汁分泌不甚順暢，可借助發奶的食材，例如：花生、青木瓜、絲瓜、筊白筍、紅豆、無花果、紫山藥、核桃、黑芝麻、紫米、栗子、地瓜、芋頭、糯米、小米等。

飲食中的鈣雖不影響母親乳汁中的鈣含量，但骨骼中的鈣會因哺乳而下降，故建議鈣質攝取要增加500毫克。由於母體內儲存的維生素B_{12}不易經由乳汁傳送到嬰兒，故哺乳婦女應攝取維生素B_{12}強化的食物或營養補充劑，以確保供給嬰兒的需求；另外，活性維生素D在母乳中通常含量較低，因此嬰兒適當地晒太陽會比從母體獲得維生素D來得重要。

另外，哺乳期間應避免食用麥芽或韭菜，以免出現退奶的現象。

表**3-11** 適合坐月子蔬食餐的主要食材

分類	食材例子	說明
穀類	糙米、胚芽米、蕎麥、燕麥、全麥麵條、全麥饅頭	選用各種五穀雜糧，具有纖維素、維生素及礦物質；南瓜為發物，應視體質適量食用
澱粉類	地瓜、馬鈴薯、芋頭、南瓜	
豆類	豆腐、豆皮、豆干、花生、紅豆、黑豆、黃豆	從豆類或豆製品攝取，配合穀類，可使完全蛋白質供應無虞；堅果類可提供優質的油脂、維生素與礦物質
蛋白質類	麵腸、烤麩	
堅果類	腰果、核桃、芝麻、南瓜子、葵瓜子、杏仁	
葉菜類（深綠色）	紅莧菜、紅菜、高麗菜、花椰菜、金針、川七、青江菜、菠菜	選用當令季節的生鮮蔬菜，並搭配上述營養建議。海帶、紫菜等海藻類偏寒涼，應視體質酌量選用，可搭配麻油與薑，以少鹽處理，以免偏鹹，阻礙水濕的排出
根莖類	胡蘿蔔、山藥、蒟蒻、洋蔥（五辛素）	
瓜果類	四季豆、白果、豆芽	
菇類	黑木耳、香菇、杏鮑菇、金針菇、秀珍菇、珊瑚草、美白菇	
海藻類	海帶、紫菜、裙帶菜、綠藻、螺旋藻、紅毛苔	
水果類	蘋果、鳳梨、檸檬、桑葚、芒果、香蕉、木瓜、奇異果、芭樂、柳丁	選用當令季節的生鮮水果，平性、溫性與涼潤的水果優先考慮，再以高維生素C、高纖維素或胡蘿蔔素者相互搭配

示範菜餚如下：

杜仲麻油薑湯（4餐份）

材　料　杜仲1兩／黃耆1兩／老薑片40g／黑棗16個／枸杞10g／乾香菇20g／豆包150g／腰果50g／山藥200g

調味料　黑麻油2大匙／鹽少許

做　法　❶ 香菇泡軟。　❷ 山藥去皮切大塊。　❸ 豆包油煎一下，切4塊。　❹ 鍋中放黑麻油，加薑片煎到微乾，加入2,000cc.的水。　❺ 將做法❶❷❸加杜仲、黃耆、黑棗、腰果一起放入做法❹鍋中，煮40分鐘後加入枸杞續煮5分鐘。

補　充　多喝些杜仲湯對腰骨非常好。

燴麻油蔬菜（4人份）

材　料　山藥150g／青花椰菜200g／胡蘿蔔100g／腰果100g／鴻喜菇50g／白果12個／老薑片20g

調味料　黑麻油1大匙／鹽少許

做　法　❶ 山藥去皮，切片。青花椰菜去梗，切成小塊。　❷ 胡蘿蔔去皮切長片。　❸ 鴻喜菇洗淨。　❹ 鍋中放黑麻油，先煎老薑片，再加鴻喜菇、胡蘿蔔片拌炒1分鐘後，再加山藥、青花椰菜、白果、腰果和水1杯一起煮5分鐘，加少許鹽調味，熄火。

營養師叮嚀　麻油富含維生素E，加老薑片一同處理，可去除蔬菜寒涼之氣，增添溫熱補益的效果。

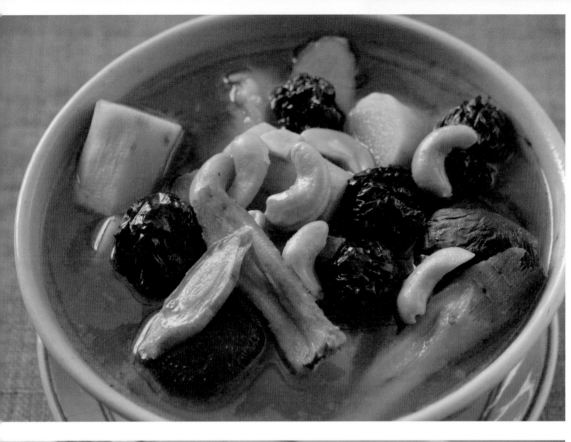

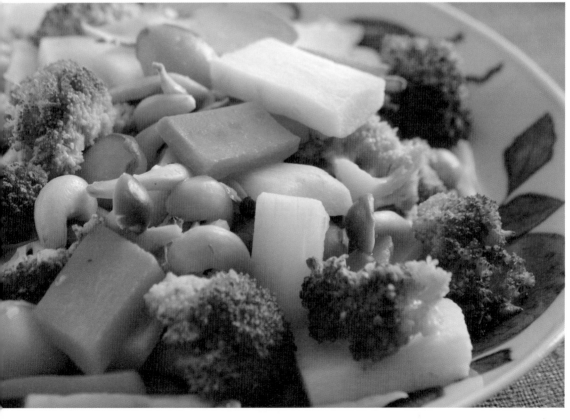

紫米紅豆薏仁飯＋炒毛豆（4餐份）

紫米紅豆薏仁飯

材　料　紫米1杯／紅豆1杯／薏仁1杯

做　法　❶ 紅豆先泡水3小時。　❷ 紫米、薏仁洗淨。　❸ 將做法❶❷加水4杯，
　　　　外鍋加2杯水，開關按下，跳起來再燜數分鐘即可。

營養師叮嚀　產後婦女多半需要排除體內水濕與代謝廢物，因此紅豆與薏仁不但
　　　　　　有利排除水濕，亦可幫助排除體內穢物，恢復緊實體態。

炒毛豆

材　料　新鮮毛豆300g／鴻喜菇150g／松子1小把／薑片3片

調味料　油1茶匙／鹽少許

做　法　❶ 鴻喜菇去掉頭洗淨，毛豆洗淨。　❷ 鍋中放油，先放鹽、薑片，再加
　　　　入鴻喜菇拌炒一下，加入毛豆及1.5杯水，煮到毛豆軟了，即可盛盤，上
　　　　面撒上松子。

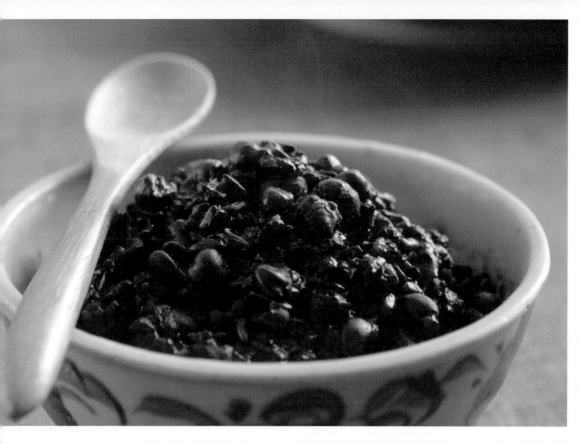
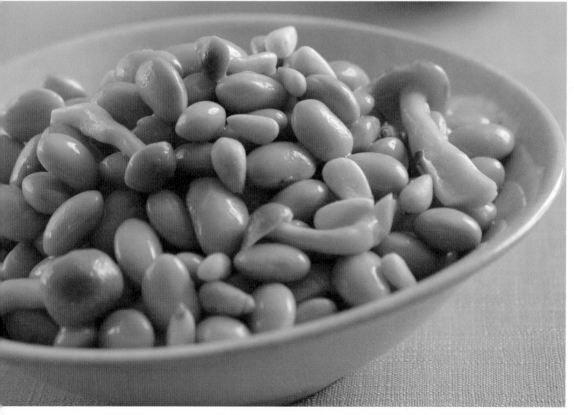

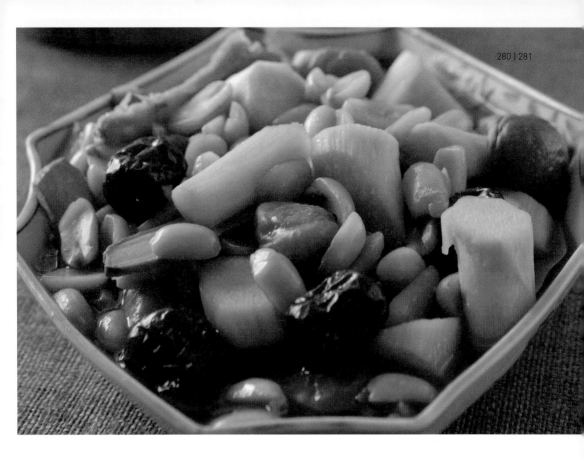

紅燒花生（6餐份）（催乳用）

材　料　去皮花生300g／新鮮栗子300g／茭白筍500g／紅棗20個

調味料　黑麻油1大匙／老薑片8片／當歸3片／醬油1.5大匙

做　法　❶ 花生泡水8小時。　❷ 茭白筍去皮，切滾刀塊。　❸ 黑麻油爆香老薑片，加入醬油及1杯水煮滾。　❹ 花生、當歸先放入鍋中煮30分鐘，再加栗子、紅棗、茭白筍，倒入做法❸中一起再煮30分鐘。

補　充　若是當菜吃，水要少一點；若改成湯品，水就多一點。

03

小寶貝蔬食餐

　　所有嬰兒在生命期的開始都是素食者，他們基本上只要母乳的營養就能有良好的成長發育。嬰兒的最佳食物就是母乳，母乳有優質的營養組成與豐富的免疫球蛋白，除可減少小兒感染與過敏症，還可幫助母親恢復產前體重，並減少乳癌發生機率。因此美國小兒科醫學會建議：出生6個月以內，盡可能以母乳為嬰兒唯一的食物。嬰兒滿周歲前，母親如果無法餵哺母乳或因故奶水不足，也要避免直接用豆漿、米漿或牛奶、羊奶（不論全脂、低脂）來取代母乳，因為這些對嬰兒而言是營養不均衡的食物，此時嬰兒配方豆奶才可權充替代母乳的選項，因為配方奶是經過專家特別為嬰兒營養需求調配的。

　　值得一提的，6個月大以前餵食牛奶，會增加嬰兒對牛奶蛋白過敏、腸胃道出血及鐵質營養不良等危險，因為牛奶只含少量的鐵質、維生素C、鋅及必需脂肪酸，並且含過量的蛋白質、鈉與磷；而且有研究指出，越早接觸牛奶的嬰兒，將來較容易發展成為第一型糖尿病患者。

　　另外要注意的是，許多家長擔心小孩的生長發育，不敢捨棄奶、蛋或肉類的供應，結果常導致鈉與蛋白質的供應過量，對腎臟發育尚未成熟的兒童而言，容易造成腎臟的負擔，也有可能使寶貝出現便秘或拒食的情況，即使幼兒快速生長，也要擔心可能是牛奶或肉食中殘存的荷爾蒙揠苗助長的結果。是故健康蔬食才是聰明家長為寶寶做出的明智選擇。

6個月～1歲

　　6個月到1歲仍以母乳或嬰兒配方豆奶為主，副食品通常以鐵質強化穀粉、蔬菜與水果為主，因此維持或適應蔬食對嬰兒而言是很容易的。月數較大者可以開始加上吐司、餅乾、不加糖的穀類等，接近足歲以後則可逐漸給予米飯、軟麵包或麵條，1歲以上到學齡前再逐漸向成人的主食修正。

　　豆腐、煮爛的豆類搭配穀類即是優質的蛋白質來源，接近1歲或1歲以後，可加上有口感的小塊素肉。蔬菜種類可以有變化，以煮爛的蔬菜泥或蔬菜湯方式供應，但最好每次只給予一種，適應之後才換另一種，例如：搗爛的地瓜泥、馬鈴薯泥、胡蘿蔔泥等。

　　蘋果、鱷梨、木瓜等水果打成汁或磨成泥，對1歲前的小寶寶是不錯的選擇，1歲開始或長牙後則可將水果切成丁。要注意嬰兒喝的果汁要先過濾、穀類或蔬菜湯先過篩、蔬菜的皮與纖維絲也要先拔除，以減少纖維質對嬰兒腸道的刺激。另外，1歲以前也要盡量避免牛奶、蛋清、柑橘類等可能含過敏原的食物。

　　油脂方面，蔬食寶寶不需特別攝取大豆油、花生油、葡萄籽油與葵花油等亞麻油酸含量豐富的油脂，因為亞麻油酸已廣泛存在於蔬食中；反而建議多使用次亞麻油酸含量豐富的食用油（例如亞麻子油、芥花油、核桃油等），可將其添加至烹調後的蔬菜泥，或做成美乃滋、沙拉醬等搭配蔬果享用，以增加體內次亞麻油酸轉化成EPA與DHA的量。另外，橄欖油、苦茶油、酪梨等富含單元不飽和脂肪酸，也是優質油脂的良好來源。

　　蔬食寶貝開始攝食副食品後，營養與成長狀況不免會受到更多的關注與挑戰，為人父母者只要用心準備健康蔬食，或請教有經驗的父母，必要時補充某些營養素，蔬食嬰幼兒的飲食其實一點也不難，反而更符合小孩天性與人體結構。許多研究也已證實，健康的蔬食也可使嬰幼兒正常生長，這是美國營養學會與小兒科醫學會都支持的論點，根本無需懷疑。

1歲以上到學齡前

所有學齡前兒童普遍都有營養素未達建議量的狀況，挑食與對環境的好奇大過食物都是造成食慾減少的主因，因此提供適當熱量是所有兒童飲食計畫的重要目標。由於他們的胃容量較小，一天三餐的飲食型態可能不夠，因此點心對於熱量需求是必要的，但是要避免糖果或含糖飲料等不具營養價值的食品，也要限制加工食品、小點心與烘焙產品，以減少反式脂肪酸與高鈉的攝取。

台灣也曾進行學齡前素食兒童的調查，結果身高或體重與非素食者相似，所以採行蔬食一定可滿足營養要求，但仍要掌握幾個重點：蛋白質方面，應以多元而互補的穀物與豆類作為補充蛋白質的來源；由於兒童每天進食很頻繁，餐與餐的間隔時間不長，因此不必每餐做到蛋白質互補，仍可得到適當的胺基酸組合。

一般兒童藉由日晒，其體內就可製造足夠的維生素D，但由於防晒乳液的普遍應用，可能干擾維生素D的合成，因此必要時可選擇強化維生素D的飲品或早餐穀片。另外，兒童可以藉由攝取高鈣的植物性食物（如紫菜湯或海苔飯捲）來增進骨骼健康，而規律的運動、飲用鈣質強化的豆奶或米漿也是不錯的選擇。

缺鐵性貧血是兒童最常見的營養問題之一，但素食兒童並不會比較容易發生貧血；事實上，植物性飲食中的鐵含量通常較多，只要搭配富含維生素C的食物就可提高鐵質的吸收率。另外，要小心食用牛乳或其他乳製品，例如：1歲之後每日攝取超過3杯牛奶反而會使鐵質缺乏，因為牛奶含鐵量極低，對於幼兒而言，攝取過多乳製品相對會減少其攝取富含鐵質的食物。

儘管少有飲食報告顯示兒童的維生素B_{12}缺乏，仍建議規律的提供適量維生素B_{12}給素食兒童，例如：營養強化的豆奶、穀物片、素肉與天然酵母等。雖然很多植物性食物富含鋅，蔬食中的纖維及植酸都會抑制鋅的吸收，精製加工的食物也會使鋅含量減少，因此蔬食寶寶可多吃核果與種子類食物、酵母麵包、發酵的豆類（如納豆與味噌），以增加鋅的吸收率。

要注意許多學齡前兒童對食物可能缺乏興趣或喜好不定，可將蔬菜切成各種圖案或排成動物形狀，或讓兒童將蔬果及豆干串成一串。有些兒童喜歡混合多種食物，也可將各種穀物或豆子煮成鹹稀飯或八寶粥，或增加口味的變化，如不愛吃豆腐的孩子，可能會愛吃滷豆包、豆花或豆干。

飲食禁忌

　　禁止餵食蜂蜜與玉米糖漿給未滿周歲的嬰兒，以免導致嬰兒肉毒桿菌中毒；可能含過敏原的食物也盡量少在1歲以前提供給嬰兒，例如：牛奶、蛋清、小麥產品、玉米產品、柑橘類水果、草莓、芒果、番茄、核果、巧克力等；對高過敏危險的嬰兒，3歲以前都應避免食用花生醬與核桃醬。有些嬰兒會對牛奶蛋白過敏，極少數則對大豆產品過敏，有些父母因此改用蛋白質水解配方，要注意這仍是以牛奶為基礎的配方奶，只是將牛奶中的酪蛋白先加以水解，以減少過敏反應。

　　少數情況下，母親食用牛乳蛋白、咖啡、巧克力、紅辣椒等，可能導致食用母乳的嬰兒發生過敏反應；也有研究發現，嬰兒急性腹絞痛可能與母親攝取食物中含有牛奶、蛋、巧克力、核果、洋蔥、花生、小麥等有關；只要母親減少攝取上述食物，相關問題便有所改善。

表3-12 適合小寶貝蔬食餐的主要食材

分類	食材例子	說明
穀類	為蔬食嬰兒設計（鐵質強化）的沖泡式穀粉、小麥胚芽、米精、麥精、煮熟爛的糙米粥，或五穀雜糧飯（適合1歲以上）*	充分煮軟，盡量減少粗糙纖維素對嬰幼兒腸道的刺激
澱粉類	地瓜泥、馬鈴薯泥、南瓜泥	
豆類	豆腐、豆皮、豆花、豆泥（如豌豆、黃豆、黑豆等）、豆干（1歲以上）*	豆類或豆製品配合穀類，可得到完全蛋白質；但直接以豆類供應時，仍應注意蔬食寶寶的脹氣問題
蛋白質類	麵筋、麵腸（1歲以上）*	
堅果類	芝麻糊、核桃或核桃醬、腰果、杏仁奶；南瓜子與葵瓜子（1歲以上）*	
葉菜類（深綠色）	蔬菜泥（如地瓜葉、白花椰菜、青花椰菜）	選用當令季節的生鮮蔬菜，並搭配上述營養建議。可搭配優質食用油脂，但最好以少鹽、少調味料處理，以免造成嬰幼兒腎臟負擔
根莖類	胡蘿蔔泥、山藥泥	
瓜果類	冬瓜、小黃瓜	
菇類	黑木耳、香菇、杏鮑菇、金針菇、秀珍菇、珊瑚草、美白菇（1歲以上）*	
海藻類	海帶、紫菜、裙帶菜、綠藻、螺旋藻、紅毛苔（1歲以上）*	
水果類	蘋果、鱷梨、木瓜、葡萄、水蜜桃、香蕉、桃子等果汁或果泥	1歲以下以纖維質較為細緻而不粗糙者優先考慮，且以果汁或果泥為主；1歲以上則可逐漸嘗試其他水果

*1歲以下不方便咀嚼，但若打成泥狀則可考慮（較鹹的海藻類除外）。

示範菜餚如下：

菠菜馬鈴薯泥（適合6個月～1歲）

材　料　馬鈴薯160g／菠菜20g

做　法　❶ 馬鈴薯洗淨蒸熟。　❷ 菠菜洗淨，入滾水汆燙後剁成泥。　❸ 將馬鈴薯泥拌入菠菜泥混合均勻。

補　充　6個月後的小寶寶先吃單一食品，比如馬鈴薯泥，先單獨餵食數次後再加少許菠菜泥，食用數次後再改以馬鈴薯泥加胡蘿蔔泥或南瓜泥等等，慢慢增加小寶寶所食用的食材。剛開始只能餵食少許，慢慢增加量，增加不同的食材。最後也可增加堅果泥。小寶寶剛開始吃副食品時，最好用調理機打成泥。

玉米濃湯（4人份）（適合1～6歲）

材　料　玉米4支／煮熟雪蓮豆300g／馬鈴薯1個（160g）／腰果30g／杏鮑菇100g／胡蘿蔔丁2大匙（40g）／海苔粉少許

調味料　鹽少許

做　法　❶ 馬鈴薯洗淨，加水煮到馬鈴薯熟，取出放涼（或用蒸的）。　❷ 將玉米用刀削下，加水6杯，用果汁機打成泥，用濾網去渣（馬力大的果汁機3分鐘可打成泥，無渣）。　❸ 將雪蓮豆、馬鈴薯、腰果、杏鮑菇加水4杯打成泥。　❹ 將做法❷❸混合倒入湯鍋中，加入胡蘿蔔丁一面攪拌一面煮，滾後加鹽調味，上面撒些海苔粉即可。

補　充　玉米最好買有機的，千萬不要用玉米罐頭，因罐頭玉米鹽分高而偏鹹。可以加少許蒸熟的高麗菜，一起打成泥。也可加些嫩豆腐小丁，增加營養。

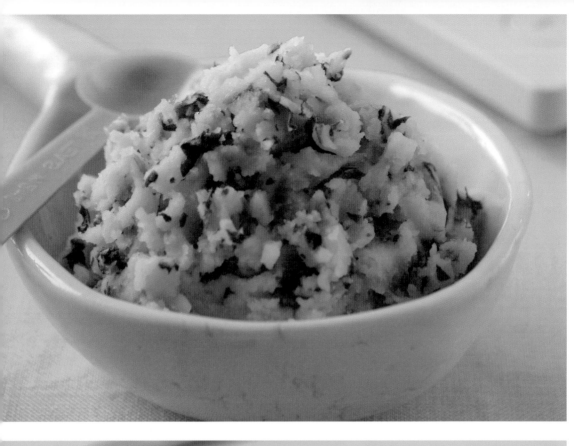

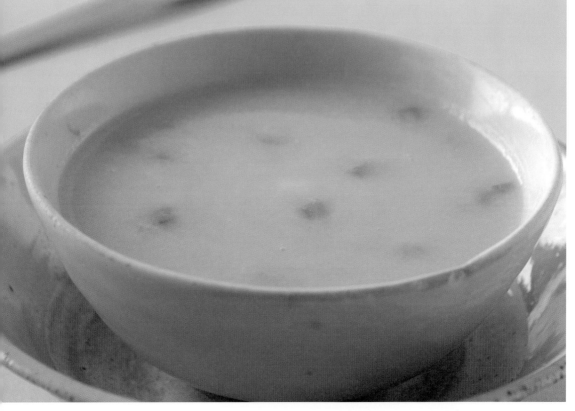

蔬菜胚芽米＋素高湯（適合6個月～1歲）

蔬菜胚芽米

材　料　有機胚芽米飯半碗／素高湯2碗（作法見後）／青江菜2棵

做　法　❶ 胚芽米飯剁細。　❷ 青江菜洗淨剁細。　❸ 小鍋中加入高湯及做法❶，小火煮到軟爛，再加入做法❷煮3分鐘至青菜軟熟，加少許鹽。

補　充　每次換一種蔬菜，觀察小寶寶的適應狀況。也可以開始加入少許堅果泥。

素高湯（2,000cc.）

材　料　黃豆芽300g／番茄1個／高麗菜300g／昆布1條／大頭菜（或佛手瓜）300g／薑片6片／甘草洗淨4片／甘蔗頭一小段

做　法　❶ 番茄、高麗菜、大頭菜洗淨切塊，黃豆芽洗淨。　❷ 取一個不鏽鋼湯鍋，將所有材料放入（昆布除外），加水蓋過食材，煮滾後改中小火，蓋鍋蓋煮約50分鐘後加入昆布再煮10分鐘，熄火放涼，濾出高湯分袋放入冰櫃冷凍，每次取出一包使用。

補　充　素高湯除可用來煮粥，亦可來沖泡穀粉等。1歲後可用來煮餛飩或煮麵等，有了高湯就不需要用味素。另外，如果家中幼兒對番茄過敏，製備材料時請去除番茄。

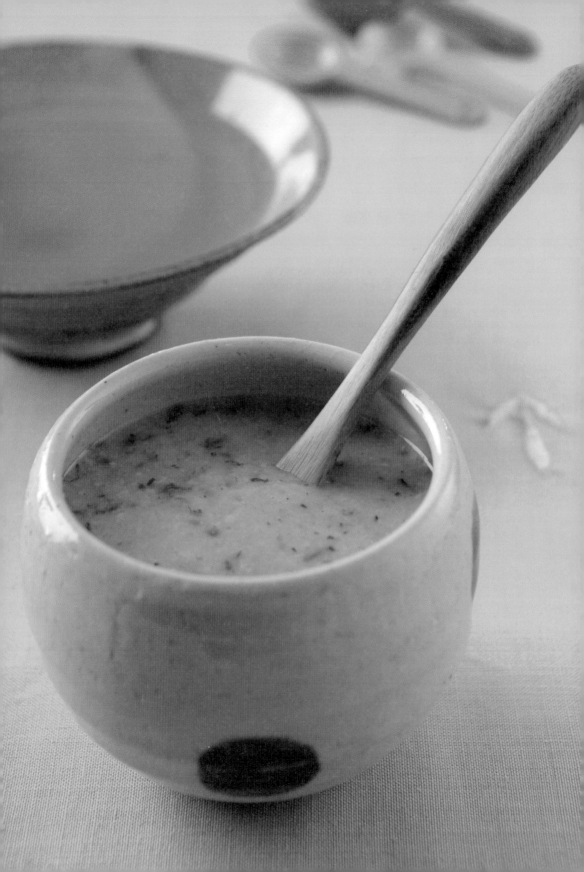

十蔬水餃（60個）（適合1～6歲）

材　　料　水餃皮60個／高麗菜300g／青江菜600g／胡蘿蔔80g／嫩豆包100g／玉
　　　　　米1條／黑木耳100g／秀珍菇100g／白芝麻15g／腰果30g／薑末1大匙／

調味料　油2大匙／醬油1茶匙／鹽1茶匙／香油1大匙／胡椒粉少許

做　　法　❶ 高麗菜洗淨切碎，抓少許鹽，30分鐘後擠掉水分。　❷ 青江菜洗淨，
　　　　　放入滾水汆燙即取出沖冷水，剁細後擠掉水分。　❸ 胡蘿蔔、嫩豆包、
　　　　　黑木耳切小丁，玉米分數次削下成細粒，秀珍菇（或香菇）剁細。　❹
　　　　　鍋中放油先加薑末炒胡蘿蔔丁，再加嫩豆包翻炒一下，加入秀珍菇和玉
　　　　　米碎、黑木耳碎，加入醬油胡椒粉拌勻後熄火。　❺ 腰果、白芝麻打成
　　　　　粉後加入做法❹中拌勻放涼。　❻ 將做法❶❷和做法❸❺加香油一起拌
　　　　　勻。　❼ 1片水餃皮包1匙餡，邊要抹水捏緊。　❽ 鍋中放水加少許鹽，水
　　　　　滾放入水餃，滾後加1杯冷水，滾後再加1杯冷水，滾一下即可熄火。

補　　充　一粒水餃包含了寶寶所需要的全部營養，小朋友愛吃，父母安心。初學
　　　　　者因為內餡包得少，水餃皮要多買一些。包水餃是最好的親子活動，讓
　　　　　孩子小的時候就學著一起動手包水餃吧！

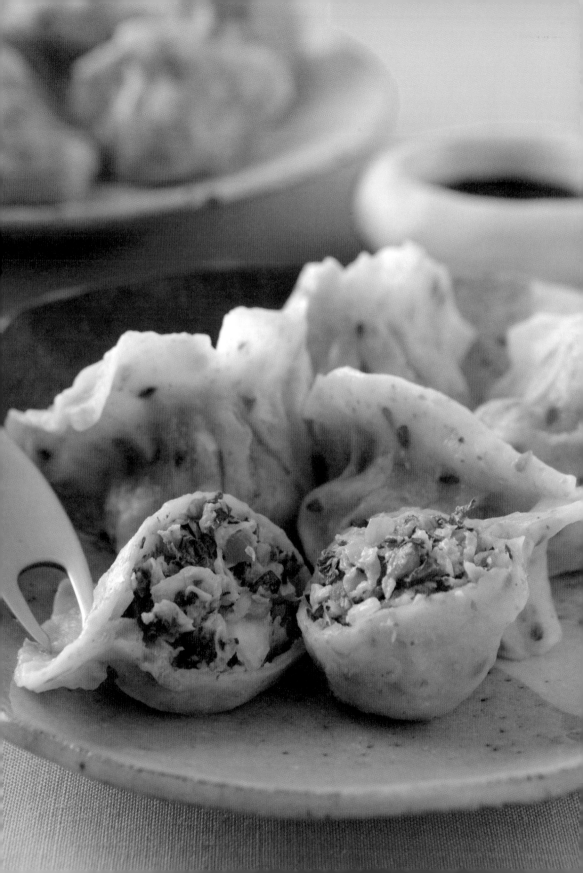

04

青少年蔬食餐

近年來，在低碳飲食的推廣下，蔬食營養午餐在國內中小學已蔚為風氣，國內外醫學院也紛紛帶動無肉日的風潮。

其實，國內蔬食人口已有快速成長與年齡層下降的趨勢，許多兒童或青少年可能因為動物生存權或環保理念而選擇蔬食，好的營養狀態常不是他們最優先的考量，方便、省時才是選擇食物的重要因素，此時，若父母在態度上能由衷地支持與肯定，將有助於孩子接受父母的飲食計畫與營養監督。

在許多歐美已開發國家，蔬食青少年的營養狀況確實比非素食者還來得好，台灣也曾進行國小五、六年級素食兒童的調查，結果發現：不論身高或體重均略高於非素食者。

事實上，根據國民營養調查資料指出，我國青少年蛋白質及脂肪攝取比例過高。相反的，蔬食青少年的豆類與蔬果攝取量較一般青少年高，其纖維素、鐵質、葉酸與維生素A及C的攝取都相對提高；脂肪攝取量則較少（特別是飽和脂肪）；也較少攝取甜食與動物性蛋白質，因此對鈣質保留有正面的幫助。綜合來看，蔬食確實比美式速食或以肉蛋奶為主、高油、高糖、高鹽的飲食來得健康且營養許多。

少年時期

少年時期指的是學齡兒童至青春期之前。本時期的營養重點是適當的鈣、鐵、鋅的補充與維生素B_{12}的強化。由於持續成長與發育的熱量需求較高，因此可在正餐之間供應點心，但應注意供應的時機（正餐前2小時）與營養價值，以免

造成熱量供應過多、其他營養素卻不足的病態肥胖。

　　由於同儕的壓力對這個年紀的小孩影響很大，當學齡兒童對於跟別人的飲食不同感覺不自在時，父母可以幫助小孩準備一些跟主流較相似的午餐或點心，例如：咖哩飯、炒麵、糖醋丸子、薯條或素食鹽酥雞等；父母也應讓小孩瞭解選擇蔬食的邏輯與價值觀（健康、環保或宗教因素等）。

青春期男生

　　青少年處於持續成長發育的階段，因此熱量需求比成年人要多，穀類與豆類及其製品的搭配即可供應完整且良好的蛋白質來源。鈣質與維生素B_{12}的強化是必需的，可選擇營養強化的豆奶、植物奶、穀類、素肉或服用營養補充劑。

　　男生的活動量通常高於女生，與能量代謝有關的維生素B群之需求也相對較高；含鋅的酵素參與許多新陳代謝（如骨骼代謝與性成熟），因此多吃良好的鋅食物來源（包括全穀類、豆莢類及堅果類）是有益的；維生素A是正常骨骼、牙齒發育與雄性精子產生所必需，可藉由深綠色或深黃色蔬果中的 β 胡蘿蔔素轉化而得；只要不經常「宅」在家裡或晝伏夜出，維生素D應不致匱乏。

青春期女生

　　女生活動量通常稍低於男生，且常渴望有苗條姣好的身材，因此常有熱量攝取不足的問題，一般建議蛋白質的攝取仍應充足；醣類（澱粉類）的攝取可稍微降低一點；油脂的攝取量維持正常且品質要優良，多從天然食材中獲得油脂，例如：有機核桃、酪梨、芝麻、腰果等都是良好的油脂來源。長青春痘時應盡量少吃熱性水果，如：荔枝、榴槤或龍眼等。

　　另外，調查發現：素食女孩初經來潮較晚，而較晚的初經或許可以減少乳癌的發生及中年肥胖的危險。女生經期開始後鐵質的需求更多，因此月經期間可能發生缺鐵性貧血。素食飲食通常可比葷食者攝取到較多鐵質，但由於植物來源的非血基質鐵吸收率較差，所以要多吃富含維生素C的食物以促進鐵的吸收，而乳製品的攝取則會抑制鐵的吸收。

飲食禁忌

　　成長發育中的青少年最好不要常攝取汽水、可樂、茶與咖啡等飲品，含咖啡因的食物對兒童並不合適，也會導致兒童無法安穩睡眠；含糖量多的甜食亦應盡量少用，以免容易造成鈣質的流失與蛀牙；有些零食的人工香料與色素，甚至還可能會造成過動的行為。而休閒飲料店的飲料多使用蔗糖糖漿或高果糖糖漿，除了高熱量的問題外，近年來的研究發現：高量果糖的攝取也與代謝症候群（如肥胖、糖尿病等）的發生有關。

　　此外，許多點心常使用植物性酥油或氫化油脂，經常食用容易吃進過多的飽和油脂與反式脂肪，而鹹式點心又有鹽分過多的問題。因此，對兒童或青少年的點心供應雖有其需要，仍應多採用天然且營養豐富的食物為宜；少以精白米飯、白麵條、白吐司、白饅頭等作主食，盡量養成吃全穀類食物的習慣。

表 3-13 適合青少年蔬食餐的主要食材

分類	食材例子	說明
穀類	糙米飯、胚芽米、五穀飯、十穀飯、雜糧飯、全麥麵包、全麥麵條	主食份量依青少年活動量、運動量與成長需求而彈性供應。
澱粉類	地瓜、芋頭、馬鈴薯、山藥	
豆類	豆腐、豆皮、豆花、豆干、黑豆、紅豆、綠豆、黃豆、各式豆泥	豆類或豆製品配合穀類,可使完全蛋白質供應無虞;堅果類除蛋白質外;還可供應優質油脂
蛋白質類	麵筋、麵腸	
堅果類	芝麻、核桃、腰果、杏仁、南瓜子與葵瓜子等堅果或種子	
葉菜類(深綠色)	地瓜葉、空心菜、菠菜、花椰菜、青花椰菜、芥菜、高麗菜、甘藍菜、大白菜、小白菜等各色蔬菜	選用當令季節的生鮮蔬菜,各種顏色都要供應
根莖類	胡蘿蔔、蘿蔔、蓮藕、牛蒡、百合	
瓜果類	冬瓜、小黃瓜、大黃瓜、苦瓜、絲瓜	
菇類	香菇、洋菇、金針菇、秀珍菇、猴頭菇、杏鮑菇、黑木耳、珊瑚草、巴西蘑菇等	
海藻類	海帶、紫菜、裙帶菜、綠藻、螺旋藻、紅毛苔等	
水果類	蘋果、水梨、鱷梨、酪梨、番茄、木瓜、葡萄、水蜜桃、香蕉、芭樂、蓮霧、釋迦、榴槤、桃子、李子、梅子、桑椹、柑橘、柳橙、葡萄柚、鳳梨、荔枝、龍眼、百香果等各色水果	各種顏色與口味的水果都可以廣泛嘗試,亦可依青少年體質寒熱搭配水果;基本上維生素C與胡蘿蔔素含量豐富的水果可以多吃,但偏甜的水果則應有所節制

示範菜餚如下：

煎可樂餅（4人份）

材　料　馬鈴薯400g／南瓜籽、核桃打成粉各20g／麵包粉2大匙／海苔剪成小長條（約2x4公分）／玉米粒2大匙

調味料　油1.5大匙／鹽 $\frac{1}{2}$ 茶匙／糖1茶匙／胡椒粉少許

做　法　❶ 馬鈴薯剖半，和玉米一起蒸熟。馬鈴薯去皮壓成泥，玉米削下玉米粒。　❷ 將做法❶和調味料及南瓜籽、核桃粉一起拌勻，分成乒乓球大小的圓球狀，再搓成長條形，外面中間包1條海苔；放入冰箱冰2小時。　❸ 全麥麵粉6大匙加水 $\frac{1}{2}$ 杯拌勻成麵糊，放入冰箱備用。　❹ 備1盤乾麵粉，1碗麵糊，1盤麵包粉（需壓碎一些）。　❺ 取1個薯泥球，先滾乾麵粉，再放入麵糊中，然後取出裹麵包粉，放入油中煎黃取出。

補　充　可沾番茄醬食用。

番茄醬

材　料　紅番茄600g／月桂葉2片／薑末少許／地瓜粉水少許

調味料　油 1大匙／糖2大匙／鹽1茶匙

做　法　❶ 紅番茄洗淨，用果汁機打成泥。　❷ 鍋中加油，放薑末和鹽再將番茄泥加入鍋中，放入糖和月桂葉一起煮約15分鐘，加入地瓜粉水微微勾芡即可。

補　充　地瓜粉水不可多放。若覺得番茄太酸，糖可斟酌多加一些。

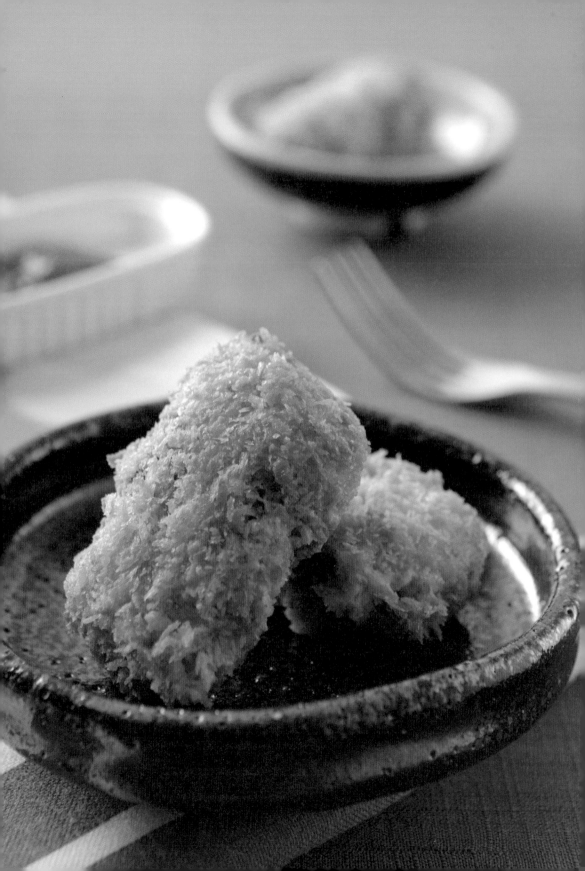

燒餅夾蔬菜豆子（4人份）

材　　料　燒餅4個／生菜葉4片／有機大白豆干2片／青花椰菜150g／白花椰菜
　　　　　160g／杏鮑菇2條（90g）／胡蘿蔔丁80g／煮熟雪蓮豆300g（生100g）
　　　　　／核桃及炒熟黑芝麻少許／薑末1大匙／奇異果8片／蘋果8片

調味料　油2大匙／醬油1大匙／糖1茶匙／水3大匙／鹽1茶匙

做　　法　❶ 有機大白豆干切丁，杏鮑菇切小塊。　❷ 青白花椰菜切小塊，入滾水
　　　　　汆燙後取出。　❸ 鍋中放油，先放薑末再加豆干丁，用小火煎到微黃，
　　　　　再加杏鮑菇、胡蘿蔔丁，翻炒到胡蘿蔔丁微軟，再加糖和醬油拌炒均
　　　　　勻，加雪蓮豆、青花椰、白花椰、核桃、黑芝麻和3大匙水拌勻，煮一
　　　　　下，加鹽調味就可以夾到燒餅中。　❹ 燒餅由中間剪成兩半，由中間開
　　　　　口，放1片生菜、2片奇異果、2片蘋果再夾入做法❸的蔬菜豆子。

補　　充　也可用全麥捲餅。

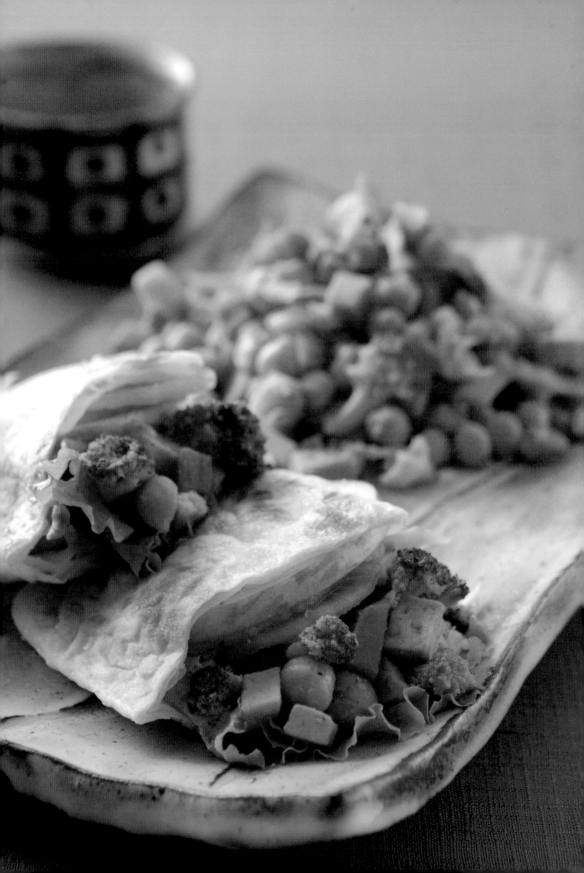

五柳素餘（4人份）

材　料　有機豆包250g／壽司紫菜1張／乾黃豆皮2張／松子1大把／毛豆、金針菇、胡蘿蔔絲、筍絲、木耳絲各少許／地瓜粉少許／中筋麵粉 4大匙

調味料　**A**　醬油1大匙／香油1大匙／鹽 1茶匙／糖 1茶匙／胡椒粉少許
　　　　　　B　薑末少許／油1茶匙／鹽 1茶匙

做　法　❶ 豆包撕成條，將調味料A全部加入拌勻。　❷ 麵粉加2大匙水、1茶匙醬油、1茶匙油，調成麵糊。　❸ 用刷子沾麵糊，刷一層麵糊在黃豆皮上，放一張壽司紫菜，再刷一層麵糊，再蓋一層黃豆皮，刷一層麵糊，將做法放❶在上面，像捲壽司一樣捲起來。　❹ 將捲好的做法❸蒸20分鐘放涼，切1.5公分厚之圓片，沾地瓜粉。　❺ 油加熱，將做法❹放入煎至金黃取出。　❻ 鍋中餘油放入薑末、毛豆、金針菇、胡蘿蔔絲、筍絲、木耳絲，加水煮一下，淋地瓜粉水勾芡，加少許鹽調味，淋在做法❺上。　❼ 再撒上1大把松子。

補　充　每次可多做一些，放冷凍庫保存。也可改成糖醋口味。不吃油煎的，可以蒸好後直接切片，上面淋醬。 乾煎也很好吃。

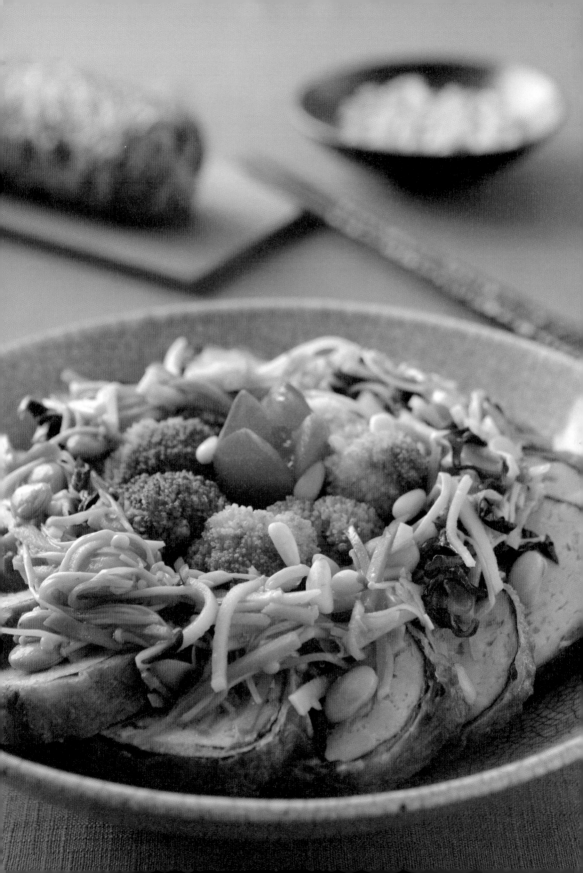

茄汁豆包飯（4人份）

茄汁飯

材　料　杏鮑菇200g／番茄300g／煮熟毛豆（碗豆）80g／五穀米飯3碗（請參閱
　　　　運動員餐）／薑末少許／鹽1茶匙／糖1茶匙／三寶粉少許（大豆卵磷脂
　　　　＋小麥胚芽＋啤酒酵母）

做　法　❶ 杏鮑菇撕成條切丁，用1匙油炒到微乾，加醬油、糖、胡椒粉拌勻取
　　　　出放在碗中。　❷ 番茄切小丁。　❸ 鍋中放1大匙油，放薑末再加鹽、番
　　　　茄丁翻炒到汁收乾，加入飯拌勻，再加杏鮑菇與毛豆拌炒一下，加鹽調
　　　　味熄火。　❹ 酌量撒上三寶粉。

補　充　番茄汁一定要收乾，要不然炒出來的飯會太黏。

豆包皮

材　料　豆包泥200g／薑黃1茶匙／中筋麵粉100g／水1.5杯（米杯）／油2大匙
　　　　／鹽 $1/2$ 茶匙

做　法　❶ 豆包泥加冰水打碎，加入其他材料用力攪拌均勻。　❷ 平底鍋加熱，
　　　　抹上少許油，倒入少許豆包泥糊在鍋中，搖一下成一薄餅皮，煎熟了，
　　　　中間放入茄汁飯，兩邊向中間折，倒扣在盤中。

補　充　豆皮不要太厚太大，太厚不好吃，太大操作不易；煎的時候鍋中不可放
　　　　油，若要酥脆，煎好再加油。

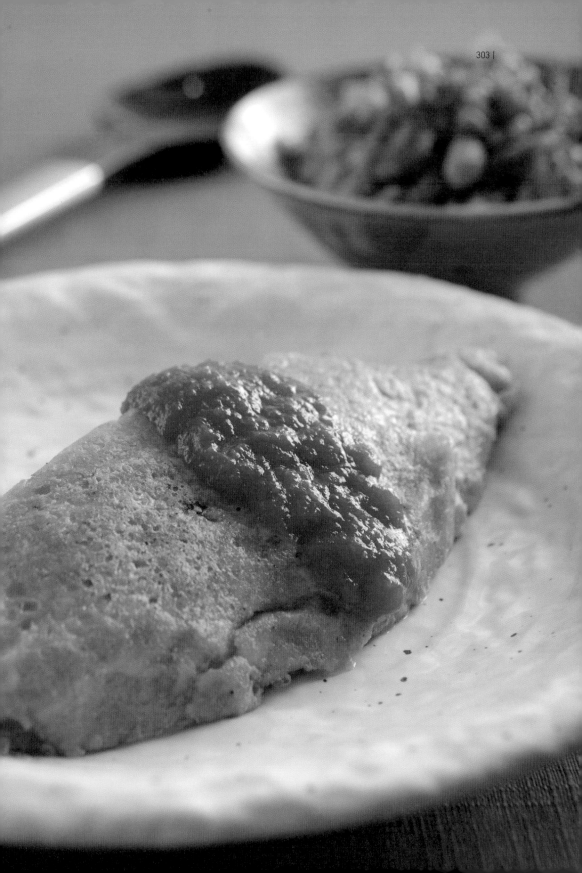

05

更年期蔬食餐

　　隨著自然老化，人體內分泌會在老年期開始前逐漸下降，減少的過程可能會有一些不適的症狀，稱為更年期症候群。事實上，並非所有人都會出現更年期的症狀，研究顯示飲食傾向蔬食的停經婦女，幾乎少有熱潮紅的症狀，也較不容易有骨質疏鬆症，同時擁有穩定的情緒與睡眠品質。就像一部車要用對油，引擎才會長久耐用；人也要吃對食物，年紀大時才會老當益壯。

　　過去醫生常使用的荷爾蒙替代療法，雖有助於解除更年期症狀，但長期使用卻有罹患乳癌、中風與心臟病的風險。因此最佳的建議乃是採行以蔬果、豆類為主的植物性飲食，並搭配良好的生活習慣與規律的運動，如此對安然渡過更年期會有很大的幫助。

　　熱潮紅是一種不易改善的更年期症狀，有些藥膳或食療法或許可行，例如冰糖銀耳湯可緩解內熱煩燥，其他如柿葉菊花茶、熟附子菊花茶、益母草茶、牛蒡茶、酪梨山藥豆奶等，改善效果因人而異。營養補充品中，可嘗試大豆異黃酮或多攝取黃豆製品。

　　常食用含鈣量豐富的食物（如黑芝麻、昆布、麥粉、豆干等），加上有助於荷爾蒙調節的食材（如黃豆與山藥），搭配富含維生素C的蔬果（可協助合成膠原蛋白以促進骨膠原形成），並適度補充維生素D（晒太陽或營養補充品），最後再遵守幾個減少骨質流失的要點（如低鹽、少蛋白質、無菸、少咖啡），並配合規律的運動（增加骨骼合成與強度），相信對降低骨質疏鬆症的發生，會有很大的幫助。

　　鈣與鎂除了可改善骨質疏鬆，也有助於安定神經和情緒。另外新鮮蔬果中的

鉀可減少更年期可能的水分滯留，有助於降低血壓，使心情較為開朗。晚上睡前2小時，也可用熱水泡腳，並搭配蓮子（有養心寧神功效）或小米粥（小米富含色胺酸），既幫助睡眠亦可消除疲勞。

　　建議更年期婦女以多種穀類（如糙米飯、胚芽米、雜糧飯、全麥食品）作為供應熱量的主食來源。穀類與豆類及其製品的搭配可供應良好的蛋白質，而食用動物性蛋白質則易造成鈣質流失。另外，盡量從天然食材中獲得油脂，例如核桃、酪梨、芝麻、腰果等都是良好的油脂來源。

　　更年期婦女最好不要常吃煎炸的食物，熱性水果，如桂圓（龍眼乾）、榴槤、荔枝宜少吃，有紅斑性狼瘡體質者也不宜選用芽菜。同時要避免辛辣刺激的食物（如辣椒、胡椒、花椒、芥末、咖哩、大蒜、蔥、薑、韭菜）或提神的食品（如咖啡、濃茶、巧克力），以免加重熱潮紅、煩躁或失眠。更要忌菸酒，最好也不要攝取汽水、可樂等含糖飲料，以免增加鈣質流失。

　　總之，更年期是步入老年的前奏曲，回歸自然、生機與愛心的蔬食，應是調養身心最佳的選擇。

表3-14 適合更年期蔬食餐的主要食材

分類	食材例子	說明
穀類	糙米飯、胚芽米、五穀飯、十穀飯、雜糧飯、全麥食品（如麵包、麵條）	主食份量依更年期婦女活動量與體型彈性供應，避免多餘熱量造成體重上升
澱粉類	馬鈴薯、山藥、地瓜、芋頭	
豆類	豆漿、豆腐、豆皮、豆花、豆干、黑豆、紅豆、綠豆、黃豆、豌豆、花生	豆類或豆製品配合穀類，可得到完全蛋白質；堅果類除蛋白質外還可供應優質油脂
蛋白質類	麵筋、麵腸	
堅果類	腰果、葵瓜子、核桃、杏仁、芝麻、南瓜子等堅果或種子	
葉菜類	芽菜、地瓜葉、青椒、茄子、大蒜（植物五辛素）、空心菜、菠菜、花椰菜、青花椰菜、芥菜、高麗菜、甘藍菜、大白菜、小白菜等各色蔬菜皆可。	選用當令季節的生鮮蔬菜，各種顏色都要供應
根莖類	胡蘿蔔、蓮藕、牛蒡、百合、蘿蔔	
瓜果類	苦瓜、絲瓜、冬瓜、小黃瓜、大黃瓜	
菇類	銀耳、黑木耳、香菇、洋菇、金針菇、秀珍菇、猴頭菇、杏鮑菇、珊瑚草、巴西蘑菇等	
海藻類	海帶、紫菜、裙帶菜、綠藻、螺旋藻、紅毛苔等	
水果類	蘋果、櫻桃、李子、番茄、香蕉、水梨、鱷梨、酪梨、木瓜、葡萄、水蜜桃、芭樂、蓮霧、桃子、梅子、桑椹、柑橘、柳橙、葡萄柚、鳳梨、百香果、龍眼等，各種顏色與口味的水果皆可	原則上各種顏色與口味的水果都可以，但更年期可能有熱潮紅的狀況，因此偏熱性的食材要少吃；維生素C與胡蘿蔔素含量豐富的水果可以多吃

示範菜餚如下：

冰糖牛蒡黑白木耳汁（4人份）

材　料　牛蒡200g／乾黑木耳10g／乾白木耳20g／紅冰糖50g

做　法　❶ 牛蒡刷皮洗淨，切薄片，加水2,000cc.煮30分鐘加入紅冰糖煮溶，去渣留汁，分成兩份。　❷ 用牛蒡汁分開煮黑。白木耳10分鐘熄火，分別用果汁機打成泥，分次倒入玻璃杯中（冷熱皆可），黑白分明顏色較好看。

補　充　怕麻煩，黑白木耳也可混合煮，一起打成泥。牛蒡嫩的尾部可用來做菜，頭部較老的部分用來煮汁。

營養師叮嚀　牛蒡與白木耳可解內熱煩躁，對更年期的熱潮紅具有一定的功效，且兼有刺激大腸蠕動的通便之效。

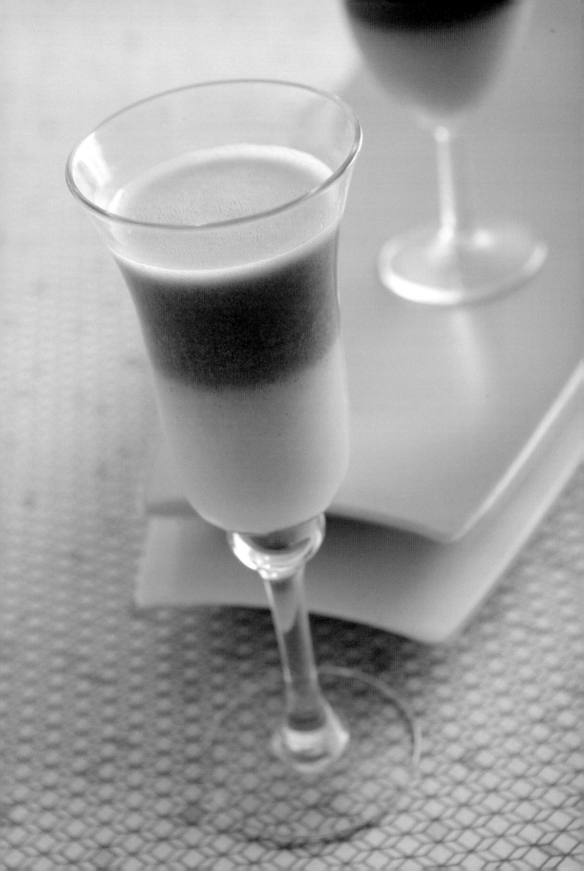

山藥湯（4人份）

材　料　陽明山有機山藥300g／胡蘿蔔150g／秀珍菇80g／甘草3片／黃耆10片
　　　　／紅棗12個

調味料　鹽少許

做　法　❶ 山藥去皮切大塊。　❷ 胡蘿蔔切滾刀塊。　❸ 秀珍菇洗淨。　❹ 將全部
　　　　材料放入湯鍋中，水淹過食材1倍，煮30分鐘即可。

小米蓮子紅棗粥（4人份）

材　料　小米1杯（150g）／乾蓮子100g／紅棗30個／水7杯

做　法　❶ 小米、蓮子、紅棗洗淨。　❷ 紅棗撕成兩半。將材料放入鍋中加7杯
　　　　水，中小火煮約30～40分鐘。

補　充　早上吃小米粥，效果最好。小米粥可單煮或加山藥一起煮。夏天可煮小
　　　　米綠豆粥，配些小菜。若新鮮蓮子要晚20分鐘放入鍋中煮。

營養師叮嚀　小米富含色胺酸，對穩定情緒、改善失眠問題很有幫助；蓮子則具
　　　　　　有清心養神之效，可緩解心悸、失眠的症狀。

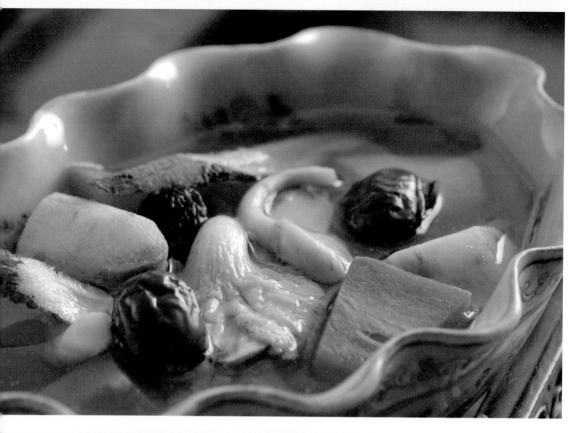
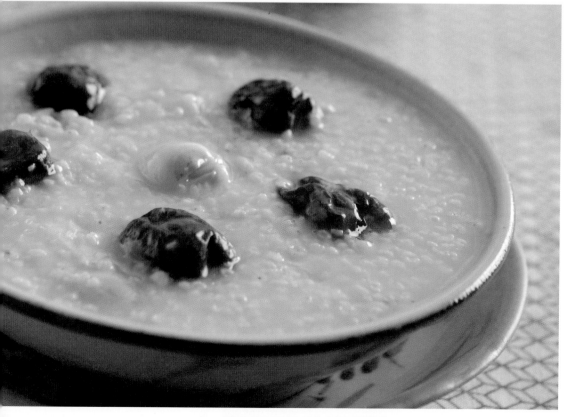

歲歲平安（2人份）

材　料　有機板豆腐1塊（較硬）／薑末少許／香菜少許（五辛素可用蔥末）／
毛豆30g

調味料　鹽 $^1/_2$ 茶匙／油1大匙

做　法　❶ 油加熱後，放入薑末炒香。　❷ 將豆腐捏碎放入鍋中，用鍋鏟搗碎，
加入毛豆，不停翻炒至豆汁收乾。　❸ 加入鹽及香菜末（或蔥末）拌勻
即可呈盤。

補　充　豆汁收乾即可，不要炒得太乾太硬。鹽下得剛好就很美味，不用多加其
他食材。簡單做又好吃。

營養師叮嚀　毛豆與豆腐中具有大豆異黃酮，可輔助調節更年期內分泌。

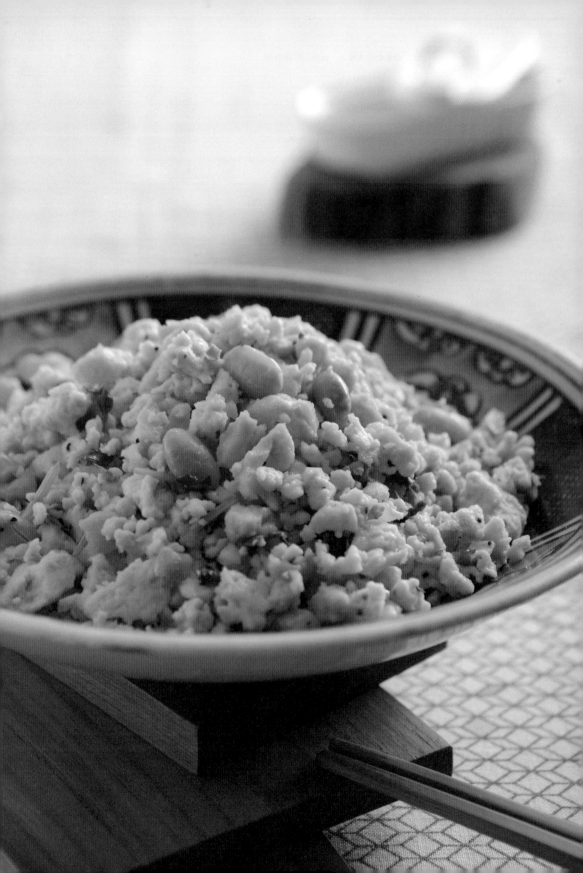

06

銀髮族蔬食餐

　　就如同春夏秋冬四季一樣，老化是一個再自然不過的現象，老化可以被延緩，但永遠不會停止，而健康飲食正是延緩老化的不二法寶。簡而言之，老年人的飲食重點，重質不重量。另外，老年人應特別重視口腔與腸道健康，以確保消化吸收的作用正常。

　　熱量的需求會隨年齡的增加而減少，但是老年人對鈣質與維生素D的需求卻是增加的，因為鈣質吸收率與維生素D的合成會隨著年齡下降。有些老年人由於胃酸分泌不足或經常服用制酸劑，可能會影響鐵質吸收；而老年人胃黏膜萎縮症的高罹患率，也被認為是影響維生素B_{12}吸收的主因。因此建議老年人可以選用營養強化的豆奶、穀物麥片、果汁或營養補充品，來確保這些營養素的充分供給。

　　卵磷脂與鋅對老人相當有幫助，卵磷脂可補充膽鹼與肌醇，不但可補腦、健腦，亦可幫助肝臟進行膽固醇與脂肪的代謝；鋅對老年男性的攝護腺與味覺機能則扮演相當重要的角色。卵磷脂存在於大豆之中，而鋅存在於核果類、豆類與穀類之中。

　　要注意老年人的味覺與嗅覺敏銳度下降，所以有可能吃進過多的鹽分，因此可採用低鹽或低鈉的辛香料，例如：胡椒、辣椒、中藥材、檸檬、純釀造醋或草本植物等，以加強風味並提升食慾。雖說老年人應避免低營養密度的食物，但也要避免攝取過多的蛋白質，特別是動物性蛋白質，以免加重骨鈣流失，或惡化因老化而逐漸衰退的腎功能。

　　荷蘭的研究顯示，素食老年人日常飲食攝取的纖維質、碳水化合物、脂質及蛋白質較非素食者更佳，並且較接近於建議攝取量；此外，蔬食也有助於降低癌

症、高血壓和糖尿病等慢性病的風險。因此，蔬食對銀髮族而言，真正是有智慧的養生飲食。

銀髮族普通飲食

普通飲食（normal diet）是針對牙齒狀況尚稱良好，或有經過矯正、裝置假牙，具有正常咀嚼功能的銀髮族所設計。普通飲食仍可供應雜糧飯或五穀飯等，只是烹煮的水分要多加一點，並多燜一些時間；蔬菜可挑選營養價值高，短暫烹煮後口感及柔軟度可被接受的種類，莖、梗與較粗的纖維絲宜事先挑除，以減輕腸胃刺激；水果類仍可廣泛嘗試，若感覺過硬，可先削皮切片後小塊食用，甚至打成新鮮果汁或果泥皆可。

銀髮族軟質飲食

對食材的營養要求與老年人的普通飲食一樣，但軟質飲食（soft diet）適合牙齒功能與腸胃機能欠佳者，僅需依靠舌頭或上下顎、嘴唇稍加施力即可咀嚼吞嚥，或以唾液稍加濕潤即可軟化攝取。這類飲食製備或取得容易，例如，將在來米與蘿蔔絲製成蘿蔔糕、碗糕；蘿蔔與胡蘿蔔也可烹煮至軟質；其他還有布丁、豆腐等。

銀髮族半流質或全流質飲食

當老年的身體狀況已經失去牙齒的正常功能，且腸胃狀況已虛弱退化到不適合固體食物時，半流質（semi-liquid diet）或全流質飲食（full-liquid diet）似乎已成為不得已的選擇，不過只要設計得當，仍可滿足老年人的營養需求。

一般用熬煮、壓榨、搗碎、打汁等方式製備。可用烹調（如小米粥、糙米粥、雜糧粥、豆漿、米漿）或採生鮮方式供應（如蔬果汁、蔬果泥、各式精力湯），也可直接用即溶沖泡粉調成半流質（糊狀、膏狀）或全流質（漿狀、湯狀）食品，亦可熬煮成醬狀（如果醬）。

表 3-15 適合銀髮族蔬食餐的主要食材

分類	食材例子	說明
穀類	糙米飯、胚芽米、五穀飯、十穀飯、雜糧飯或粥品、全麥麵包、全麥麵條	主食份量依老年人的基礎代謝量的降低與活動程度酌量調整。
澱粉類	地瓜、芋頭、馬鈴薯、山藥（泥）	
豆類	豆腐、豆皮、豆花、豆干、黑豆、紅豆、綠豆、黃豆或各式豆泥	從豆類或豆製品配合穀類，可得到完全蛋白質的供應無虞；堅果類除蛋白質外還可供應優質油脂。
蛋白質類	麵筋、麵腸	
堅果類	芝麻、核桃、腰果、杏仁、南瓜子與葵瓜子等堅果或種子	
葉菜類（深綠色）	地瓜葉、空心菜、菠菜、花椰菜、青花椰菜、芥菜、高麗菜、甘藍菜、大白菜、小白菜等各色蔬菜皆可	選用當令季節的生鮮蔬菜，各種顏色都要供應，烹調之軟硬度依老年人牙齒與腸胃狀況進行調整。
根莖類	胡蘿蔔、蘿蔔、蓮藕、牛蒡、百合	
瓜果類	冬瓜、小黃瓜、大黃瓜、苦瓜、絲瓜	
菇類	香菇、洋菇、金針菇、秀珍菇、猴頭菇、杏鮑菇、黑木耳、珊瑚草、巴西蘑菇等	
海藻類	海帶、紫菜、裙帶菜、綠藻、螺旋藻、紅毛苔等	
水果類	蘋果、木瓜、水梨、鳳梨、葡萄、鱷梨、香蕉、酪梨、番茄、水蜜桃、桑椹、蓮霧、釋迦、榴槤、桃子、李子、梅子、柑橘、柳橙、葡萄柚、荔枝、龍眼、芭樂、百香果等各色水果皆可；也可以果汁、果泥方式供應	各種顏色與口味的水果都可以廣泛嘗試，亦可依體質寒熱搭配水果。

示範菜餚如下：

山藥菜泥（4人份）

材　　料　有機山藥半斤／西洋菜50g／新鮮洋菇100g／青蘆筍100g／薑末少許

調味料　油2大匙／鹽3/4大匙

做　　法　❶ 山藥蒸熟去皮，碾成泥。　❷ 青蘆筍洗淨去粗絲切1公分小段。　❸ 洋菇洗淨，切薄片。　❹ 西洋菜洗淨、切碎。　❺ 油加熱，放鹽和薑末炒香，再加洋菇拌炒，續入青蘆筍翻炒一下，加入西洋菜、鹽炒熟，最後加入山藥泥拌勻。

補　　充　西洋菜可改用山茼蒿或山芹菜代替。

營養師叮嚀　山藥菜泥營養豐富，亦方便牙齒功能較弱的老年人攝食，若咀嚼功能健全者則可搭配水果丁、豆丁等作為餡料包入燒餅、刈包、口袋餅等食用，口感更為豐富。

莧菜煨麵線（2人份）

材　　料　莧菜250g／金針菇半包80g／有機豆皮1片／薑末少許／麵線2把

調味料　油少許／鹽少許

做　　法　❶ 莧菜去頭，梗去老皮，洗淨切約1公分小段。　❷ 金針菇去頭，洗淨切1公分小段。　❸ 豆皮撕小塊。　❹ 鍋中放油和薑末、鹽炒香，加入金針菇拌炒兩下，再加入莧菜、豆皮翻炒一下，加6杯水煮滾，加入麵線煮10分鐘。

補　　充　若老人家不易嚼食或吞嚥，麵線亦可剪成小段。

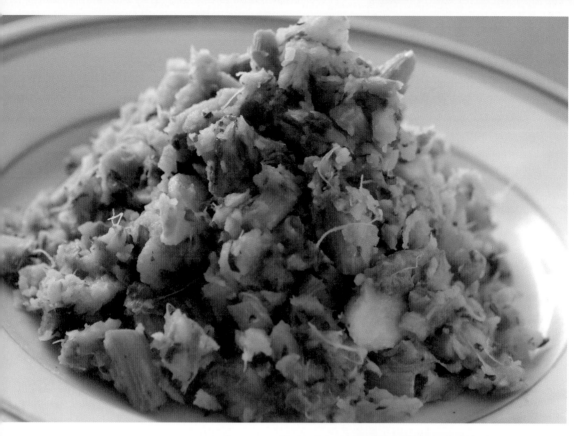

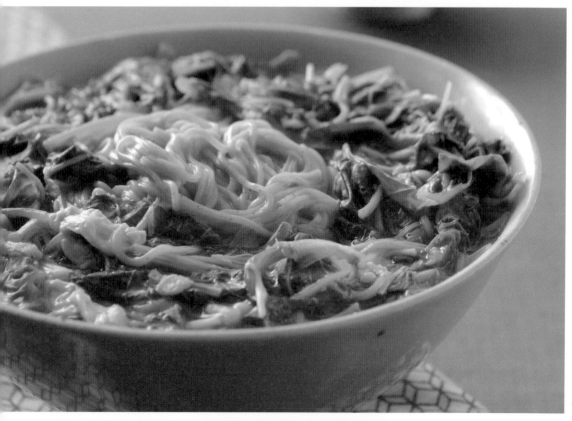

花生蔬菜雜糧粥（4人份）

材　料　花生100g／糙米60g／燕麥60g／黃豆60g／核桃60g／白蘿蔔1條500g／鹽少許／油1大匙

做　法　❶ 花生、黃豆泡水4小時。　❷ 糙米、燕麥泡水2小時。　❸ 白蘿蔔去皮，刨粗絲。　❹ 泡好的花生及黃豆加水6 杯，用果汁機打成泥。　❺ 糙米、燕麥、核桃加水5 杯，用果汁機打成泥。　❻ 取一厚底湯鍋，開火加熱，先放油再放入鹽，接著倒入白蘿蔔絲及做法❹❺，鍋中不停的攪拌，直到蘿蔔絲爛熟，約 25分鐘。

補　充　雜糧、堅果可隨自己喜好加減和替換。小時候冬天看見母親煮這種粥給祖父母吃，母親晚年時也偶爾煮來吃。

營養師叮嚀　若覺得沒有口感，也可將做法❺的糙米另外處理，亦即將糙米煮熟，但不經果汁機打成泥狀，仍與其他材料一起烹煮，則煮成的雜糧粥還保有米粒的口感；也可點綴燙青菜與少許薑末、辣椒或烏醋搭配。

綜合蔬菜湯（4人份）

材　料　玉米 1支／高麗菜 200g／花椰菜200g／雪蓮子 半杯／腰果30g／杏鮑菇1支

調味料　油40g／鹽少許／胡椒粉少許

做　法　❶ 玉米洗淨，用刀將玉米削下來，杏鮑菇切塊。　❷ 高麗菜洗淨，花椰菜洗淨，加水煮熟。　❸ 雪蓮子泡水4小時，煮軟。　❹ 將做法❶❷❸及腰果、杏鮑菇，放入果汁機中打成泥。　❺ 鍋中放入油，加入薑末炒香。　❻ 將做法❹❺混合，用小火煮滾，加入鹽、胡椒粉拌勻。

補　充　雪蓮子可改用菱角或蓮子，也可加入一些蓮藕。

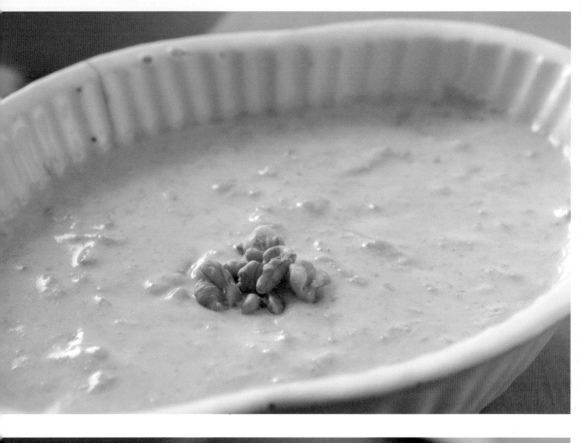

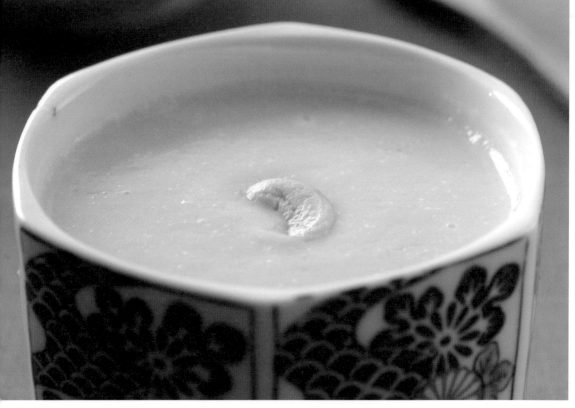

運動員蔬食餐

　　長久以來很多人以為吃肉可以獲得更多的力量，而吃蔬食則感覺沒有力氣，其實現代科學已經證實這是對運動營養一廂情願的迷思。

　　動物的肉提供的營養多為蛋白質與油脂，僅有少量的礦物質與不完整的維生素，且沒有充足的碳水化合物直接供給運動能量的來源；事實上，肉類對耐力型運動員的幫助比不上植物性蛋白質，吃多了反而容易造成膽固醇與飽和脂肪上升，動物蛋白過多也使身體承受代謝壓力、容易疲勞等副作用。

　　有些運動員以為要靠肉食補充磷酸肌酸，以增加爆發力；殊不知要補充20公克的肌酸，一天就得吃上4.4公斤的生牛肉，這樣的飲食是不健康且後患無窮的。事實上，補充磷酸肌酸對競技型或技擊類的比賽，例如：籃球、排球、跆拳道、柔道等，並無顯著效果。

　　運動員最要緊的還是持續不懈的努力與自我要求，蔬食讓運動員從自我訓練中精進運動技巧，靠自體產生磷酸肌酸，不以犧牲別的生命為手段來換取運動成績。因此，所有運動員皆採行蔬食才是最符合運動精神的飲食模式。

　　人體供應肌肉運動的能量系統中，肝醣是重要的來源之一，因此，體內肝醣的儲存量對許多運動員相當重要。有些人只知道肝醣存在於肌肉與肝臟中，便認為多吃肉可以補充肝醣，殊不知動物死亡後，肌肉中的肝醣便會自然在無氧狀態下轉變成乳酸，所以吃肉並不能補充肝醣。肝醣其實是由葡萄糖合成，而葡萄糖則從米、麥、馬鈴薯等富含澱粉類的食物中補充，最為經濟實惠；即使要從動物肝臟獲得肝醣，仍得先在人體腸胃中分解成葡萄糖，再度合成為肝醣，其供應量少，還遠不如澱粉類物來得多且方便。

比賽前，蔬食可供應低昇糖指數（low GI）的醣類（以澱粉質為主的碳水化合物，包括糙米飯、胚芽米、雜糧飯、全麥麵包或麵條等），作為穩定的血糖與肝醣來源，以維持胰島素作用與血糖穩定；比賽後，蔬食也可提供昇糖指數較高的素材（例如：含糖配方飲料、含糖點心與餅乾、白飯、白麵包、白麵條、地瓜等），以迅速恢復體力，並維持血糖最適水平。

現代運動員的營養設計需要針對不同運動型態、運動量、訓練與比賽前後不同時期而有所調整，相當專業而複雜。以下礙於篇幅，僅將運動員的飲食原則分為爆發力型與耐力型兩大類簡述如下：

爆發力型運動員

爆發力型運動的能量來源主要依賴無氧代謝系統，飲食建議碳水化合物占55〜60%；蛋白質供應可達20〜25%，以協助訓練期間的肌肉強化；脂肪攝取量須減低至15〜20%的總熱量比例（脂肪循有氧系統），但切記仍應維持足夠的必需脂肪酸，以免脂肪及脂溶性維生素不足，女性引起月經不規則或早發性骨質疏鬆。

競賽當天或賽前盡量以碳水化合物為基礎，不要吃訓練期間沒吃過的陌生食物。比賽或訓練後，可立即補充醣類（每公斤體重1〜1.5公克）一次，2小時後再補充一次，如此可提高肝醣儲存量，並快速恢復體力；訓練或競賽後，也要多補充含麩胺醯胺的食物（如豆類和小麥），以增進免疫力，避免感染。

耐力型運動員

耐力型的運動通常都由有氧系統供應能量，活動時間多半超過30分鐘，需要游離脂肪酸協助作為能量來源，因此，平日脂肪的攝取量可達20〜25%，但不可因此而大量補充脂肪類食物，以免造成礦物質流失與心血管疾病。

同時，耐力型運動員更應精確計算攝取高品質醣類的時機與份量（可達60〜70%），例如於賽前或訓練前2〜3小時攝取低昇糖指數的食物，以維持血糖之穩定，避免運動前半小時攝取高昇糖指數食物，以免引起低血糖反應導致運動疲勞提早出現；而蛋白質只要占總熱量的15%即可。應隨時注意補充水分與電解質，

防止長時間耐力運動產生的脫水，甚至於每運動15～20分鐘即應攝取200～300毫升的水。

賽前1週由耐力訓練中刺激身體增加肝醣與脂肪酸的儲存，搭配訓練計畫進行醣類增補：先逐日減少訓練時間（第1天90分鐘，第2～3天各40分鐘，第4～5天各20分鐘，第6天休息），同時進行兩階段遞增的醣類補充（第1～3天每公斤體重5公克，第4～6天每公斤體重10公克）。如此將可使肌肉中肝醣儲存達到最高，以利競賽當天最佳的耐力表現。

飲食禁忌

運動員最好不要常攝取汽水、可樂、茶與咖啡等含咖啡因的飲料，含糖量多的甜食亦應盡量少吃，以免容易影響血糖與體重的控制，甚至造成鈣質的流失。肝臟對果糖的吸收能力比葡萄糖佳，運動前補充果糖可增加肝臟的肝醣存量，但長期食用高果糖對血糖控制會造成負面影響。近年來的研究顯示：高量果糖的攝取也被認為與代謝症候群（如肥胖、糖尿病等）的發生有關，故建議運動員對高果糖的攝取應有所節制。

女性運動員閉經或月經週期不規則往往與低熱量飲食有關，因此，女性運動員應盡量避免為控制體重而忽視優質油脂與熱量的攝取；另外低熱量飲食可能連帶造成鈣質、鐵質等礦物質攝取量偏低，增加骨質疏鬆症與貧血的風險。這些並非蔬食營養缺乏的問題，而是熱量不足或運動的生理壓力造成的結果，不可不慎。

表3-16 適合運動員蔬食餐的主要食材

分類	食材例子	說明
穀類	糙米飯、胚芽米、五穀飯、十穀飯、雜糧飯、全麥麵包、全麥麵條、白飯、白麵包、白麵條、含糖餅乾等。	主食份量依運動型態、運動量與不同時機,對昇糖指數的需求而彈性調整
澱粉類	地瓜、芋頭、馬鈴薯、山藥	
豆類	豆腐、豆皮、豆花、豆干、黑豆、紅豆、綠豆、黃豆、各式豆泥	從豆類或豆製品配合穀類,可得到完全蛋白質的供應無虞;堅果類除蛋白質外還可供應優質油脂
蛋白質類	麵筋、麵腸	
堅果類	芝麻、核桃、腰果、杏仁、南瓜子與葵瓜子等堅果或種子	
葉菜類	地瓜葉、空心菜、菠菜、花椰菜、青花椰菜、芥菜、高麗菜、甘藍菜、大白菜、小白菜等各色蔬菜皆可	選用當令季節的生鮮蔬菜,各種顏色都要供應
根莖類	胡蘿蔔、蘿蔔、蓮藕、牛蒡、百合	
菇類	香菇、洋菇、金針菇、秀珍菇、猴頭菇、杏鮑菇、黑木耳、珊瑚草、巴西蘑菇等	
瓜果類	冬瓜、小黃瓜、大黃瓜、苦瓜、絲瓜	
海藻類	海帶、紫菜、裙帶菜、綠藻、螺旋藻、紅毛苔等	
水果類	蘋果、水梨、鱷梨、酪梨、番茄、木瓜、葡萄、水蜜桃、香蕉、芭樂、蓮霧、釋迦、榴槤、桃子、李子、梅子、桑椹、柑橘、柳橙、葡萄柚、鳳梨、荔枝、龍眼、百香果等各色水果皆可。	各種顏色與口味的水果都可以廣泛嘗試,基本上維生素C與胡蘿蔔素含量豐富的水果可以多吃

示範菜餚如下：

口袋餅炸蔬菜丸子（4人份）

材　料　口袋餅4個／蔬菜丸子12個／生菜4片／番茄醬或豆腐美乃滋少許／番茄4片

蔬菜丸子（4人份）

材　料　嫩蓮藕80g／高麗菜100g／紅蘿蔔細絲少許／麵粉3大匙／荸薺5個

調味料　油1大匙／鹽半茶匙／糖1茶匙／胡椒粉少許

做　法　❶ 嫩蓮藕洗淨，磨成泥，放入大碗中。　❷ 高麗菜洗淨切小丁，紅蘿蔔絲加入一起用鹽抓一下，擠掉多餘的水分，放入做法❶的大碗中。　❸ 荸薺去皮敲碎加入做法❶的大碗中。　❹ 將調味料與麵粉一起加入大碗中拌勻。　❺ 油加熱，將做法❹抓成小丸子放入油鍋炸黃，取出裝盤。　❻ 口袋餅打開，放1片生菜、1片番茄，再淋上番茄醬後放入3粒蔬菜丸子。

補　充　蔬菜丸子可以改用煎的蔬菜餅。記得要配1份深綠色的蔬菜來補充礦物質。沒有口袋餅，可改用燒餅替代。

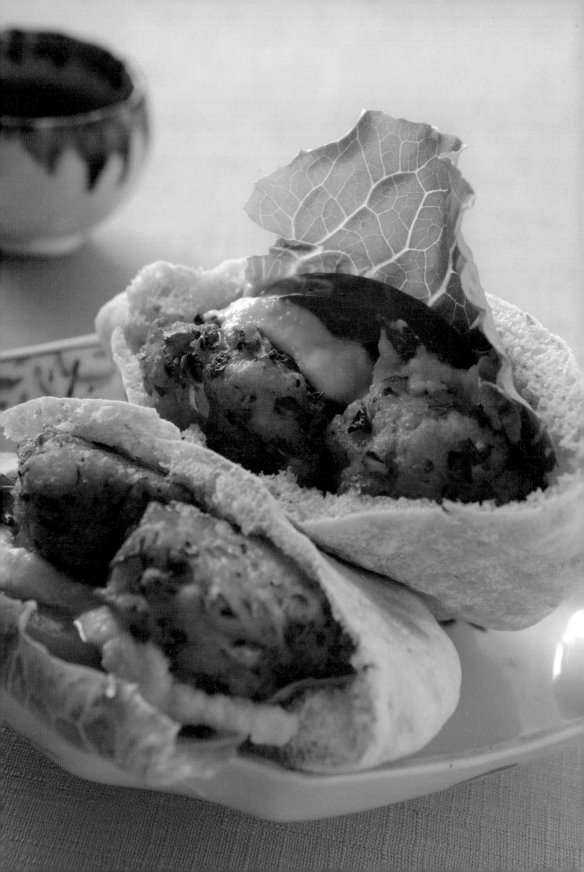

紅燒梅乾菜苦瓜＋補血雜糧飯

紅燒梅乾菜苦瓜（6人份）

材　　料　梅乾菜（淺色）3小把（80g）／乾香菇20g／薑片6片／苦瓜1條

調味料　油2大匙／醬油1大匙／糖1大匙／鹽1茶匙／胡椒粉少許／八角1個

做　　法　❶ 梅乾菜洗淨，切小段（不要太碎）。 ❷ 乾香菇洗淨泡軟，切條。苦瓜剖片，切大塊。 ❸ 鍋中放油加熱，先下苦瓜以中小火煎軟，再加薑片、八角、香菇拌炒一下，加入醬油、糖溶化後加入梅乾菜及鹽翻炒均勻，加水1.5杯，中火煮20分鐘到汁收乾。 ❹ 再加胡椒粉拌勻，熄火。

補　　充　新的（淺色）梅乾菜燒苦瓜較好吃。苦瓜的籽不要去掉，很有營養。

補血雜糧飯（4人份）

材　　料　糙米1.5杯／燕麥0.8杯／紫米半杯／紅豆 ⅓ 杯／黑豆 ⅓ 杯／核桃30g／腰果30g／炒熟黑芝麻少許／三寶粉少許（大豆卵磷脂＋小麥胚芽＋啤酒酵母）

做　　法　❶ 將糙米、燕麥、紫米、紅豆、黑豆洗淨，泡水2小時，瀝乾，放入電鍋中。 ❷ 將核桃、腰果加水4.5杯倒入電鍋中，外鍋加水2杯，按下開關，跳起來要再燜一下。 ❸ 盛飯時，飯上放一些芝麻和三寶粉。

補　　充　每個人喜好的軟硬度不同，多試幾次就可以了。核桃與腰果也可於盛飯時，再與芝麻、三寶粉一起放入。

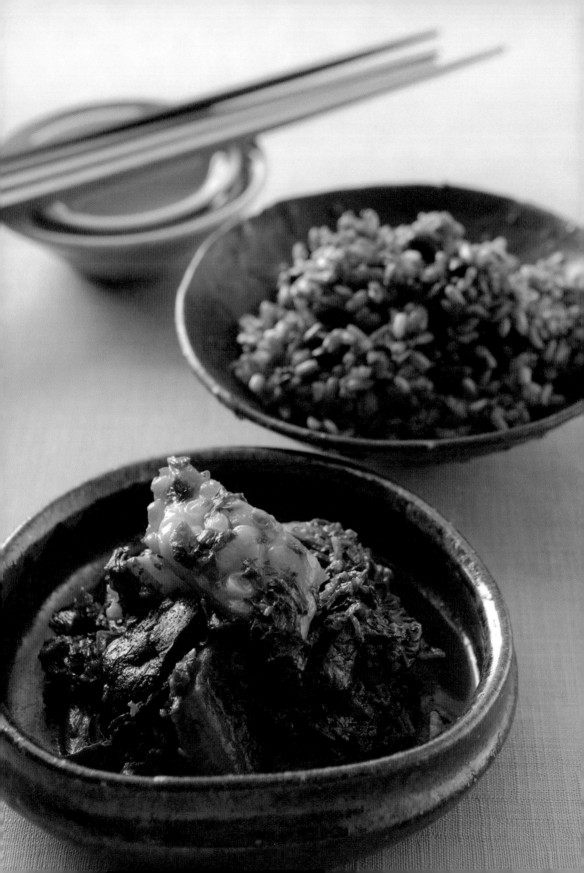

藥膳湯麵（4人份）

材　料　**A**　黨參5錢／刺五加5錢／紅景天5錢／黃耆1兩／當歸3錢／川芎3錢

　　　　B　大頭菜400g／紅蘿蔔1根／乾麵筋塊 100g／珊瑚菇100g／紅棗20個

　　　　C　全麥麵條 4把／青江菜200g

做　法　❶ 將材料A加水2,000cc.放入鍋中煮40分鐘，去渣留汁。　❷ 大頭菜去皮切大塊。紅蘿蔔切小塊。　❸ 乾麵筋塊用滾水煮一下，再用冷水清洗。❹將做法❶❷❸混合，加珊瑚菇、紅棗一起放入電鍋中，外鍋加2杯水，燉煮，即成藥膳湯。　❺ 鍋中放水，水滾了先燙青菜，再煮麵。　❻ 麵、菜放在碗中，加入藥膳湯。

營養師叮嚀　藥膳湯麵不但對運動員的氣血補充很有幫助，也可提升氧氣利用率和增強免疫力，避免運動員因訓練壓力而造成免疫力下降，導致感冒等疾病而影響成績。

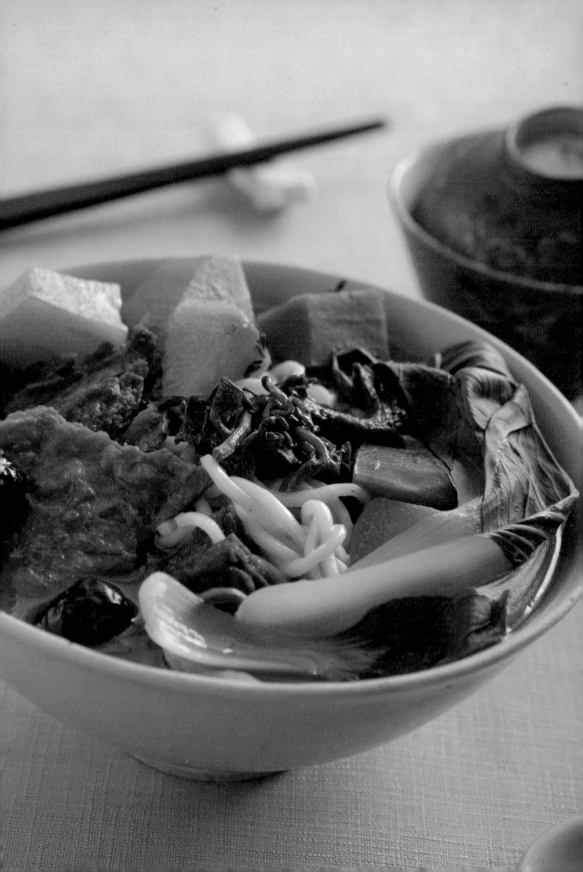

烤全麥吐司捲＋鳳蘋精力湯

烤全麥吐司捲（1人份）

材　料　全麥吐司1片／香蕉2片／粗花生醬少許（烤熟的花生加糖打細）

做　法　全麥吐司去邊，先抹一些粗花生醬，鋪上2片香蕉捲起來，放入烤箱烤
　　　　至焦黃即可。

補　充　粗花生醬可改用黑芝麻醬。

鳳蘋精力湯（4人份）

材　料　鳳梨150g／蘋果1個約200g／胡蘿蔔100g／核桃50g／水400cc.／枸杞少
　　　　許／紅棗8個／有機深綠色蔬菜100g／任選一種芽菜少許

做　法　❶ 以少量的水將核桃、枸杞、紅棗（去籽）泡軟。 ❷ 將紅蘿蔔、核
　　　　桃、枸杞、紅棗、蘋果、鳳梨等材料放入果汁機中，加水打碎。 ❸ 最
　　　　後將芽菜與深綠色蔬菜放入打碎後倒入杯中，盡快飲用，以免機能性成
　　　　分氧化。

補　充　另可加入葡萄乾或其他補血食材。也可加入三寶粉（大豆卵磷脂、小麥
　　　　胚芽與啤酒酵母），強化營養。

營食師叮嚀　精力湯與全麥吐司捲的搭配，熱量與營養兼具，不但對運動員很有
　　　　幫助，對一般活動量大、成長中的青少年也很適合。

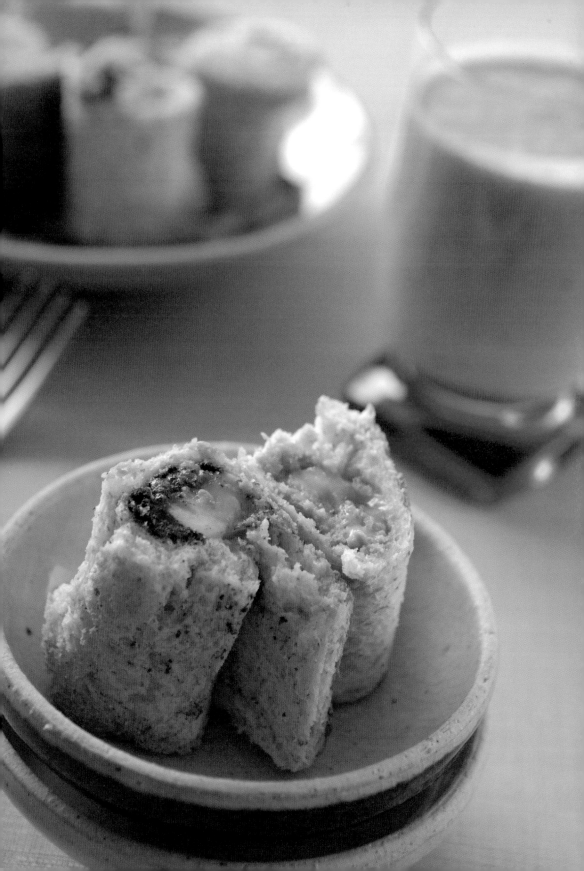

國家圖書館出版品預行編目資料

飲食密碼／黃建勳等著.--二版.--臺北市:書
泉,2013.02
　　面：　公分
　ISBN 978-986-121-769-7（平裝）

1.素食　2.素食主義　3.健康飲食

411.371　　　　　　　　　101010748

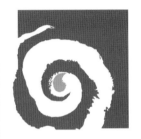

3Q22

飲食密碼

作　　　者 ─ 黃建勳、陳建中、羅時鴻、莊朝琪、王培仁
　　　　　　　（309.4）

食譜設計+示範 ─ 王培仁

發 行 人 ─ 楊榮川

總 經 理 ─ 楊士清

總 編 輯 ─ 楊秀麗

主　　編 ─ 王俐文

責任編輯 ─ 黃馨華、劉好殊

封面設計 ─ 郭燕容

內文設計 ─ KRIS

食譜攝影 ─ SHALOM

出 版 者 ─ 書泉出版社

地　　　址：106台北市大安區和平東路二段339號4樓

電　　　話：(02)2705-5066　傳　　真：(02)2706-6100

網　　　址：http://www.wunan.com.tw

電子郵件：shuchuan@shuchuan.com.tw

劃撥帳號：01303853

總 經 銷：貿騰發賣股份有限公司

電　　　話：(02)8227-5988　傳　　真：(02)8227-5989

地　　　址：23586新北市中和區中正路880號14樓

網　　　址：http://www.namode.com

法律顧問　林勝安律師事務所　林勝安律師

出版日期　2012年4月一版一刷
　　　　　2012年7月一版二刷
　　　　　2013年2月二版一刷
　　　　　2020年1月二版三刷

定　　　價　新臺幣420元